计量检测技术与应用丛书

生物医药产业计量检测技术与应用

主　编　楼　舸　陈鸿飞　周　文
副主编　（以姓氏笔画排序）
　　　　王金恒　史苏娟　刘　敏　许　丰　杨红艳　张　雯　胡　宁
　　　　施江焕　智晓日
参　编　（以姓氏笔画排序）
　　　　马运涛　马鹏博　王　伟　王　会　王　娟　王　毅　王加勇
　　　　王杨柳　王路海　王馨梓　王鑫卫　韦　越　毛菊林　亢志超
　　　　石　峰　石建华　卢子骏　付溥博　吕　品　乔慧军　刘一璇
　　　　刘天一　刘占杰　闫云波　许爱华　那　君　纪洪芝　严　璐
　　　　芦映红　李　斌　李小娟　李永招　李德超　杨　冬　杨江南
　　　　杨国胜　杨建勇　吴初军　吴虓飞　汪　辉　沈　健　宋增良
　　　　张　虎　张翔宇　陈　坚　陈守彬　陈郦俊　邵　帅　林小靖
　　　　林国喜　欧阳伟民　卓　华　易　力　周　兴　周　斌　赵丹丹
　　　　赵君伟　赵晓静　胡利平　胡德东　柯润辉　侯继勤　俞陈光
　　　　姜　辉　祝天宇　夏元通　钱　宇　徐　强　徐　耀　徐亚迪
　　　　高　波　高　洁　高恩鹏　郭　晨　郭　瑞　曹健荣　康慧雯
　　　　章红福　梁　雨　梁　亮　梁先红　蒋　帅　韩　础　韩瑞萍
　　　　傅承钊　曾　琼　谢　华　蔡正民　薛　凯　魏永臣
主　审　李　杰

机械工业出版社

本书紧贴生物医药产业发展实际，系统地介绍了生物医药全产业链、全溯源链上所使用典型仪器设备的原理与组成、具体应用场景、计量特性及计量方法、核查方法及应用实例。其主要内容包括：绪论、生物医药产业生产设备、生物医药产业检测仪器设备、生物医药产业过程控制设备、生物医药产业环境控制设备、生物医药产业冷链物流相关设备。本书内容全面、新颖，理论与实践相结合，实用性和针对性强，可帮助读者快速掌握生物医药产业计量检测的相关技术。

本书可供生物医药企业、法定计量部门、第三方检验检测机构及相关仪器设备制造企业的计量检测人员与质量管理人员使用，也可供相关专业的在校师生参考。

图书在版编目（CIP）数据

生物医药产业计量检测技术与应用/楼舸，陈鸿飞，周文主编. —北京：机械工业出版社，2023.6

（计量检测技术与应用丛书）

ISBN 978-7-111-73077-4

Ⅰ.①生…　Ⅱ.①楼…②陈…③周…　Ⅲ.①生物医学工程－计量检测　Ⅳ.①R318.6

中国国家版本馆 CIP 数据核字（2023）第 073292 号

机械工业出版社（北京市百万庄大街22号　邮政编码100037）
策划编辑：陈保华　　　　　　责任编辑：陈保华　王春雨
责任校对：贾海霞　陈　越　　封面设计：马精明
责任印制：郜　敏
三河市宏达印刷有限公司印刷
2023 年 6 月第 1 版第 1 次印刷
184mm×260mm·21.5 印张·453 千字
标准书号：ISBN 978-7-111-73077-4
定价：89.00 元

电话服务　　　　　　　　　网络服务
客服电话：010－88361066　　机　工　官　网：www.cmpbook.com
　　　　　010－88379833　　机　工　官　博：weibo.com/cmp1952
　　　　　010－68326294　　金　书　网：www.golden-book.com
封底无防伪标均为盗版　　机工教育服务网：www.cmpedu.com

丛书编审委员会

顾　问：李　莉　国家市场监管总局认证认可技术研究中心　主任
主　任：杨杰斌　中国测试技术研究院　副院长
副主任：汪洪军　中国计量科学研究院　所长
　　　　李　杰　中国医学装备协会医学装备计量测试专业委员会　主任委员
　　　　张流波　中国疾病预防控制中心　首席专家
　　　　丁跃清　重庆市计量质量检测研究院　院长
　　　　饶　红　原中国海关科学技术研究中心　研究员
　　　　柳　青　北京市药品检验研究院　副院长
　　　　刘哲鸣　中国仪器仪表学会产品信息工作委员会　副主任
委　员（以姓氏笔画顺序）：
　　　　王立新　天津市产品质量监督检测技术研究院　副院长
　　　　田　昀　天津市计量监督检测科学研究院　副院长
　　　　吕中平　新疆维吾尔自治区计量测试研究院　院长
　　　　李　莉　北京中医药大学东直门医院　主治医师
　　　　李　龄　成都市计量检定测试院　副院长
　　　　杨胜利　北京市水科学技术研究院　副总工程师
　　　　肖　哲　辽宁省计量科学研究院　副院长
　　　　肖利华　内蒙古自治区计量测试研究院　技术总监
　　　　沈忠昀　绍兴市质量技术监督检测院　院长
　　　　张　克　北京市标准化研究院　副院长
　　　　张　辰　军事科学院军事医学研究院科研保障中心实验仪器室　主任
　　　　张　青　北京协和医院消毒供应中心　执行总护士长
　　　　张俊峰　苏州市计量测试院　院长
　　　　季启政　北京卫星环境工程研究所　副所长
　　　　周　航　北京教育学院　中级教师
　　　　周秉直　陕西省计量科学研究院　总工程师
　　　　赵　彤　国家体育总局项目运动管理中心　翻译
　　　　胡　波　国家海洋标准计量中心计量检测中心　高级工程师
　　　　黄希发　国家体育总局体育科学研究所体育服务检验中心　副主任
　　　　韩　瑜　华测检测认证集团股份有限公司　战略发展总监
　　　　薛　诚　中国医学装备协会医学装备计量测试专业委员会　副秘书长

本书编审委员会

主　　任：楼　舸　　北京市药品检验研究院
　　　　　陈鸿飞　　南京市计量监督检测院
　　　　　周　文　　武汉市计量测试检定（研究）所
副主任（以姓氏笔画排序）：
　　　　　王金恒　　中国食品药品检定研究院
　　　　　史苏娟　　苏州市计量测试院
　　　　　刘　敏　　合肥市计量测试研究院
　　　　　许　丰　　无锡市检验检测认证研究院
　　　　　杨红艳　　成都市计量检定测试院
　　　　　张　雯　　重庆市计量质量检测研究院
　　　　　胡　宁　　南京市计量监督检测院
　　　　　施江焕　　宁波市计量测试研究院（宁波新材料检验检测中心）
　　　　　智晓日　　北京科兴中维生物技术有限公司
委　　员（以姓氏笔画排序）：
　　　　　马运涛　　北京优量云产业计量技术创新研究院有限公司
　　　　　马鹏博　　北京华芒生物技术有限公司
　　　　　王　伟　　迈克生物股份有限公司
　　　　　王　会　　北京恩泽康泰生物科技有限公司
　　　　　王　娟　　江苏先声生物制药有限公司
　　　　　王　毅　　青岛海尔生物医疗科技有限公司
　　　　　王加勇　　深圳市华测计量技术有限公司
　　　　　王杨柳　　北京云菱计量检测有限公司
　　　　　王路海　　基蛋生物科技股份有限公司
　　　　　王馨梓　　甘肃省计量研究院
　　　　　王鑫卫　　绍兴市中医院
　　　　　韦　越　　合肥市计量测试研究院
　　　　　毛菊林　　宁夏计量质量检验检测研究院
　　　　　亢志超　　江苏先盛生物医药有限公司
　　　　　石　峰　　苏州信达生物科技有限公司
　　　　　石建华　　上海生物制品研究所有限责任公司

卢子骏　　江苏先盛生物医药有限公司
付溥博　　中国海关科学技术研究中心
吕　品　　中国生物技术股份有限公司
乔慧军　　重庆药友制药有限责任公司
刘一璇　　北京科兴中维生物技术有限公司
刘天一　　铁岭市计量测试所
刘占杰　　青岛海尔生物医疗科技有限公司
闫云波　　成都蓉生药业有限责任公司
许爱华　　山东省计量科学研究院
那　君　　沈阳兴齐眼药股份有限公司
纪洪芝　　宁波市计量测试研究院（宁波新材料检验检测中心）
严　璐　　合肥市计量测试研究院
芦映红　　武汉生物制品研究所有限责任公司
李　斌　　北京绿绵科技有限公司
李小娟　　重庆凯林制药有限公司
李永招　　绍兴市质量技术监督检测院
李德超　　雅安市质量检验检测院
杨　冬　　苏州亘喜生物科技有限公司
杨江南　　博州计量检测所
杨国胜　　天津市中央药业有限公司
杨建勇　　北京生物制品研究所有限责任公司
肖新清　　中国农业大学
吴初军　　绍兴市质量技术监督检测院
吴虓飞　　华润双鹤药业股份有限公司
汪　辉　　汇龙森国际企业孵化（北京）有限公司
沈　健　　无锡市检验检测认证研究院
宋增良　　河北省计量监督检测研究院
张　虎　　济南市计量检定测试院
张翔宇　　成都市计量检定测试院
陈　坚　　兰州生物制品研究所有限责任公司
陈守彬　　成都生物制品研究所有限责任公司
陈郦俊　　上海生物制品研究所有限责任公司
邵　帅　　余姚市人民医院
林小靖　　德诺杰亿（北京）生物科技有限公司
林国喜　　苏州诺达净化科技有限公司
欧阳伟民　北京绿绵科技有限公司
卓　华　　新疆维吾尔自治区计量测试研究院

易　力	中国医学科学院医学生物学研究所
周　兴	云南省计量测试技术研究院
周　斌	河池市计量测试研究所
赵丹丹	绍兴市质量技术监督检测院
赵君伟	忻州市综合检验检测中心（忻州市检验检测研究院）
赵晓静	广州广电计量检测股份有限公司
胡利平	浙江卫信生物药业有限公司
胡德东	宁波荣安生物药业有限公司
柯润辉	国家食品质量监督检验中心
侯继勤	国药集团威奇达药业有限公司
俞陈光	绍兴市能源检测院
姜　辉	哈尔滨誉衡制药有限公司
祝天宇	北京林电伟业计量科技有限公司
夏元通	青岛海尔生物医疗股份有限公司
钱　宇	德诺杰亿（北京）生物科技有限公司
徐　强	重庆药友制药有限责任公司
徐　耀	宁波市医疗中心李惠利医院
徐亚迪	合肥市计量测试研究院
高　波	云南省计量测试技术研究院
高　洁	河南省药品医疗器械检验院
高恩鹏	长春生物制品研究所有限责任公司
郭　晨	中国医学科学院医学生物学研究所
郭　瑞	沈阳兴齐眼药股份有限公司
曹健荣	德诺杰亿（北京）生物科技有限公司
康慧雯	广西壮族自治区计量检测研究院
章红福	北京绿绵科技有限公司
梁　雨	铁岭市计量测试所
梁　亮	北京市计量检测科学研究院
梁先红	内蒙古自治区计量测试研究院
蒋　帅	四川远大蜀阳药业有限责任公司
韩　础	武汉市计量测试检定（研究）所
韩瑞萍	辽宁成大生物股份有限公司
傅承钊	先声药业有限公司
曾　琼	江西省检验检测认证总院
谢　华	成都蓉生药业有限责任公司
蔡正民	江苏先声医学诊断有限公司
薛　凯	中国中医科学院中医基础理论研究所

魏永臣　　四川远大蜀阳药业有限责任公司

主　审：李　杰　中国医学装备协会医学装备计量测试专业委员会
　　　　　　　　国家药监局全军药品和医疗器械质量控制重点实验室

本书合作企业

德诺杰亿（北京）生物科技有限公司
青岛海尔生物医疗股份有限公司

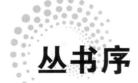

丛书序

　　计量是实现单位统一、保证量值准确可靠的活动，关系国计民生，计量发展水平是国家核心竞争力的重要标志之一。计量也是提高产品质量、推动科技创新、加强国防建设的重要技术基础，是促进经济发展、维护市场经济秩序、实现国际贸易一体化、保证人民生命健康安全的重要技术保障。因此，计量是科技、经济和社会发展中必不可少的一项重要技术。

　　随着我国经济和科技步入高质量发展阶段，目前计量发展面临新的机遇和挑战：世界范围内的计量技术革命将对各领域的测量精度产生深远影响；生命科学、海洋科学、信息科学和空间技术等的快速发展，带来了巨大计量测试需求；国民经济安全运行以及区域经济协调发展、自然灾害有效防御等领域的量传溯源体系空白须尽快填补；促进经济社会发展、保障人民群众生命健康安全、参与全球经济贸易等，需要不断提高计量检测能力。夯实计量基础、完善计量体系、提升计量整体水平已成为提高国家科技创新能力、增强国家综合实力、促进经济社会又好又快发展的必然要求。

　　计量检测活动已成为生产性服务业、高技术服务业、科技服务业的重要组成内容。"十三五"以来，我国相继出台了一系列深化检验检测改革、促进检验检测服务业发展的政策举措。随着计量基本单位的重新定义，智能化、数字化、网络化技术的迅速兴起，计量检测行业呈现高速发展的态势，竞争也将越来越激烈。这一系列变化让计量检测机构在人才、技术、装备等方面面临着前所未有的严峻考验，特别是人才的培养已成为各计量检测机构最为迫切的需求。

　　本套丛书围绕目前计量检测领域中的常规专业、重点行业、新兴产业的相关计量技术与应用，由来自全国计量和检验检测机构、行业科研技术机构、仪器仪表制造企业、医疗疾控等单位的技术人员编写而成。本套丛书可为计量检测机构的技术人员和管理人员提供技术指导，也可为科研机构、大专院校、生产企业的相关人员提供参考，对提高从业人员整体素质，提升机构技术水平，强化技术创新能力具有促进作用。

丛书编审委员会

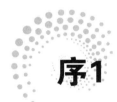

序1

生物医药产业被誉为"朝阳产业中的朝阳产业"，是知识密集和技术密集的新兴产业。20世纪下半叶以来，伴随着生命科学领域一系列重大科学技术突破，生物医药产业已成为当今世界经济中最具活力的先导性、战略性产业之一。近年来各种疫情在全球多地肆虐，使我国许多有识之士充分认识到，打造独立自主可持续发展的生物医药产业，不仅关乎亿万百姓的健康安危，更关系到中华民族伟大复兴的中国梦的实现。以国药疫苗、科兴疫苗、康希诺疫苗等新冠疫苗为代表的一系列用于预防、诊断和治疗的生物医药产品成功研制，为我国屹立于世界民族之林提供了重要保障。

近三十年来，全球生物医药产业飞速发展，生物医药产品销售额以平均每年25%～30%的速度增长，该产业已成为最具成长性的产业之一。2021年，我国经济总量突破百万亿元大关，人均GDP连续两年超过1万美元。随着我国经济和社会的快速发展，广大人民群众对医疗和健康的需求也不断增长。我国已成长为全球第二大生物医药市场。但是，我国生物医药领域相关仪器设备的量值传递溯源体系尚存在管理相对滞后、技术水平不高、方法不完善等不足。生物医药产业全产业链、全寿命周期、全溯源链的计量需求巨大，在国务院发布的《计量发展规划（2021—2035年）》中，将生物医药产业的计量服务保障作为重点工作。因此，对生物医药产业从业人员和相关检测机构提供计量检测技术与应用的相关指导更显得极为重要。

该书是聚焦生物医药产业计量检测技术，突出理论与实践相结合的指导用书。全书共包括6章，对生物医药产业计量技术理论基础，以及生产设备计量、检测仪器设备计量、生产过程控制设备计量、环境控制设备计量、冷链运输相关设备计量等全产业链各相关环节计量技术进行了详细的阐述。该书结合新版药典、新版药品生产质量管理规范的法规要求，图文并茂，针对性强，覆盖面广，并对实际工作中遇到的知识难点和常见问题进行了介绍，使读者一目了然，可借鉴性和可操作性较强。

通过计量技术服务，充分保障生物医药产业各类设备的质量稳定和数据可靠，对于生物医药产业的高质量发展具有重要的促进作用。该书由多专业、多学科的专家共同参与编纂完成，编写过程中各位编委发挥自身专业特长，不断锤炼总结，汇集丰富的专业知识和技术操作方法。该书可作为参考书、工具书和培训教材使用，为生物医药生产研发企业、计量质控部门、医疗机构等单位从业人员提供有益的帮助。

衷心感谢该书编委和专家为填补我国生物医药产业计量检测技术图书的空白所做的努力和贡献。

中国药品监督管理研究会　会长

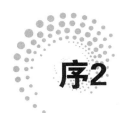

序2

　　生物医药产业是全球关注的新兴产业，我国在这方面的发展也非常迅猛，这是我们引以为傲并为之努力的共同基础。2021年3月，中国医学装备协会医学装备计量测试专业委员会与北京市药品检验研究院楼舸老师、南京市计量监督检测院陈鸿飞老师和武汉市计量测试检定（研究）所周文老师探讨医学计量测试助力生物医药产业发展，特别是国家生物技术药物产业计量测试中心建设取得的突破性进展，给予同行们极大的鼓舞与支持。大家一致决定编撰一本专著，用于介绍生物医药领域装备器材与检测设备的计量测试、验证技术与应用。

　　2021年7月，《生物医药产业计量检测技术与应用》编审委员会在北京正式成立，编审专家们来自全国各地，大多从事医学计量和质量控制相关领域研究，各有专长，共有的初心正是对我国生物医药产业计量检测工作的关注和责任。2023年6月，在编审委员会和各支持单位的共同努力下，《生物医药产业计量检测技术与应用》一书正式出版了。

　　该书编撰期间，全体编写人员克服困难，着眼计量检测技术在生物医药事业中发挥更大更好的作用，推动生物医药产业计量基础理论研究，加快计量测试标准建立，完善计量仪器设备操作规程方法，提升从业人员计量专业素养，结合自身岗位实践，发挥各自专业优势，在繁重的本职工作之外，以强烈的使命感和责任心，全力以赴，不辱使命。

　　作为主审，仔细审阅全稿，深感这是一本涵盖生物医药产业计量全产业链、全溯源链的专业用书，全国生物医药领域管理人员、技术人员均可借鉴、参考、使用；更加深刻地体会到，专家老师们发挥各自的特长，内容涉及生物医药产业计量技术工作的各个方面，该书的出版必定对生物医药产业计量工作具有良好的指导和促进作用。

　　梅花香自苦寒来。近两年的编撰过程中，分散在全国各地的专家老师们，在繁重的本职工作之外，还要完成该书的编写任务，必然有意想不到的艰难和辛劳。深深感谢大家的努力！在该书出版之际，作为在其中奉献了一份辛劳的成员，自己也感到无比的喜悦和自豪。

　　祝贺《生物医药产业计量检测技术与应用》的出版，更加感谢在该书编写过程中给予指导和帮助的各位领导、专家、老师们。希望该书的出版能在我国生物医药产业计量事业的发展中起到总结经验、指导实践、培养新人的作用。

中国医学装备协会医学装备计量测试专业委员会　主任委员
国家药监局全军药品和医疗器械质量控制重点实验室　主任

前 言

生物医药行业是关系国计民生与国家安全的战略性行业。《中华人民共和国国民经济和社会发展第十四个五年规划和 2035 年远景目标纲要》明确指出"加快发展生物医药等产业，做大做强生物经济"。国内多个地区已将生物医药产业作为重点发展的支柱产业。2016 年我国生物医药行业市场规模约为 2.51 万亿元，到 2020 年便增长至 3.57 万亿元，新冠疫情使生物医药行业发展进一步提速，特别是在疫苗领域。新冠疫情暴发以来，生物医药产品市场需求迅速提升。随着政府高度重视、企业加大投入、科技不断取得新突破，病毒检测、疫苗与药物开发出现井喷式增长，我国生物医药国内外市场需求均持续增加，2022 年市场规模突破 4 万亿元，成为最具成长性的产业之一。

然而，相对于生物医药产业的快速发展，与其相关仪器设备对应计量方法的发展却相对滞后且不够完善，多数国家和地方校准规范近年来才陆续推出，还未被广泛知晓与使用。生物医药产业全产业链、全寿命周期、全溯源链的计量需求巨大，对生物医药产业从业人员和相关检测机构提供计量检测技术与应用的相关指导显得极为重要。

本书编写的目的在于为生物医药企业、法定计量部门、第三方检验检测机构及相关仪器设备制造企业的计量检测人员与质量管理人员提供一部相对全面的生物医药产业各类设备计量检测技术的参考用书，使读者能深入了解和掌握常用生物医药仪器装备的工作原理、结构、使用方法、注意事项、计量校验方法以及在实际工作中的应用案例，用于加强生物医药产业计量检测能力的建设指导和规范自身的质量管理工作。

本书第 1 章绪论，主要介绍生物医药产业发展状况、产业计量的必要性与意义、质量控制涉及的典型检测仪器设备及发展趋势等；第 2 章生物医药产业生产设备，第 3 章生物医药产业检测仪器设备，第 4 章生物医药产业过程控制设备，第 5 章生物医药产业环境控制设备，第 6 章生物医药产业冷链物流相关设备，这五章系统地介绍了生物医药全产业链、全溯源链上所使用的典型仪器设备的原理与组成、具体应用场景、计量特性及计量方法、核查方法及应用实例。为便于读者加深对仪器设备及其现场应用的直观理解，在具体章节中插入了较多图表和实物照片，广大读者能较直观地了解相关仪器设备现场实际应用情况和计量特性。

本书由国家药监局药品和医疗器械质量控制重点实验室组织编写，行业内许多知名专家学者积极参与了编写工作。其中，第 1 章由周文、薛凯、智晓日等人编写，第 2 章由陈鸿飞、郭晨等人编写，第 3 章由楼舸、欧阳伟民、付溥博、林小靖等人编写，第4章由刘敏、徐亚迪、韦越、严璐、纪洪芝、夏元通等人编写，第5章由史苏娟、石峰、杨冬等人编写，第6章由杨红艳、张翔宇、陈守彬等人编写。编者主要来自北京市药品检验研究院、中国人民解放军军事医学科学院、中国人民解放军联勤保障部队药品仪器监督检验总站、中国中医科学院、中国海关科学技术研究中心、中国食品发酵工业研究院、云南省计量测试技术研究院、武汉市计量测试检定（研究）所、南京市计量监督检测院、成都市计量检定测试院、合肥市计量测试研究院、宁波市计量测试研究院、苏州市计量测试院、北京科兴中维生物技术有限公司、北京绿绵科技有限公司等单位。其中既有长期从事生物医药计量工作的领导和学术带头人，又有战斗在新药研发和疫苗生产一线的中青年专家。大家秉承"计量发展水平是国家核心竞争力的重要体现，生物医药计量更是保证人民生命健康安全的重要技术保障"的理念，满怀热情、兢兢业业地对待每一个章节的内容和数据，力争为计量检测机构和生物医药企业的技术和管理人员提供一本有针对性、有实用价值的技术指导丛书，填补生物医药产业计量技术书籍的空缺。

　　本书的编写得到了北京林电伟业电子技术有限公司、德诺杰亿（北京）生物科技有限公司、青岛海尔生物医疗股份有限公司等单位的大力支持。在此向所有关心、支持本书编辑出版的领导、专家及各相关单位表示诚挚的感谢！

　　希望本书的出版能够对生物医药产业计量事业发展产生积极的推动作用。由于编写时间仓促，加上编者水平有限，书中难免存在疏漏或不足之处，恳请广大读者批评指正。

北京市药品检验研究院

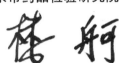

目 录

第1章 绪 论

1.1 概述

20世纪90年代以来，全球生物医药制品的销售额以年均20%~30%的速度增长，其中以美国为代表的生物医药产业大国，总产值占到了其全国GDP的17%左右，该产业已成为最具成长性的产业之一。就我国而言，目前已基本形成6000亿元~8000亿元级别的生物医药市场。截至2020年，有价值近3000亿美元的药品已经或即将面临专利失效。这对于我国市场来说，是一个绝好的发展机遇。可以预见，我国生物医药产业将会迎来一个迅猛的发展阶段。

然而，相对于生物医药产业的快速发展，其相关设备对应的计量方法发展相对滞后且不够完善，大量国家和地区的校准规范近年来才陆续推出，还未被广泛知晓与应用，且不同地区可能存在地方标准不统一的问题，影响产业标准化进程。生物医药产业全产业链、全寿命周期、全溯源链的计量需求巨大，实现计量检测技术的规范应用，使之与生物医药产业相融合，是保障生物医药产业健康发展的有效途径。如何更好地应用计量检测技术，要根据生物医药产业发展的特色及战略要求，以提高产业核心竞争力为目标，以服务和支撑产业发展为使命，不断提高计量科技创新能力，使计量检测技术不断适应产业发展需求，从而实现促进、引领和创新产业发展的最终目标。

生物医药产业计量检测技术的应用主要包括以下几个方面：

1）提供生物医药产业专用测量仪器量值溯源方法。紧密结合生物医药产业专用测量仪器的量值溯源需求，建立和完善产业专用计量标准、产业专用测量仪器量值溯源方法，切实提高产业量值溯源的能力。重点突破产业量值溯源的关键共性技术，努力创新计量技术及服务模式，保障产业科学发展。

2）提供生物医药产业关键参数测量技术方法。紧密结合生物医药产业关键领域、关键参数的测量技术需求，通过延展计量溯源链，确保参数测量结果量值的准确应用，拓宽测量结果量值的科学应用范围，增强产业关键参数测量技术能力与服务水平。

3）提供生物医药产业计量科技创新方法。紧密结合生物医药产业发展的计量科技创新需求，加强产业计量科技创新项目的研究与应用，有针对性地开发新的计量检测方法，提升产业核心与关键共性技术领域的计量科技创新能力。

4）实现生物医药产业全寿命周期计量技术服务。紧密结合产品全寿命周期、全过程所有环节的计量技术需求，将计量检测技术应用于产品的设计、研制、生产、试验、使用全过程的所有环节。提高计量机构融入产品设计阶段的计量技术服务能力，实现产品全寿命周期、全过程所有环节的计量技术服务。

各大法定计量检定机构、第三方计量校准公司近年来均在加强生物计量能力的建设，相关计量人员需要全面了解生物医药产业各类设备计量检测方法的应用，同时，随着新版药典的发布，生物医药产业各项管理要求已越来越细致，对于生物医药企业及仪器设备制造企业的计量检测人员和质量管理人员而言，也需要通过熟悉计量检测技术在生物医药产业的应用来指导和规范自身的质量管理工作。

1.2　生物医药产业的界定与范围

生物医药产业是知识密集、技术含量高、多学科综合度高且渗透率高的战略性新兴产业。根据国家统计局 2018 年第 23 号令发布的国标《战略性新兴产业分类（2018）》，将生物医药产业划分为生物药品制品制造、化学药品与原料药制造、现代中药与民族药制造、生物医药关键装备与原辅料制造、生物医药相关服务 5 类，见表 1-1。

表 1-1　产业分类

序号	战略新兴产业分类名称	行业代码	国民经济行业名称
1	生物医药产业		
1.1	生物药品制品制造	2761	生物药品制造
		2762	基因工程药物和疫苗制造
1.2	化学药品与原料药制造	2710	化学药品原料药制造
		2720	化学药品制剂制造
1.3	现代中药与民族药制造	0171	中草药种植
		0179	其他中药材种植
		2730	中药饮片加工
		2740	中成药生产
1.4	生物医药关键装备与原辅料制造	2780	药用辅料及包装材料制造
		3544	制药专用设备制造
1.5	生物医药相关服务	7320	工程和技术研究和试验发展
		7340	医学研究和试验发展
		7452	检测服务
		7484	工程设计活动
		7493	兽医服务
		7519	其他技术推广服务
		841	医院
		8492	临床检验服务

生物医药产业链按上、中、下游划分，主要由生物医药原料生产与加工、生物医药研发与生产以及生物医药流通与应用组成，如图1-1所示。

1）生物医药原料生产与加工，包括细分行业原料药、药用辅料等。原料药是指用于药品制造中的任何一种物质或物质的混合物，在用于制药时，成为药品的一种活性成分。经过几十年的发展，我国原料药市场已形成较完整的工业体系。药用辅料是直接影响药品的质量、安全性和有效性的重要因素，是保证原料药和药物制剂生产和发展的基础。

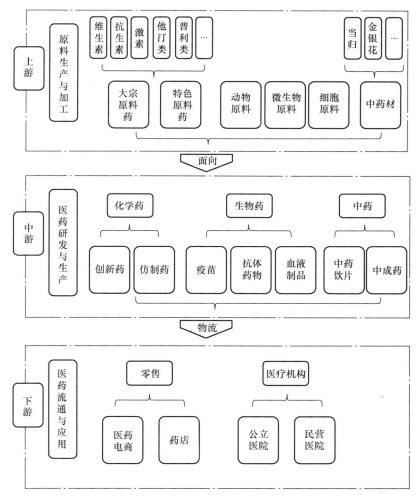

图 1-1　生物医药产业链

2）生物医药研发与生产的产品包括生物技术药物、疫苗、特异性诊断试剂、血液制品、化学创新药、现代中药等。目前世界较大的制药公司中，有70%的项目使用生物技术开发。

3）生物医药流通与应用，又细分为医药商业（包括医药物流、医药电商、医药零售、医药批发等）、医药服务（医院、养老院、医疗机构、健康管理机构等）、其他（保健食品、医疗器械、检测设备等），目前以医疗服务占比最高。

1.3 我国现阶段生物医药产业发展状况

生物技术的革命为新药研发带来了全新的视角和领域，攻克了许多传统药物无法解决的医学难题，加上传统的化学制药研发遇到瓶颈，近年来全球生物制药发展十分迅速。

国际上，全球生物制药市场近年来呈现高速发展态势。生物制药业主要集中在美国、日本和欧洲，其中美国作为生物制药的发源地，无论是在经费投入、产品开发和研制，还是在产品生产和市场上都居于国际领先地位，其开发的产品和市场销售额占据了全球的90%以上。

对于我国而言，生物医药产业起步晚于发达国家，与发达国家在全球市场占有率、产品竞争力等方面的差距依然很大。但在国家出台的《生物医药产业“十三五”规划》的护航下，生物医药行业发展迅速，涌现出以基因工程药物、新型疫苗、抗体药物、化学新药、现代中药等为代表的一批具有国际水平的新药开发平台，制药技术和装备研制水平大幅提升。创新药审批加速，以抗体药物为代表的生物大分子药物的热度持续提高，一批生物医药企业逐步崛起，在医药领域占据着越来越重要的地位。我国现有生物医药生产企业数万家，2020年我国的生物医药行业市场规模达到3.57万亿元，较上年增加0.28万亿元，同比增长8.51%。其中生物制药和医疗器械产值的年增长速度都在15%以上，中药产值的年增长速度在5%左右，产销率达到97%。从2012年开始，全球有600余种药在我国的专利相继到期，即所谓“专利悬崖期”。这对于我国市场来说，是一个绝好的发展机遇。

在产业监管体系方面，我国现已建立了较为完备的生物医药产业体系，产品质量监管体系也日臻完善。针对近年来的药品质量，国家出台了一系列政策措施，加强对药品质量的监管，特别是对药品生产过程的监管，提高了质量控制标准，逐步开始强调以有效成分为控制指标的检测项目并采用先进的检验方法。同时，还开展了仿制药与原研药的一致性对比评价，确保了药品的安全性、有效性。

同时，我国支撑医疗行业崛起的基础技术及产业配套已初步成熟，海外人才的回归也为我国生物医药技术研发提供了强大的专业技术人才保障。伴随着全球新一轮科技革命和产业变革蓄势待发，大数据技术大大提升了生物技术的研发效率，测序技术的突飞猛进带动了各种科学技术的快速发展，合成生物技术展现出巨大潜力，生物技术已进入了大数据、大平台、大发现的时代。在技术、市场、需求的驱动下，我国生物医药产业已经进入战略机遇期和跨越式发展的新阶段。

目前，我国已成为仅次于美国的全球第二大制药市场。同时，各省（区、市）陆续建立了多个创新型生物医药园区，环渤海、长三角、珠三角三大重点区域集聚明显。环渤海区域包含了北京、天津、河北和山东；长三角区域以上海为核心，江苏、浙江为两翼；珠三角区域以广州和深圳为龙头。长三角和珠三角区域的生物医药园区数量总和占比近六成。通过资金扶持及人才引进等方式，带动区域生物医药产业集群化。据不完全统计，全国现有省级以上生物医药科技产业园区已超过500家，新药研发产业链正逐步向生物医药产业园区聚集和延伸。其中，具有代表性的江苏省，已形成八大城市生物医药产业集群和四大代表性产业集聚区。苏州（中国药谷）、南京（生物医药谷）、泰州（中国医药城）、连云港（中华药港）、徐州、南通、常州和无锡八大城市医药产业集群，集中了全省80%以上的生物医药企业，产值占全省总量的95%以上；从产业园区来看，江苏省形成了苏州工业园区、南京江北新区、泰州医药高新区、连云港经开区四大代表性生物医药产业集聚区，以及昆山小核酸特色化产业基地，拥有南京、苏州、泰州3个国家生物医药产业基地，培育了7个国家级生物医药产业园区。截至2020年年末，江苏省生物医药产业产值超6000亿元，获得国家新批准上市药品达156个。新兴区域如位于中部地区武汉东湖国家自主创新示范区的武汉国家生物产业基地（即光谷生物城），是中国光谷以"千亿产业"思路建设的第二个国家级产业基地。光谷生物城启动区15km²，打造集研发、孵化、生产、物流、行政、居住为一体的生物产业新城。自2008年11月光谷生物城开工建设以来，研发与生产并重，目前聚集各类生物企业超过1000家，包括辉瑞、华大基因、人福医药、国药控股、药明康德、中种集团等世界500强企业、大型跨国企业、行业龙头企业30余家。光谷生物城的六大园区生物产业总收入超过3000亿元。

然而，在目前生物医药产业发展的过程中，仍存在众多未能解决的技术研究和创新难点，如科技创新质量和水平仍须提高，科技支撑产业创新发展的能力还不够强，原创性科学发现和颠覆性技术缺乏，基础研究向产业化转化的效率亟待提高等，这其中也包含着众多的产业相关的计量检测技术需求。

1）产业测量方法提升与创新需求。在医药产业生产线上，例如生物医药的发酵过程中，仅涉及微生物生长与代谢的控制参数就有温度、溶解氧、二氧化碳浓度、糖含量、pH值等。对于传统的测量方式，一方面，对传感器的检测目前多依据国家检定规程进行，规程对测量点的选择相对固定，且检定结果中往往只对传感器在某一等级进行合格性判断，无法保证高于规程要求精度的数值，且医药产业二次仪表与传感器往往作为整体使用，分开检测后得到两者合格性的判定，其结果作为企业实际生产的参考并不直观。因此，传统的测量方式虽能保证企业生产出合格的产品，但对于企业进一步改善控制流程，提高各参数的控制效果和测量精度，从而追求更高质量的医药产品所能提供的信息量十分有限。另一方面，依据检定规程检测，往往需要企业将现场的二次仪表与传感器拆卸后送往计量实验室进行检测。而如前所述，随着医药产业的发展，其设备一体化程度已相当之高，很多传感器的拆卸与还原十分困难，且医药产业往往对参数变动的影响十分敏感，拆卸还原过程中稍有不慎就可能会对设备的数值造成不小的系统误差，并且随着城市进一步扩大，计量机构与生物医药产业相关企业的距离也在逐步扩大，传统的送检机制增加了企业的检测成本，同时也对企业正常生产造成了一定影响。

如何有效地对生物医药行业生产设备中温度、压力、转速、溶解氧、二氧化碳浓度、糖含量、pH 值等参数相关的二次仪表与传感器进行整体的、在线的检测，并提供高于现有规程要求精度的检测数据，对于整个医药生产企业，尤其是高端产业的发展将更具实际意义。

2）技术标准的制定与创新严重滞后。我国大量生物医药领域标准相对于国际标准都有一定的滞后性和不全面性，急切需要计量标准的全面化和创新。各大生物医药企业、大专院校、研究所用于研发的计量设备缺乏有效的量值溯源技术规范，部分国家校准规范近年来才刚刚制定出第一版，在校准方法及标准器等方面还需要通过大量实际校准工作来逐渐完善和成熟。同时，部分国家计量规范制定年代久远，其内容已无法完全适合现代设备的检测。

3）生物标准物质缺乏且计量单位须完善。国际单位制共有 7 个基本单位（米、千克、秒、安培、开尔文、坎德拉和摩尔）和两个辅助单位（弧度和球面度）。计量基准也从传统的实物基准阶段发展到量子基准阶段。但尽管如此，生物标准物质的研制正面临一个十分尴尬和无奈的局面。目前，生物计量领域主要以摩尔、千克等国际计量单位为量值基础开展相关工作，但摩尔是一个物质的量的单位，千克是质量单位，均仅能解决部分生物标准物质的量值溯源和传递工作，对于生物标准物质，尤其是生物特性标准物质中核酸、蛋白、活性成分、微生物机体等的相关量值，如碱基长度、蛋白活性、活性物质的活性、生物种性等，这些国际计量单位均难以度量。

1.4 生物医药产业计量的必要性与意义

开展生物医药产业计量，建设完善的量值溯源体系、产业计量服务体系和计量科技创新体系，有利于提高生物医药产品的质量和性能、提升产品档次、促进产业发展重心由低端向中高端市场转型、增强产业核心竞争力，这对于当前的生物医药行业发展十分必要，同时，对于改善产业整体创新环境具有重要意义。

1）发展生物医药产业计量，是适应生物医药产业快速发展的迫切需要。生物医药产业计量是《计量发展规划（2021—2035 年）》中的重点发展项目。全国生物医药产业发展迅猛，以北京中关村园区、上海张江高新技术产业园区为代表，各地的生物医药园区均研发与生产并重，聚集各类生物企业数千家，其上下游产业产值更是难以估计。但是全国目前尚无主要针对生物医药产业实际需求而提供综合性计量测试服务的公共技术服务平台，生物医药产业检验检测资源整体配置比较薄弱，这与全国生物医药产业的快速发展是不相适应的。

在生物医药产业中，目前大部分的计量测试服务机构为企业提供的计量测试服务基本上还是局限于"按照用户需要，一个设备，一个量值，一个报告"的传统模式，尚未发展成为"不仅出具检测报告、检测结果，更出具解决与提升方案；不仅服务当前，更能跟踪延续；不仅能满足需求，更能量身定做"的新型模式；计量测试服务不仅尚未完全渗透到企业产品研究、开发、生产、应用、报废处理的全过程，亦缺乏对产品测试过程中发现的问题提供解决方案等后续服务。关键测试技术与方法的研究、应用，计量测试技术信息交流、发布，以及测试技术和方法的标准制定、执行等方面工作尚有待加强。

原材料、工艺设备、计量要素是生物医药产业经济活动的三大支柱。计量测试技术应存在于生物医药研究、开发、生产、应用、报废处理的全过程中。发展生物医药产业计量，为生物医药产业相关企业提供综合性的计量测试服务，是保证生物医药产业持续快速发展的一个必要条件。

2）发展生物医药产业计量，对生物计量能起到良好的宣传作用。生物计量是计量科学中的"新生儿"，目前生物医药产业检测、质量控制人员甚至部分计量机构检定人员对生物计量的概念依然十分模糊，对生物计量的标准和溯源体系认知度极低，因此在产品质量评价、标准执行过程中无法准确理解和有效实施。

通过开展生物医药产业计量，培养一批掌握国际新一代计量和检验检疫技术的高素质生物计量专业人员，一方面可以进一步提高各地区计量机构在生物计量领域的技术、科研实力与竞争力；另一方面可以为企业相关检测人员提供指导与培训，加强其企业内部生物计量检测能力，从而带动整个行业的质量体系管理水平提升，进而减少我国各大生物医药企业在国际贸易中因质量评价结果不一造成的贸易纠纷，阻止产品因为技术和绿色壁垒而被退回，促进经济健康、快速发展。

3）发展生物医药产业计量，有利于增强生物医药产业领域的科技创新能力，提升生物医药产品质量水平，促进生物医药产业发展。在生物医药产业领域的绝大多数企业，特别是中小型企业在技术创新过程中遇到的难题之一，是缺乏专业的测量仪器、检测设备，直接影响到某些产品关键性能的提升；同时受到人才结构、设备配置、技术水平等方面因素的限制，在处理研发、生产过程中产生的产品质量问题，科学地选择关键参量测试，分析问题产生的原因，形成解决问题的方案的综合能力比较薄弱。

发展生物医药产业计量，针对生物医药生产企业原材料及其产品在不同阶段的特点而提供高质量的检验、检测、评价服务，形成权威性的测试结果，可以降低企业技术创新的风险与成本，对企业产品质量提高及新产品开发起到促进作用。从根本上改变生物医药产业计量测试技术服务欠缺的局面，有效提升生物医药生产企业的自主技术创新能力，提升生物医药生产质量水平，推动生物医药产业的发展。

4）发展生物医药产业计量，有益于整合现有检验检测资源，实现资源的高效配置。生物医药产业所涉及的测量仪器、检测设备种类多，技术含量高，资金投入大，使用维护费用高。绝大多数企业，包括一些大型企业也是难以自筹资金购置、配备所有的仪器设备。先进的、大型的、专业的生物实验仪器与检测设备（如流式细胞仪，双光子显微镜等），目前主要配置于高等院校、科研院所以及极少数大型企业，其使用者主要为仪器设备所在单位，较少为产业企业提供测试分析服务。生物医药产业检验检测设备共用共享程度比较低。

发展生物医药产业计量，有利于各地计量机构加大生物分析用设备的投资力度，搭建公共技术平台，从而更好地整合生物医药产业现有检测资源，优化资源配置，实现重要测量仪器与检测设备共用共享；有利于提高仪器设备的使用效率，避免仪器设备的重复购置和资金浪费，保持仪器设备的先进性；可为生物医药企业的质量改进、科技创新等活动提供全面的硬件支撑。

5）发展生物医药产业计量，有利于针对制约生物医药产业进步的关键测试技术与测试方法开展联合研究。发展生物医药产业计量，有利于各地计量检测机构整合生物医药领域优势科学技术研究资源，对制约生物医药产业发展、进步的关键测试技术和测试方法开展联合科技攻关，推动产业技术进步，促进产业发展。尤其在生物医药领域高端测试设备和关键部件领域，国外长期对我国实行技术壁垒限制，通过生物医药产业计量的发展，提升产业计量测试能力，从而加强自主创新研究实力，突破测试技术壁垒，为生物医药产业的健康、可持续发展提供技术支撑。

6）发展生物医药产业计量，有利于统一产业的技术标准与方法。虽然我国生物医药产业园中远大集团、人福集团、华大基因等知名药企云集，但是部分领域依然存在由于没有建立统一的生物含量、活性和特性测定的参考（标准）物质，各企业采用不同的标准品、对照品、试剂等进行产品的生产、研发和检测，难以保证实验结果的一致性，实验数据不能共认、共享的问题，严重阻碍了企业间的技术交流及产业群的深化和规模效益。

发展生物医药产业计量，能够从计量的角度甚至更高的层面制定相关技术资料，为目前生物医药产业的各个环节提供统一的参考标准和方法，使核酸、蛋白质、其他活性成分的含量、活性和特性测定结果能真正成为产品质量评价、知识产权保护、贸易结算等各种管理、法律及贸易行为的重要依据，提高企业的经济效益。

7）发展生物医药产业计量，有利于改进服务模式，为企业提供综合性的计量测试服务。我国生物医药产业发展势头强劲，生物医药计量测试服务市场需求巨大，这些都对计量测试服务机构的能力提出了更高的要求。为了满足这一要求，发展生物医药产业计量势在必行，在专业化计量测试人才队伍建设，规模化、高水平仪器设备配置方面不断完善，从而提升计量测试的服务能力。

发展生物医药产业计量，不仅能够为生物医药企业提供产品研发、生产、应用、报废处理过程所需求的检验、检测、评价服务，而且能够对产品测试过程中发现的问题提供原因分析、解决方案等后续服务；制（修）订生物医药产业相关产品计量测试技术标准；为企业培养不同层次的计量测试技术人员。收集与处理国内外生物医药产业计量测试技术信息，跟踪和研究生物医药产业计量测试发展动态，为企业发展提供相关的信息咨询服务。

1.5　生物医药产业生产常用五大系统

1.5.1　发酵系统

随着我国生物医药技术的蓬勃发展，生物发酵系统（也称为生物培养系统）无论是在工业化大发酵（如抗生素原料药的发酵、氨基酸和有机酸（柠檬酸、乳酸）的发酵、酶制剂和酵母或淀粉糖的发酵），还是在各种生物疫苗、动植物细胞的发酵等方面的应用越来越广泛。

生物发酵过程是一组涉及多相、多组分、非线性的生物化学反应，也是一组群体性的生物生长过程，是把预先选定的微生物或动植物细胞在一组密闭的系统中进行培养的代谢过程。

生物发酵系统工艺流程分为单级（单罐）或多级（二级、三级）发酵。单级（单罐）常用在小规模的项目，多级发酵通常指三级发酵。

发酵罐又称为生物反应器或生物培养罐。重点参数有罐体的规格、有效工作容积、全容积、径高比例（如 2∶1 ~ 3∶1）、工作环境（如温度、湿度）、罐内工作状况、工作温度（如 35℃ ~ 37℃）、灭菌温度（121℃，30min）、最高设计温度（135℃）、设计压力（0.30MPa ~ 0.40MPa）、材质（罐体采用 316L 钢，夹套及外保温层采用 304 钢）等。

生物发酵过程中涉及的各个工艺参数及质量属性均需要经过计量后的探头、仪表和仪器进行测量，以实现工艺的精准控制。

1.5.2　细胞培养系统

细胞培养系统是用于大规模细胞培养，且在目前生物医药行业广泛应用的一种细胞培养方式，包括我国的新冠灭活疫苗在研制阶段也采用了细胞培养系统。

细胞培养系统可采用非介入的波浪式摇动混合，避免搅拌桨叶端和鼓泡对细胞造成伤害，提供温和、低剪切力、高溶氧的细胞培养微环境，有利于改善细胞状态、提高细胞密度和产量。培养体积范围灵活，操作简单，控制精密可靠，易于工艺放大。

细胞和培养液置于无菌封闭的细胞培养袋中，放在精密摇动平台上。平台的摇动在培养液中产生波浪，培养物在低剪切力下实现充分混合和表面高效传氧，形成易于维持细胞密度的细胞生长理想环境，改善细胞状态并提高产量。

细胞培养系统中涉及的多种监测传感器、仪表和探头同样离不开计量技术的支持。

1.5.3　配液系统

配液系统是制药生产的核心设备之一，作为非最终灭菌产品无菌保障的核心工序，配液系统的灭菌成功与否直接决定了产品的无菌保障水平。配液系统一般采用在线灭菌（SIP）的形式，是湿热灭菌的一种常见方法，是指在不拆卸设备的情况下，使用适当的饱和蒸汽对设备部件或整个工艺系统的内表面进行原位灭菌的方法。该方法的优点：避免设备拆卸和安装，避免设备灭菌后再次污染，无须在洁净环境下连接，无残留，不污染环境，不破坏产品表面，容易控制和重现性好。

配液系统 SIP 阶段所需保持时间（30min）内，灭菌对象部位温度应始终处于规定温度以上（参数设定，原则上为 121℃以上）；配液系统 SIP 结束后，确认各个温度传感器的温度数值；确认吹扫用空气供给压力是否满足要求；当管路部分冷却完毕后，针对系统实施保压。

配液系统在生物医药产业中占有重要作用，而对相关配套仪表的计量，能够从计量的角度甚至更高的层面制定相关技术资料，以保证相关控制参数更好地为生物医药产业服务。

1.5.4　水机系统

《中华人民共和国药典）（简称《中国药典》）收录的制药用水有纯化水、注射用水和灭菌注射用水。

纯化水的制备以饮用水作为原水，并采用合适的单元操作或组合方法。常用的纯化水制备方法包括膜过滤、离子交换、电极法去离子（EDI）、蒸馏等，其中膜过滤法又可细分为微滤、超滤、纳滤和反渗透（RO）等。

纯化系统一般有 RO—RO—EDI、RO—RO、RO—EDI 等多种工艺。纯化系统是经过关键的去离子，降低有机物、微生物与内毒素的过程，将预处理水"净化"为符合药典及药厂内控要求的纯化水。对余氯的去除能力是考察活性炭的主要指标。

注射用水方面，《中国药典》规定：注射用水为纯化水经蒸馏所得的水。因此，蒸馏法是我国药典认可的制取注射用水的唯一方法，原水必须采用符合《中国药典》标准的纯化水。未来随着我国制药用水系统产品的发展与技术成熟推动药典修订之后，超滤与纯化结合的方法制备注射用水等新型工艺也将得到应用和推广。

制备注射用水最常见的设备为多效蒸馏水机。多效蒸馏水机的工作原理是让经充分预热的纯化水通过多级蒸发和冷凝，排除不凝性气体和杂质，从而获得高纯度的注射用水。多效蒸馏水机通常由多个蒸发换热器、分离装置、预热器、两个冷凝器、阀门、仪表和控制部分等组成。为防止系统发生交叉污染，多效蒸馏水机的第一效蒸发器、全部的预热器和冷凝器均须采用双端板管式设计。

综上，纯化水与注射用水所涉及的水机系统需要计量的仪表主要包括：

（1）压力表　安装于储罐上用于观察储罐内压力。

（2）液位传感器　监测储罐中液位的高度（液位高度常与补水阀和输送泵联锁控制）。

（3）制备系统温度传感器　监测储罐内液体的温度。

（4）压力传感器　监测循环管路中的压力（常与输送泵联锁控制）。

（5）分配系统温度传感器　监测循环管路制药用水的温度，常与换热器蒸汽或冷水阀联锁控制。

（6）电导率仪　安装于回水位置，监测循环管路制药用水的电导率。

（7）总有机碳（TOC）仪　安装于回水位置，监测循环管路制药用水的 TOC。

（8）流量传感器　安装于回水位置，监测回水流量。

1.5.5　纯化系统

目前生物医药使用较多的纯化工艺为层析法，盐析沉淀法＋层析法也比较常用。纯化系统设备包括：层析系统、超滤系统、离心机及除菌过滤系统等。

1. 层析系统

层析系统涉及的层析方法包括亲和层析、疏水层析、离子交换层析等。

（1）亲和层析　亲和层析是粗提纯化当中常用到的纯化方法。利用生物分子之间的专一识别性或特定的相互作用的分离技术称为亲和分离技术。在该技术中，亲和分离过程是通过引入亲和配基得以实现的。

（2）疏水层析　疏水层析（HIC）是根据分子表面疏水性差别来分离蛋白质和杂质的一种较为常用的方法。蛋白质的表面常常暴露着一些疏水性基团，我们把这些疏水性基团称为疏水补丁，疏水补丁可以与疏水性层析介质发生疏水性相互作用而结合。由于疏水性不同，不同的分子与疏水性层析介质之间的疏水性作用力强弱不同，疏水层析就是依据这一原理分离纯化蛋白质等生物大分子的。

（3）离子交换层析　离子交换层析（IEC）是以离子交换剂为固定相，依据流动相中的组分离子与交换剂上的平衡离子进行可逆交换时的结合力大小的差别而进行分离的一种层析方法，即离子交换层析是依据各种离子或离子化合物与离子交换剂的结合力不同而进行分离纯化的。

2. 超滤系统

超滤技术是一种膜过滤法，也有错流过滤之称。超滤系统是生物医药产业新药研发、小规模样品制备、超滤分离及浓缩、处理生物大分子样品的必备仪器。它能从周围含有微粒的介质中分离出 10nm ～ 100nm 的微粒，这个尺寸范围内的微粒通常是指液体内的溶质。其基本原理是在常温下施加一定压力和流量，利用不对称微孔结构和半透膜介质，依靠膜两侧的压差作为推动力，以错流方式进行过滤，使溶剂及小分子物质通过，大分子物质和微粒子（如蛋白质、水溶性高聚物、细菌等）被滤膜阻留，从而达到分离、分级、纯化、浓缩目的的一种新型膜分离技术。

3. 离心机

离心是利用离心机转子高速旋转产生的强大离心力，加快液体中颗粒的沉降速度，把样品中不同沉降系数和浮力密度的物质分离。生物医药产业常见的离心机有台式离心机、管式离心机、碟片离心机等。

离心机最重要的工艺参数是转速或离心力。目前很多离心机在工艺过程中也有温度控制，如低温离心机。另外，越来越多的大型离心机也带有 SIP 功能。因此对转速、离心力或者温度等，均须进行相应的计量技术支持。

4. 除菌过滤系统

除菌过滤系统是一套组合系统，通常由过滤器、硅胶管、压力表、一次性无菌储液袋、蠕动泵等组成。除菌过滤系统用于物料、中间产品、最终产品的除菌过滤，在生物医药领域应用广泛。对除菌过滤系统的计量难点主要在于压力表的重复使用。由于压力表可能接触产品，必须进行清洁及高温灭菌，而清洁及灭菌对压力表的精度会造成很大影响，一次性使用又非常浪费。因此，重复使用的压力表的使用周期、计量周期是现阶段生物医药企业面临的一个普遍难题。

1.6 生物医药产业质量控制涉及的典型检测仪器设备

质量控制是制药生产中的重要环节，质量控制离不开检测仪器。生物医药产业质量控制过程中涉及多种检测仪器及设备，主要有 TOC 仪、ICP – MS、酶标仪、紫外 – 可见分光光度计、高效液相色谱仪（HPLC）、液相色谱 – 质谱联用仪、气相色谱仪、气相色谱 – 质谱联用仪、飞行时间（TOF）质谱仪、抗生素效价测量仪、细菌内毒素分析仪等。

1. TOC 仪

TOC 仪即总有机碳分析仪。以碳含量表示水体中有机物质总量的综合指标。TOC 可以很直接地用来表示有机物的总量。在生物医药领域，TOC 仪广泛使用，包括制药用水的日常检测，制药用水系统的性能确认，以及清洁验证中用于有机物的残留确定等。TOC 仪的基本原理是先把水中有机物的碳氧化为二氧化碳，消除干扰因素后由二氧化碳检测器测定，再由数据处理把二氧化碳气体含量转换成水中有机物的浓度。

2. ICP – MS

ICP – MS 即电感耦合等离子体质谱，是 20 世纪 80 年代发展起来的无机元素和同位素分析测试方法，是将电感耦合等离子体的高温电离特性与质谱计灵敏快速扫描的优点相结合而形成的一种高灵敏度分析技术。该方法常用于元素的定量测定，现阶段在一次性系统及内包材的相容性试验中也经常应用。

3. 酶标仪

酶标仪即酶联免疫检测仪。酶标仪是对酶联免疫检测试验结果进行读取和分析的专业仪器。酶联免疫反应是通过偶联在抗原或抗体上的酶催化显色底物进行的，反应结果以颜色显示，通过显色的深浅即吸光度值的大小就可以判断标本中待测抗体或抗原的浓度。酶标仪规格有 24 孔板、48 孔板、96 孔板等多种，不同的仪器选用不同规格的孔板，对其可进行单孔检测或成排检测。计量时须关注酶标仪的吸光度、温度的准确性。

4. 紫外 – 可见分光光度计

紫外 – 可见分光光度计是基于紫外可见分光光度法原理，利用物质分子对紫外 – 可见光谱区的辐射吸收来进行分析的一种分析仪器。它主要由光源、单色器、吸收池、检测器和信号处理器等部件组成。紫外 – 可见分光光度计可用于生物制药相关的 Bradford 测定法、Lowry 测定法、BCA 蛋白测定法和双缩脲蛋白测定法，以及用于 OD600、DNA、RNA 和蛋白分析等项目的测试。

5. 高效液相色谱仪

高效液相色谱仪是应用高效液相色谱原理，主要用于分析高沸点不易挥发的、受热不稳定的和相对分子质量大的有机化合物的仪器设备。液相色谱法典型影响耐用性的变动因素包括：①流动相的组成；②流动相的 pH 值；③不同品牌或不同批号的同类型色谱柱；④柱温；⑤流速。

6. 液相色谱 – 质谱联用仪

液相色谱 – 质谱联用仪同时具备色谱的分离能力和质谱的定性功能，可实现对复杂混合物更准确的定量和定性分析，而且也简化了样品的前处理过程，使样品分析更简便。液相色谱 – 质谱联用仪适用于分析大分子（包括蛋白、多肽、多聚物等）、不挥发、热不稳定、极性的化合物。

7. 气相色谱仪

气相色谱仪是利用色谱分离技术和检测技术，对多组分的复杂混合物进行定性和定量分析的仪器。通常用于分析有机物，如挥发性有机物、有机氯、有机磷、多环芳烃、酞酸酯等。气相色谱仪一般由气路系统、进样系统、分离系统（色谱柱系统）、检测及温控系统、记录系统组成。气相色谱仪是以气体作为流动相（载气）。当样品由微量注射器"注射"进入进样器后，被载气携带进入填充柱或毛细管色谱柱。由于样品中各组分在色谱柱中的流动相（气相）和固定相（液相或固相）间分配或吸附系数的差异，在载气的冲洗下，各组分在两相间进行反复多次分配，使各组分在柱中得到分离，然后柱后的检测器根据组分的物理化学特性对各组分检测。

8. 气相色谱 – 质谱联用仪

气相色谱 – 质谱（GC – MS）是一种结合气相色谱和质谱的特性，在试样中鉴别不同物质的方法。当多组分的混合样品进入色谱柱后，由于吸附剂对每个组分的吸附力不同，经过一定时间后，各组分在色谱柱中的运行速度也就不同。吸附力弱的组分容易被解吸，最先离开色谱柱进入检测器，而吸附力最强的组分最不容易被解吸，因此最后离开色谱柱。如此一来，各组分得以在色谱柱中彼此分离，顺序进入检测器中被检测、记录下来。

9. 飞行时间质谱仪

飞行时间质谱仪是一种很常用的质谱仪。飞行时间质谱仪的原理是测量离子从离子源到达检测器的时间。这个过程包括在离子源中产生离子束，然后加速并测量它们从离子源至检测器的时间。飞行时间质谱仪可用于气溶胶分析研究、气溶胶 –

药物释放研究、吸入毒理学研究、药物强化样品分析等。

10. 抗生素效价测量仪

抗生素效价测量仪是用来测量抗生素的剂量常用质量和效价的仪器。抗生素是一种生理活性物质，它对生命现象很敏感，可以用抗生素的生物效能表示它的效价，其最小效价单元就称为"单位（U）"。抗生素效价测量仪的测定直径一般在 0mm～50mm，测量误差通常≤0.2%。

11. 细菌内毒素分析仪

细菌内毒素是革兰氏阴性菌的细胞壁成分，当细菌死亡或自溶后便会释放出内毒素。细菌内毒素分析仪用来进行内毒素的检测，可以进行凝胶法、光度法中的定量定性细菌内毒素检测试验，其中光度法分为浊度法和显色基质法。其设备主体由分析仪主机、分析软件、嵌入式计算机、触摸屏、存储卡等组成。

第 2 章　生物医药产业生产设备

2.1　常规生物反应器

2.1.1　生物反应器的原理与组成

21 世纪以来，生物发酵技术在能源、化工、医药、食品、保健品等产业中得到了广泛应用。对于生物发酵工程的传统定义是微生物利用碳水化合物发酵生产各种工业溶剂和化工原料，是生物工程的一个重要组成部分。例如，利用酵母菌发酵制造啤酒、果酒、工业乙醇，利用乳酸菌发酵制造奶酪和酸奶，利用真菌大规模生产青霉素等都是生物发酵的传统产品。随着科学技术的进步，发酵技术也有了很大的发展，并且已经进入能够人为控制和改造微生物，使这些微生物为人类生产产品的现代发酵工程阶段。近年来，随着生物技术的快速发展，不仅日常生活各方面越来越离不开生物发酵技术，而且医学上所使用的各种生物制品（如疫苗、抗生素、生物酶制剂），甚至一些重要的抗癌药物都与生物工程有着密切的联系。与传统发酵技术相区别，目标物已从传统的微生物变为用于生物技术产品生产的动物细胞、植物细胞以及藻类细胞。现代生物发酵工程作为现代生物技术的一个重要组成部分，具有广阔的应用前景。

随着社会发展的加速，生物发酵工程越来越引起工业和学术界的重视，基于发酵工程的工业生产规模也在不断壮大，提高大规模的生物发酵工业生产过程的产品质量，对降低工业生产能耗、生产成本有着重大意义。然而，这些水平的提高都需要依赖对生物发酵工程的研究和优化控制。发酵过程中包含了各种物理、化学、生物的变化，是一个极其复杂且非线性的过程。要进行生物产品的科学生产，生物反应器是重要的核心装置。

生物反应器是利用酶或生物体（如微生物）所具有的生物功能，在体外进行生化反应的装置系统，它是一种生物功能模拟机，如生物发酵罐、台式生物反应器、气升式生物反应器、中空纤维管生物反应器、光生物反应器、旋转式细胞培养系统、固定化细胞反应器等。

1. 生物发酵罐

生物发酵罐是生物反应器的一种，主要是作为微生物发酵容器使用。通过对罐内的环境条件进行控制，从而使内部微生物处于最适宜的生存环境并收获生物产物，是一种根据生产工艺高度定制化的设备。根据需求不同，罐体的大小、材质和结构会有很大不同，规格大小的范围从数升到数千升不等。生物发酵罐根据其培养原理不同主要分为三类：机械搅拌式发酵罐、鼓泡式发酵罐、液体循环式发酵罐。

1）机械搅拌式发酵罐是生物发酵工程中应用最普遍的生物反应器，它利用机械搅拌器的作用，使空气和液体充分混合，促使氧气在溶液中溶解，为微生物和细胞生长繁殖、发酵和代谢提供所需要的氧气。这种反应器的适应性最强，从牛顿型流体到非牛顿型的丝状菌发酵液，都能根据实际情况和需要，为之提供较高的传质速率和必要的混合速度。常规的机械搅拌式发酵罐主要由罐体、传动装置、机械密封、搅拌器、人孔、夹套、挡板、喷淋球、视镜、空气分布器、消泡器、接管等组成。机械搅拌式发酵罐的结构如图 2-1 所示。

2）鼓泡式发酵罐借助鼓入空气而提供混合与传质所需的功率。鼓泡式发酵罐结构简单、造价低、动力消耗较小，减小了丝状菌培养过程中的损伤。鼓泡式发酵罐一般适用于培养液黏度低、固含量低、需氧量较低的发酵过程。

3）液体循环式发酵罐有气升式发酵罐和喷嘴环流式发酵罐两种。气升式发酵罐与鼓泡式发酵罐相似，没有机械搅拌器，但在罐外设外循环管。气升式发酵罐结构简单、造价低、动力消耗较少，一般适用于黏度低、固含量低的培养液。喷嘴环流式发酵罐采用机械泵引射压缩空气，在喷嘴处形成剪切力场，将射入的空气在液相中分散成小气泡。喷嘴环流式发酵罐与气升式发酵罐相比适用范围要广一些。

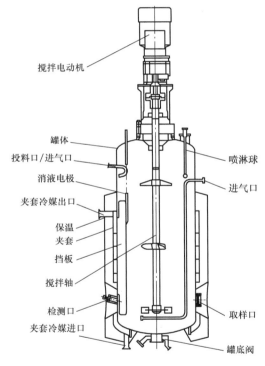

搅拌电动机

罐体
投料口/进气口
消液电极
夹套冷媒出口
保温
夹套
挡板
搅拌轴

喷淋球
进气口

检测口
夹套冷媒进口

取样口

罐底阀

图 2-1 机械搅拌式发酵罐的结构

一般来说，一套完整的发酵罐系统由两部分组成，即罐体及控制模块。罐体根据生产需要，材质有塑料、玻璃和不锈钢等，塑料罐和玻璃罐常用于科研及较小规模的中试与生产，大规模生产一般使用不锈钢罐，不锈钢材质根据需求使用 304 不锈钢或 316 不锈钢等。同时根据需求不同，也有单层罐和多层罐的区别，目的是隔绝外界环境的干扰，为微生物培养提供一个相对独立的空间。控制模块一般根据需要控制的对象（如重量（液位）、温度、压力、pH 值、溶氧度等）来进行设置，通过罐上相应的探头及控制回路来进

行控制，部分对于无菌要求较高的发酵罐还会配备在线灭菌（SIP）和原位清洗
（CIP）模块。

2. 台式生物反应器

台式生物反应器也是机械搅拌式生物反应器的一种，是小型的生物反应器，其
原理和生物发酵罐类似，主要区别在台式生物反应器通常为玻璃罐体，不带原位灭
菌功能，但是可以选配大量的过程监测参数模块，主要用于实验室级的微生物和细
胞培养、工艺开发及摸索使用。

台式生物反应器的结构如图 2-2 所示，主要由培养罐、管、阀门、泵、电动机
及测量仪表组成。培养物的混匀由电动机带动的不锈钢搅拌系统实现，在罐体顶端
或侧方位配有大量传感器，可以连续监测培养物的温度、pH 值、溶氧度、电导率、
活细胞总数、葡萄糖消耗等参数。培养罐通过专用管路与控制单元相连接。控制单
元可以实时显示传感器测量的数值，并且控制搅拌、流量等控制单元，实时调整罐
体内的各项参数，达到细胞培养工艺控制的目的。这种培养模式最大的优点是能培
养各种类型的细胞，培养工艺容易放大，产品质量稳定，非常适合工厂化生产。但
主要的不足是机械搅拌所产生的剪切力会对细胞造成损伤，对于剪切力敏感的细胞
无法用这种方式培养。

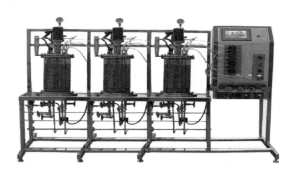

图 2-2　台式生物反应器的结构

3. 气升式生物反应器

气升式生物反应器的基本原理是气体混合物从底部的喷射管进入反应器的中央
导流管，使得中央导流管侧的液体密度低于外部区域从而形成循环。它在结构上和
机械搅拌式生物反应器大同小异，其显著特点是用气流代替不锈钢叶片进行搅拌，
因而产生的剪切力相对温和，对细胞损伤较小。英国 Celltech 公司拥有应用气升式
生物反应器进行动物细胞大规模培养的成功范例，该公司应用 100L 气升式生物反
应器对杂交瘤细胞进行大规模培养，近期还开发出了 10000L 气升式生物反应器用
于各类单克隆抗体的规模化生产。我国也有公司生产 10L 规模的气升式生物反应器
用于培养哺乳动物细胞和昆虫细胞。

4. 中空纤维管生物反应器

中空纤维管生物反应器是开发较早且正在不断改进的一类生物反应器，其原理

为泵动培养液通过成束的合成空心纤维管（毛细管）而使细胞固着在毛细管内壁上生长，大量成束的毛细管内壁提供了大量的细胞生长表面积。中空纤维管生物反应器用途较广，既可培养悬浮生长细胞，又可培养贴壁依赖性细胞，并且细胞密度最高可达 10^9 个/mL，主要用于培养杂交瘤细胞生产单克隆抗体。其特点是细胞培养环境温和，培养细胞密度较高，产品较容易分离纯化。但这种反应器的培养环境不够均一，在一定程度上影响了产品质量的稳定性，而且中空纤维管培养工艺不易放大，反应器本身的消毒和重复使用也相对较难。

5. 光生物反应器

此类生物反应器主要是用于培养植物细胞。光是多数动植物生长发育所离不开的，在其生理生化过程中，光可以诱导和抑制某些酶的活性作用。所以，光微环境是否合适对植物细胞培养有很大影响。我国目前中科院研究所主要从事光生物反应器装备研究，将其用于生物螺旋藻的高细胞密度培养研究。

6. 旋转式细胞培养系统

旋转式细胞培养系统最早是由美国国家航空航天局（NASA）开发的一套生物反应器，又叫回转式生物反应器，主要用于培养贴壁和悬浮细胞。该系统原先是为保护在宇航中所进行的纤细的组织培养而设计的。然而，它的低剪切力、高物质传递效率和微重力的独特环境，使人们在普通实验室的组织培养箱内也能培养出二维细胞组织。回转式生物反应器是绕水平轴旋转、无气泡的膜扩散式气体交换的培养系统。因该系统无推进器、空气升液器、气泡或搅拌器，故几乎没有破坏性的剪切力，使得大细胞团得以形成。与普通系统相比，回转式生物反应器的一个主要优势是进行能分化或模仿父系组织结构和功能的组织培养。

2.1.2 生物反应器的应用

生物反应器在酒类、医药生产、浓缩果酱及果汁发酵、有机污染物降解等方面都有重要应用。生物发酵罐作为生物反应器中应用最广的一类，在传统行业应用已较为普遍，常用于氨基酸及有机酸类（谷氨酸、赖氨酸、蛋氨酸、色氨酸等）、酶制剂（淀粉酶、糖化酶、蛋白酶、纤维素酶等）、酵母及其衍生物类（高活性干酵母、药用酵母、饲料酵母、营养酵母等）、淀粉和淀粉糖类的生产。另外，在生物制药方面，生物发酵罐根据培养对象的不同主要分为动物细胞生物发酵罐和细菌生物发酵罐，这两类发酵罐常用于蛋白质药物、单克隆抗体、疫苗等的生产。

在新冠疫苗的研发和生产中，生物反应器也发挥了十分重大的作用。灭活疫苗就是指将病毒经细胞大规模批量培养并使用灭活剂处理之后制备而成的"死病毒"。常规灭活疫苗的主要步骤为 Vero 细胞培养、病毒灭活、病毒纯化、配比、灌装和包装，如图 2-3 所示。为了满足生产的需要，工厂疫苗生产的生物反应器一般能达到 2000L 甚至更大的规模。在大规模生产前期，疫苗生产企业需要从实验室进行工艺开发，确定工艺操作和参数，然后逐步扩大规模（通常为 3L ~ 20L 发酵）来生产用于临床 I 期的疫苗。然后再进行中试生产（放大到 200L），使用试验设计

（DoE）对生物反应器关键工艺操作和参数进行确定和研究。在Ⅲ期临床试验（2000L规模）之前，就要进行疫苗生产过程验证。这些培养都是在搅拌式生物反应器中进行。

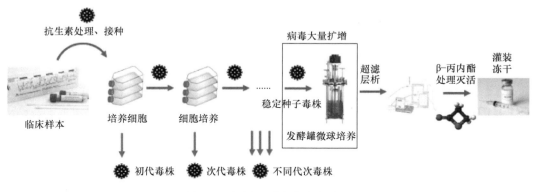

图 2-3　新冠灭活疫苗生产过程

2.1.3　生物反应器计量特性及计量方法

由于生物发酵罐是生物反应器中应用最广的一类仪器，这里以生物发酵罐为代表介绍生物反应器的计量特性及计量方法。

1. 计量性能指标

生物发酵罐的计量性能指标见表 2-1。

表 2-1　生物发酵罐的计量性能指标

序号	计量性能		计量性能指标
1	pH 值	pH 值示值误差	±0.1
		pH 值重复性	≤0.05
2	溶解氧	溶解氧浓度示值误差	±0.5mg/L
		溶解氧重复性	≤0.15mg/L
3	温度	温度示值误差	±1.0℃
4	转速	转速示值误差	±3%
5	液体流量	液体流量示值误差	±5%
		流量稳定性	≤5%
6	气体流量	气体流量示值误差	±5%
7	灭菌性能[①]	温度波动度	±1.0℃
		温度分布均匀性	≤2.0℃
		灭菌温度偏差	0℃~3℃
8	无菌性能[①]	无菌（目测）	培养 24h 后观察
9	罐体密封性[①]	压力下降值	≤2%

注：表中计量性能指标不用于合格性判别，仅供参考，计量性能也可参照发酵罐制造厂商给出的技术要求。

① 如发酵罐适用，可进行该项目的校准。

2. 环境条件

1）环境温度 10℃ ~ 30℃，相对湿度不大于 80%。

2）室内应防潮、避光、防热、无腐蚀性物品，通风良好。

注意，环境条件与制造商的产品规定不一致时，以产品规定为准。

3. 校准用的标准物质及设备

1）pH 标准物质：国家有证标准物质，pH 值测量范围 3 ~ 10，不确定度不大于 0.01（包含因子 $k=3$）。

2）标准温度传感器：测温范围 5.0℃ ~ 100.0℃，最大允许误差不超过 ±0.1℃，精度不低于 0.01℃。

3）专用精密恒温水槽：恒温范围 5.0℃ ~ 99.0℃，温度波动范围不大于 0.2℃，均匀性不超过 0.2℃。

4）饱和溶解氧发生装置：配有专用精密恒温水槽，鼓泡装置。

5）标准溶解氧传感器：测量范围 0mg/L ~ 20mg/L，最大允许误差不超过 ±0.5mg/L。

6）气压表：分度值 1hPa，最大允许误差不超过 ±2.5hPa。

7）光电转速表：转速测量范围 0r/min ~ 5000r/min，0.5 级。

8）气体流量测量装置：流量测量范围 0.01L/min ~ 20L/min，最大允许误差不超过 ±1.5%。

9）电子天平：最大称量不小于 600g，实际分度值不大于 1mg，Ⅰ级。

10）电子天平：最大称量不小于 10kg，实际分度值不大于 1g，Ⅲ级。

11）液体标准流量计：流量测量范围 10L/min ~ 300L/min，最大允许误差不超过 ±1%。

12）灭菌温度测试装置：无线温度测量装置，温度测量范围 100℃ ~ 140℃，不确定度不大于 0.2℃（$k=2$）。

13）适合相应被测罐体，并能输出稳定气体的压力发生装置。

4. 校准项目和校准方法

（1）校准前准备及检查　检查待校生物发酵罐铭牌标识是否完好。将待校生物发酵罐开机预热，并确认发酵罐各传感器工作正常。

（2）pH 值测量示值误差　对待测发酵罐 pH 值探头用一种标准溶液校准后（对于具有两点校准或多点校准式仪器，应选用两种或多种溶液进行校准），测量另一种标准溶液（可依据用户常用点选择，校准溶液与测量溶液的 pH 值之差以不超过 3 为宜）。重复操作 6 次，取平均值$\overline{\text{pH}}$作为仪器示值，根据式（2-1）计算发酵罐的 pH 值测量示值误差（测量时应注意温度平衡及温度修正）。

$$\Delta\text{pH} = \overline{\text{pH}} - \text{pH}_\text{s} \tag{2-1}$$

式中　ΔpH——仪器示值误差；

　　　$\overline{\text{pH}}$——6 次测量值的平均值；

　　　pH_s——测定温度下的 pH 溶液标准值。

（3）pH 值测量重复性　取（2）中的 6 次测量数据，按式（2-2）计算 pH 测量重复性 S_{pH}。

$$S_{pH} = \sqrt{\frac{\sum\limits_{i=1}^{n}(pH_i - \overline{pH})^2}{n-1}} \times 100\% \qquad (2-2)$$

式中　S_{pH}——pH 值测量重复性（%）；

　　　pH_i——待测标准溶液的第 i 次测量值；

　　　n——测量次数，$n=6$。

（4）溶解氧浓度测量示值误差　用饱和溶解氧发生装置制备出氧饱和水溶液（温度分别调节至 20℃、30℃、35℃），分别用生物发酵罐溶解氧传感器测量不同浓度的氧饱和水溶液 6 次，按式（2-3）计算溶解氧浓度示值误差。

$$\Delta C = \overline{C} - C_s \qquad (2-3)$$

式中　ΔC——溶解氧浓度示值误差（mg/L）；

　　　$\overline{C}$——6 次溶解氧浓度仪器测量值的平均值（mg/L）；

　　　C_s——溶解氧浓度参考值（mg/L）。

溶解氧浓度与温度呈函数关系，温度对其影响很大。若溶解氧传感器自带温度补偿，必须在温度误差低于 ±0.2℃ 的情况下进行，否则溶解氧的温度自动补偿不能认可（依据生物发酵罐的说明书执行）。

（5）溶解氧测量重复性　取（4）中的 6 次测量数据，按式（2-4）计算溶解氧测量重复性 S_c。

$$S_c = \sqrt{\frac{\sum\limits_{i=1}^{n}(C_i - \overline{C})^2}{n-1}} \times 100\% \qquad (2-4)$$

式中　S_c——溶解氧浓度测量重复性（%）；

　　　C_i——待测标准溶液溶解氧浓度的第 i 次测量值（mg/L）；

　　　n——测量次数，$n=6$。

（6）温度示值误差　分别设置精密恒温水槽的温度至 37℃、50℃、80℃ 温度点处（也可以根据使用情况调整温度测量点），将发酵罐的温度传感器取出放入精密恒温水槽内，与标准温度传感器靠近放置于精密恒温水槽同一水平面内，在设定的温度点，同时分别读取 $T_{罐}$ 和 $T_{标准}$ 的 3 次测量值，取各自的 3 次平均值为该温度点的测量值，按式（2-5）计算温度示值误差。

$$\Delta T = \overline{T}_{罐} - \overline{T}_{标准} \qquad (2-5)$$

式中　ΔT——温度示值误差（℃）；

　　　$\overline{T}_{标准}$——标准温度传感器 3 次测量值的平均值（℃）；

　　　$\overline{T}_{罐}$——生物发酵罐的温度传感器 3 次测量值的平均值（℃）。

（7）转速示值误差　分别将转速设置为发酵罐转速满量程的 20%、50%、80%，用转速测量装置测量实际转速，每档转速下测量 3 次，取平均值 $\bar{x}$，按式（2-6）计算生物发酵罐的转速示值相对误差 δ_L。

$$\delta_L = \frac{x_{设置} - \bar{x}}{\bar{x}} \times 100\% \tag{2-6}$$

式中　δ_L——转速示值相对误差（%）；

$\quad\quad x_{设置}$——转速设定值（r/min）；

$\quad\quad \bar{x}$——3 次转速测量值的平均值（r/min）。

（8）液体流量设定值误差和流量稳定性　流量设定值在 10L/min 以下可以使用称量法。用专用管路连接仪器的入口、出口，以脱过气的纯水做流动相，通过管路冲洗系统，使系统中充满纯水。将温度计插入流动相内，测量试验温度。设定适当的流量，当生物发酵罐泵运行稳定后，在发酵罐液体流量的设置范围中均匀取 3 个测量点，用适当体积的容器（事先清洗、干燥后称重）分别接收规定时间流出的流动相，并称量总重量，重复测量 3 次，液体流量测定参数见表 2-2。按式（2-7）、式（2-8）计算流量的实测值。

表 2-2　液体流量测定参数

泵流量设定值/（mL/min）	0.2 ~ 5	> 5 ~ 50	> 50
流动相收集时间/min	5	2	1

$$F_m = \frac{\Delta W}{\rho_t t} \tag{2-7}$$

式中　F_m——流量实测值（mL/min）；

$\quad\quad \Delta W$——收集的流动相的质量（g）；

$\quad\quad \rho_t$——试验温度下流动相的密度（g/cm³），不同温度下流动相的密度参见纯水密度表；

$\quad\quad t$——收集流动相的时间（min）。

$$\Delta W = W_2 - W_1 \tag{2-8}$$

式中　W_1——容器的质量（g）；

$\quad\quad W_2$——容器加流动相的质量（g）；

流量设定值在 10L/min 以上使用流量计法，以液体流量计为标准器，以纯水为介质，于设定值重复测量 3 次，依据式（2-9）、式（2-10）计算得到流量示值误差和流量稳定性。

$$S_s = \frac{F_s - \bar{F}_m}{\bar{F}_m} \times 100\% \tag{2-9}$$

式中　S_s ——流量示值误差（%）；

$\overline{F}_m$ ——同一设定流量 3 次测量值的算术平均值（mL/min）；

F_s ——流量设定值（mL/min）。

$$S_R = \frac{F_{max} - F_{min}}{\overline{F}_m} \times 100\% \qquad (2\text{-}10)$$

式中　S_R ——流量稳定性（%）；

F_{max} ——同一设定流量 3 次测量值的最大值（mL/min）；

F_{min} ——同一设定流量 3 次测量值的最小值（mL/min）；

$\overline{F}_m$ ——同一设定流量 3 次测量值的算术平均值（mL/min）。

（9）气体流量示值误差　按照相关要求的工况条件下，选取用户常用的气体介质，将气体流量测量装置串联至气体流路中。将发酵罐气体流量设置为用户常用的流量使用点，连续测量 3 次，记录每次的测定值 Z_i，计算得平均值 $\overline{Z}_i$，并根据式（2-11）计算气体流量示值误差 ΔZ。

$$\Delta Z = Z_s - \overline{Z}_i \qquad (2\text{-}11)$$

式中　ΔZ ——气体流量示值误差值（L/min）；

Z_s ——气体流量设定值（L/min）；

$\overline{Z}_i$ ——流量测量平均值（L/min）。

（10）灭菌性能测试　对于自带原位灭菌功能的生物发酵罐可以进行此项目的测试。在空载条件下，灭菌程序开始前，设置温度测量载体采样速率不低于 15s 一个读数（保证总记录数不少于 10 个）。将生物发酵罐设置灭菌程序（通常为 121℃，30min），将温度测量载体均匀地布置在发酵罐中，运行灭菌程序。灭菌程序结束后，读取温度测量载体的数据，分别计算温度波动度、温度分布均匀性和灭菌温度偏差。

（11）无菌性能测试　选择用户常用的培养模式，通入无菌培养基，进行发酵程序 24h（或用户常用的培养时间），观察培养基是否有菌体生成。

（12）罐体密封性　将压力发生器连接在发酵罐管路中，平稳升压，使罐体压力达到测量上限值（或工作压力值），关闭压力源，保压 15min，观察是否有泄漏现象，在最后 5min 内通过观察表示值或通过观察压力变送器输出信号的等效值来确定压力值的变化量，要求其压力值下降不得超过测量上限值的 2%。

2.1.4　生物反应器核查方法及应用实例

本节以生物发酵罐为例介绍生物反应器的核查方法。

1. 生物发酵罐核查目的与周期

由于生物发酵罐是生物制药企业的关键生产设备，按照法规规定，对于生物发酵罐的各项参数都需要进行验证。为了保证生物发酵罐在使用过程中处于正常状态，在两次校准之间也需要定期进行期间核查，验证设备是否保持校准时的状态。多数企业会将期间核查与验证计划合并，对仪器进行定期验证，确保生物发酵罐的各项参数准确可控。

2. 生物发酵罐核查方法

生物发酵罐在工作过程中，其控制系统需要实时对各类传感器收集的信息进行计算，进而快速精确控制各个部件，以保证各项功能的正常运行。因此，传感器收集的信息是否准确，控制系统的计算是否高效，各类部件的动作是否可靠，都是生物发酵罐在期间核查过程中需要考虑的重点。

（1）传感器的计量结果核查

1）温度探头：主要用于罐体和管路温度的检测，常见的使用温度包括动物细胞或细菌的培养温度（如37℃），管路、罐体或呼吸器的灭菌温度（如121℃），罐内溶液的保存温度（如4℃）。各个温度探头在计量时，计量温度点应覆盖其使用温度。

2）压力探头：主要用于泄漏率检测，保障罐体或管路与外界相对独立，计量压力点应覆盖其运行压力及保压测试压力。

3）称量模块：一般用于指导投料及收获，通过重量得出罐内溶液的多少，计量重量点应覆盖其空罐至满罐的重量范围。

4）pH值探头：用于测量罐内的酸碱度，保证培养对象处于适宜的酸碱度，所用的计量标准液应覆盖其使用范围。

5）DO2探头：用于测量罐内溶液的溶氧值，保证培养对象的生长环境，一般校准点为100%和0。

6）电导探头：一般用于评价CIP的清洁效果，所用的计量标准液应覆盖注射用水标准及工艺所规定的最高可接受标准。

（2）控制系统的核查

1）软件系统的核查。需要对软件提供的各功能菜单进行逐项核查，确认每项功能均能正常操作；经过计量的多功能检测设备，通过在控制软件中设置不同的温度值、pH值、溶氧值，确认温度控制、pH值控制、溶氧控制的准确性。对SIP配方、CIP配方进行检查；对每一项报警功能进行检查。

2）控制回路核查。对温度控制回路、压力控制回路、pH值控制回路、DO2控制回路、转速控制回路、重量控制回路进行核查，设置合适的参数，确认各控制回路能有效工作；进行联动测试，即对压力联动、重量联动、电动机联动、CIP联动等联动功能进行测试。

3）SIP核查。目前，大部分生物发酵罐均配置了SIP功能，应定期对该功能进行核查，SIP核查需要设置经过计量的温度测试仪对系统内不同部位的灭菌温度进行监测；同时需要设置微生物挑战试验，以核查系统内部不同位置的灭菌效果。核查要点：需要对每一个SIP程序涉及位置（如罐体、呼吸器、取样阀、底阀、各类旁路）进行核查；需要考虑空罐和满罐的SIP效果差异；在关键风险点（如罐壁、管道冷点、疏水阀附近）应该布置温度探头及生物指示剂。

为确保核查数据的准确性，在测试前后均应对温度测试仪进行准确度检测，只有当测试前后的准确度均满足要求，核查的结果才可被接受。

2.2　一次性生物反应器

2.2.1　一次性生物反应器的原理与组成

1. 一次性生物反应器的原理

目前针对搅拌式生物发酵罐的研究较为成熟，用搅拌式生物发酵罐生产已成为当前生物制品生产的主流趋势。但搅拌式生物反应器有自身的不足，其产生的剪切力对细胞有一定的损伤，且传统的机械搅拌式生物反应器用于动物细胞培养时需要预先灭菌，进行 SIP 和 CIP 等环节，会造成大量水和能源的浪费，对环境产生一定的影响，细胞培养过程中进行离线测量容易造成染菌的风险，且设备的建设周期长，不利于生物新品的快速投产，使企业难以在激烈的市场竞争中占据优势。近年来，随着一次性使用技术的发展，一次性生物反应器因其优越的性能开始在生物科技领域得到认可和应用。

一次性生物反应器是美国食品药品监督管理局（FDA）认证的塑料材料（聚乙烯、乙烯－乙酸乙烯酯、聚碳酸酯、聚苯乙烯等）制成，是一种即装即用、可弃式的培养器。相对于传统的可重复使用的不锈钢反应器而言，一次性生物反应器的优势主要体现在：固定成本投入低，建设周期短；所用固定设施占地面积小，配套设备的要求少；污染风险较低，交叉污染风险也较低；清洁及验证所需的投入低，注射用水、化学试剂的消耗较少；工艺的灵活度高，不同产品以及批次之间的切换速度快；减少现场质量和验证投入等。

目前一次性生物反应器已开始逐渐在种子细胞的扩大培养，小到中试规范的哺乳动物细胞的培养，植物细胞和昆虫细胞的培养，疫苗、单克隆抗体和重组蛋白等的生产中得到广泛应用，并开始逐渐应用于微生物发酵、藻类培养等领域。另外，一次性生物反应器也在大规模的菌株筛选及培养条件优化等领域逐渐得到广泛应用。近年来，近77%的制药公司及合同研究组织已利用一次性生物反应器完成了相关产品的开发。由此可见，一次性生物反应器已开始逐渐成为生物制药领域发展的一个重要方向。

不过，一次性生物反应器的技术门槛较高，目前的市场主要由国外大企业，如Cytiva、Sartorius、Thermo Fisher、Applikon、Eppendorf 等占据。一次性生物反应的难点主要在于：①如何将细胞培养工艺的需求和机械控制更精准的匹配，缺乏系统性的经验；②一次性生物反应器的膜材、生产工艺、无菌保障、质量一致性等方面要求更高；③一次性电极和传感器等也依赖进口。目前我国一次性生物反应器厂商主要以东富龙、乐纯生物和武汉赛科成为主。

广泛应用于细胞培养或发酵领域的一次性生物反应器主要有三种类型：搅拌式一次性生物反应器、轨道振摇式一次性生物反应器和波浪混合式一次性生物反应器。主要区别在培养物的混匀模式。

　　搅拌式一次性生物反应器的原理与普通的不锈钢的搅拌式生物反应器相同，通常采用搅拌桨对整个反应系统进行混匀培养，是使用最广泛的培养模式，如图2-4所示。

　　波浪混合式一次性生物反应器，通常又称摇摆式一次性生物反应器，如图2-5所示。摇摆式细胞培养是采用非介入的波浪式摇动混合，细胞核培养液置于无菌封闭的细胞培养袋中，放在摇动平台上，在摇动过程中产生波浪，为培养物提供低剪切力的充分混合和表面高效传氧，形成细胞生长的立项环境，改善细胞状态以提高产量。较传统的生物发酵罐及搅拌式培养有混合方式温和高效、传氧效率高、易保持无菌状态等优点，此类一次性生物反应器目前越来越多地应用于生物制药、疫苗生产中。

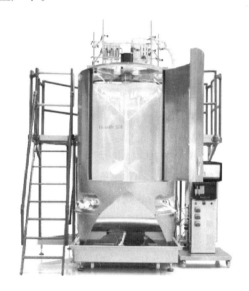

图2-4　搅拌式一次性生物反应器

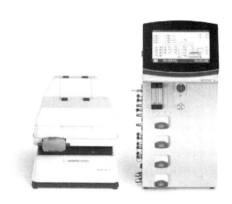

图2-5　摇摆式一次性生物反应器

　　轨道振摇式一次性生物反应器采用一次性生物反应袋和振荡培养技术相结合的培养模式。轨道振摇式生物反应器在反应袋下方，通过轨道对于培养袋中的培养物进行振摇达到混匀的目的。轨道振摇原理确保通过表面通气和有效的低剪切混合提供高氧气输送能力。由于无须再使用内部混合和充气设备，气囊成为搅拌式一次性生物反应器的经济替代品。

2. 一次性生物反应器的组成

　　一般来说，一套完整的一次性生物反应器系统由三部分组成：一次性反应模块、培养模块和相应的控制模块。

　　一次性反应模块通常是一次性反应袋，是直接与待培养物接触的部分，也是目前技术壁垒较高的所在。一次性培养袋内通常集成了温度探头、酸度探头、溶氧探头，这些探头也是一次性使用的。

　　培养模块根据不同的生物反应器不同而有所不同,主要作用是支持反应袋。搅拌式一次性生物反应器的培养模块主要由培养袋支撑罐、搅拌桨及相应的控制系统组成。培养袋支撑罐主要用于固定和支撑一次性生物反应器,罐体通常是不锈钢材质,但不与培养物具体接触。搅拌桨是混匀的关键模块,根据混匀要求不同有不同的浆型,并且根据培养体积的不同,搅拌桨可能是塑料或是不锈钢材质。波浪混合式一次性生物反应器的培养模块通常是一个振摇培养模块,包括支撑培养袋的培养架,通常为平板。该平板可以进行往复振荡,同时带有温度控制模块,可以对一次性培养袋进行振摇和温度控制。轨道振摇式一次性生物反应器的培养模块同样包含培养袋支撑罐及培养罐振摇模块。与波浪式混匀模式不同,轨道振摇的模式是在同一平面振动的。

　　此外,一次性生物反应器系统还配有相应的控制模块、显示模块和管路。控制模块主要用于生物发酵和培养中部分参数(如液体流量、气体流量)及其他测量单元的控制。显示模块主要用于生物发酵和培养反应中各项参数的显示和控制使用。管路系统用于连接气源、水源以及反应袋,通常也是一次性的模块。

2.2.2　一次性生物反应器的应用

　　一次性生物反应器目前主要应用在附加值较高的生物制药方面,根据培养对象的不同主要分为动物细胞生物发酵罐和细菌生物发酵罐,这两类发酵都常用于生物制品领域,生产蛋白质药物、单克隆抗体、疫苗等。三种类型的一次性生物反应器根据培养原理和方式不同,应用也有所不同。

　　波浪混合式一次性生物反应器在种子扩大培养,对剪切力敏感的哺乳动物细胞培养,植物细胞和昆虫细胞的培养中有着广泛的应用,也适用于厌氧或氧需求较低的微生物的培养。随着生物技术的不断发展,波浪混合式一次性生物反应器在病毒生产、杂交瘤细胞培养、淋巴细胞培养等领域中也开始得到应用。

　　轨道振摇式一次性生物反应器主要在氧需求较低的动物细胞和植物细胞的培养领域中有所应用,也主要局限于实验室规模的应用,大多用于动物细胞、微藻、昆虫细胞、植物细胞、微生物等的培养。

　　搅拌式一次性生物反应器主要用于动物细胞培养,目前也开始逐步用于植物细胞、昆虫细胞、人体干细胞等的培养。对于微生物培养,搅拌式一次性生物反应器可用于种子扩大培养。

2.2.3　一次性生物反应器计量特性及计量方法

1. 一次性生物反应器计量特性

　　由于搅拌式一次性生物反应器在工作原理上和生物发酵罐和细胞培养罐较为类似,计量方法可以参照生物发酵罐的计量方法,这里主要以摇摆式生物反应器为例介绍计量方法。摇摆式生物反应器的计量性能指标见表2-3。

表 2-3　摇摆式生物反应器的计量性能指标

计量性能	计量性能指标
温度示值误差	±1.0℃
温度稳定性	≤0.5℃
气体流量示值误差	±5%
气体流量稳定性	≤2%
液体流量示值误差①	±5%
液体流量稳定性①	≤2%
摇摆频率示值误差	±1r/min
摇摆角度示值误差	±0.5°

注：表中技术指标不是用于合格性判别，仅供参考，计量特性也可参照分析仪制造厂商给出的技术要求。

① 如仪器适用，可进行该项目的测试。

2. 一次性生物反应器校准条件和设备

（1）环境条件

1）环境温度10℃~30℃，相对湿度不大于80%。

2）室内应防潮、避光、防热、无腐蚀性物品，通风良好。

注意，环境条件与制造商的产品规定不一致时，以产品规定为准。

（2）校准用的设备

1）数字温度计：测量范围 -10.0℃~100.0℃，最大允许误差 ±0.3℃。

2）分析天平：最大称量不小于200g，最小分度值不大于1mg，Ⅰ级。

3）电子秒表：最小分度值不大于0.1s。

4）气体流量计：测量范围 0.1mL/min~20000mL/min，最大允许误差 ±1.5%。

5）光电转速表：测量范围 0r/min~50r/min，0.5级。

6）电子水平仪：测量范围 -20°~20°，须经检定合格。

7）纯水：符合 GB/T 6682-2008《分析实验室用水规格和试验方法》要求的二级水。

3. 一次性生物反应器校准方法

（1）温度示值误差和稳定性　将温度计探头固定在振摇盘和细胞培养袋相应的位置，将反应器通电，设置为常用的培养温度（如37℃）。待温度稳定后，记录温度计的温度读数并开始计时，每隔2min记录一次读数，共计15次，求出平均值。按式（2-12）计算温度示值误差，按式（2-13）计算温度稳定性。

$$\Delta T = T_{\mathrm{d}} - \overline{T} \tag{2-12}$$

式中　ΔT——温度示值误差（℃）；

T_d——设置温度（℃）；

$\overline{T}$——15 次测量的平均值（℃）。

$$\Delta T_f = T_{0max} - T_{0min} \tag{2-13}$$

式中　ΔT_f——温度稳定性（℃）；

T_{0max}——15 次测量中的最高温度（℃）；

T_{0min}——15 次测量中的最低温度（℃）。

（2）气体流量示值误差和稳定性　将标准气体流量计串联进入摇摆式生物反应器的气路系统，将气体流量控制系统设置为用户常用的流量点，稳定通气 30s 后开始测量，测量 5 次，按式（2-14）计算气体流量示值误差，按式（2-15）计算气体流量稳定性。

$$\Delta V = \frac{V_d - \overline{V}}{\overline{V}} \times 100\% \tag{2-14}$$

式中　ΔV——气体流量示值相对误差（%）；

V_d——气体流量值设定值，mL/min；

$\overline{V}$——同一设定流量 5 次测量的平均值，mL/min。

$$\Delta V_f = \frac{V_{0max} - V_{0min}}{\overline{V}} \times 100\% \tag{2-15}$$

式中　ΔV_f——气体流量稳定性（%）；

V_{0max}——同一设定流量 5 次测量中的最大流量（mL/min）；

V_{0min}——同一设定流量 5 次测量中的最小流量（mL/min）；

$\overline{V}$——同一设定流量 5 次测量的平均值（mL/min）。

（3）液体流量示值误差和稳定性　用专用管路连接反应器的入口、出口，以脱过气的纯水做流动介质，通过管路冲洗系统，使系统中充满纯水。将温度计插入纯水内，测量试验温度。设定适当的流量，当反应器的流路系统运行稳定后，在反应器流量的设置范围中均匀取 3 个测量点，用适当体积的容量瓶（事先清洗、干燥后称重）分别接收规定时间流出的流动相，并称量总重量，重复测量 3 次。泵流速测定参数见表 2-4。按式（2-16）计算流量的实测值，按式（2-17）计算流量示值误差 S_S，按式（2-18）计算流量稳定性 S_R。

表 2-4　泵流速测定参数

流量设定值/（mL/min）	1～5	5～50	>50
流动介质收集时间/min	5	2	1

$$F_m = \frac{W_2 - W_1}{\rho_t t} \tag{2-16}$$

式中　F_m——流量实测值（mL/min）；

W_2——容器加流动相的质量（g）；

W_1——容器的质量（g）；

ρ_t——试验温度下流动相的密度（g/cm³），不同温度下流动相的密度参见纯水密度表；

t——收集流动相的时间（min）。

$$S_s = \frac{F_s - \overline{F}_m}{F_s} \times 100\%$$ (2-17)

式中　S_s——流量示值误差（%）；

$\overline{F}_m$——同一设定流量 3 次测量值的算术平均值（mL/min）；

F_s——流量设定值（mL/min）。

$$S_R = \frac{F_{max} - F_{min}}{\overline{F}_m} \times 100\%$$ (2-18)

式中　S_R——流量稳定性（%）；

F_{max}——同一设定流量 3 次测量值的最大值（mL/min）；

F_{min}——同一设定流量 3 次测量值的最小值（mL/min）；

$\overline{F}_m$——同一设定流量 3 次测量值的算术平均值（mL/min）。

（4）摇摆速率　将反光纸贴在反应器的振动盘上，在反应器振荡频率区间内选取 3 个校准点（通常为 10r/min、20r/min、30r/min），开启振摇并且稳定 1min 以上，使用光电计数表测量反应器的摇摆速率，重复测量 3 次，将测量的平均摇摆速率作为实测摇摆速率，按式（2-19）计算反应器的摇摆速率示值误差。

$$\Delta n = n_s - \overline{n}$$ (2-19)

式中　Δn——摇摆速率示值误差（r/min）；

n_s——摇摆速率设置值（r/min）；

$\overline{n}$——摇摆速率 3 次实测值的平均值（r/min）。

（5）摇摆角度　将反应器放置在水平桌面上，并将电子水平仪置于振动盘上，读数归零。将反应器选择最低摇摆速率，开启振摇。将仪器停在摇摆最大角度处，读取电子水平仪的读数，作为反应器的最大摇摆角度，重复上述测量过程 3 次，计算平均值。查仪器说明书得到仪器最大的摇摆角度。按式（2-20）计算摇摆角度示值误差。

$$\Delta \alpha = \alpha_s - \overline{\alpha_i}$$ (2-20)

式中　$\Delta \alpha$——摇摆角度示值误差（°）；

α_s——反应器摇摆角度最大值（°）；

$\overline{\alpha_i}$——反应器摇摆角度 3 次测量值的算术平均值（°）。

2.2.4　一次性生物反应器核查方法及应用实例

这里主要以摇摆式生物反应器为例介绍期间核查方法。

1. 摇摆式一次性生物反应器的期间核查方法

（1）一次性生物反应袋的核查　检查一次性生物反应袋的生产批号，检查一次性生物反应袋中自带的各项传感器的检测证书，检查各传感器的测量范围及示值误差是否符合要求。必要时需要检查一次性生物反应袋的密闭性，是否符合细胞或其他生物培养要求。

（2）控制模块核查传感器的状态

1）传感器的计量。检查各个传感器的计量证书是否在有效期内，传感器相关参数是否在要求的范围内。

2）振摇模块。核查摇摆式一次性生物反应器的振摇模块，振摇模块应可以设置正确的振摇频率。整个振摇过程无卡顿和顿挫现象。必要时使用光电转速表测试一次性生物反应器的振摇频率，振摇频率的示值误差应符合要求。

3）称量模块。核查称量模块是否可以正常工作。可以使用标准砝码或使用容量瓶称取一定量的水装入反应袋中，通过常规天平称量后，放在摇摆式一次性生物反应器上正常振摇。振摇时可以实时准确地显示反应袋的重量。

4）流量控制模块。核查流量控制模块是否可以正常工作。流量控制模块包括气体控制模块和液体控制模块。气体控制模块的核查可以将气体流量计接入管路系统中，选择常用的气体介质进行测量。液体控制模块使用纯水作为介质，通过测量一段时间内通过流量计的纯水重量，换算得到流量。气体流量和液体流量示值误差需要在规定的范围内。

2. 控制系统的核查

（1）软件系统的核查　需要对软件提供的各功能菜单逐一进行核查，确认每项功能均能正常操作；经过计量的多功能检测设备，通过在控制软件中设置不同的温度值、pH 值、溶氧值，确认温度控制功能、pH 值控制、溶氧值控制的准确性，对每一项报警功能进行检查。

（2）控制回路的核查　对温度控制回路、压力控制回路、pH 值控制回路、DO2 控制回路、振摇控制回路、重量控制回路进行核查，设置合适的参数，确认各控制回路能有效工作。

2.3　配液系统称重传感器

2.3.1　配液系统称重传感器的原理与组成

称重传感器采用金属电阻应变片组成测量桥路，利用金属电阻丝在张力作用下伸长变细、电阻增加的原理，即金属电阻随所受应变而变化的效应而制成。

称重系统一般由三部分组成：称重传感器、接线盒、仪表。配液系统在线称重系统组成如图 2-6 所示。称重传感器负责对重量信号转换为电压信号。接线盒负责对称重传感器的信号进行微调、滤波、累加等功能。仪表负责向称重模块供电、信

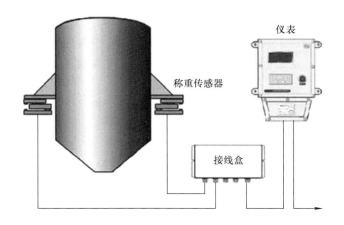

图 2-6　配液系统在线称重系统组成

号采集并进行 A/D 转换、参数设置、称重标定、通信接口等功能。

　　称重传感器按信号转换方法分为光电式、液压式、电磁力式、电容式、磁极变形式、振动式、陀螺仪式、电阻应变式等。在制药行业中，称重传感器一般选用电阻应变式，如图 2-7 所示。以下对电阻应变式称重传感器进行原理说明。

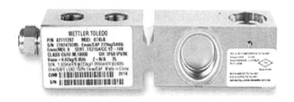

图 2-7　电阻应变式称重传感器

　　电阻应变式称重传感器是利用电阻应变片变形时其电阻也随之改变的原理进行信号转换，如图 2-8 所示。弹性体（弹性元件，敏感梁）在外力作用下产生弹性变形，使粘贴（称重传感器收到外力的突然撞击时，压敏电阻容易脱落）在它表面的电阻应变片也随同产生变形，电阻应变片变形后，它的阻值将发生变化（增大或减小），再经相应的测量电路把这一电阻变化转换为电信号（电压或电流），从而完成了将外力转换为电信号的过程。

　　称重传感器的接线盒是将许多称重传感器连接至一个信号，然后由终端读取该信号。称重传感器接线盒对于使用多个模拟称重传感器的罐体秤的性能至关重要。它会因温度效应、长期稳定性和角负载调整而影响精度。多用途接线盒如图 2-9 所示。

　　由于称重传感器的额定输出及输出阻抗等参数在制造上不可能做到完全一致，因此在由多个称重模块组成的称重系统中，当载荷位于配液罐的不同位置时，可能

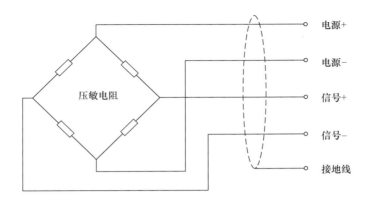

图 2-8　电阻应变式称重传感器原理

会造成称重仪表的指示不一致，一般把这种不一致性称为角差。角差会影响称重系统的精度及稳定性。

　　将称重模块的输出信号先接至接线盒，通过调节接线盒中对应传感器的电阻器来调整角差（通过多用表测量电压值），以便减小角差值，再将电压信号送入仪表或控制系统。

　　称重终端显示仪表（见图 2-10）提供标准的接口，为用户提高生产率，以便实现称重系统交互。仪表可提供各种接口，包括现场总线、以太网 TCP/IP、串行、USB，并使用内部和外部输入/输出。

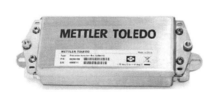

图 2-9　多用途接线盒

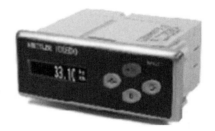

图 2-10　称重终端显示仪表

2.3.2　配液系统称重传感器的应用

　　制药企业药液配制的生产过程中，药品的有效含量是药品生产中的一个重要指标。而称重系统在配液系统应用中起到非常重要的作用。在配液定容阶段，称重系统可实时将药液的实际重量反馈给控制系统，控制系统再通过实时重量数据进行控制，以便达到精确称重、定容的目的。

　　电阻应变式称重传感器可快速、安全地在用于灌装、加料、批次配料、按重量分拣和称重检测的任何机器中集成称重功能。

2.3.3 配液系统称重传感器计量特性及计量方法

1. 称重传感器分级原则

将称重传感器划分为明确的准确度级别，是为了便于传感器在各种质量测量系统中的应用。

（1）准确度的级别　根据传感器的综合性能，传感器可分为四个准确度级别：A 级、B 级、C 级、D 级。标准分级符号图解如图 2-11 所示。

（2）称重传感器最大检定分度数　在一个测量系统中，传感器测量范围可以分成的最大检定分度数应处于表 2-5 规定的极限范围内。

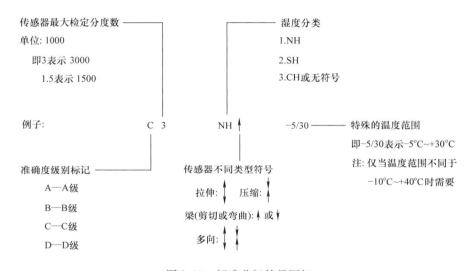

图 2-11　标准分级符号图解

表 2-5　相应准确度级别的传感器最大检定分度数（n_{max}）

准确度级别	A 级	B 级	C 级	D 级
下限	50000	5000	500	100
上限	不限	100000	10000	1000

（3）称重传感器最小检定分度值　应规定传感器最小检定分度值 v_{min}。

（4）传感器的最大允许误差（MPE）　每个级别传感器的最大允许误差（在最小静载荷 E_{min} 时，传感器的输出已经调整到零）与规定的传感器最大检定分度数及传感器实际检定分度值 v 有关。

1）定型鉴定（或样机试验）及有关检定的要求。定型鉴定（或样机试验）及检定的最大允许误差由表 2-6 中的表达式给出。分配系数 P_{LC} 应由制造者选择（如果不是 0.7），其值在 0.3～0.8 范围内（即 $0.3 \leqslant P_{LC} \leqslant 0.8$）。

表 2-6　最大允许误差

最大允许误差	载荷 m			
	A 级	B 级	C 级	D 级
$P_{\text{LC}} \times 0.5v$	$0 \leqslant m \leqslant 50000v$	$0 \leqslant m \leqslant 5000v$	$0 \leqslant m \leqslant 500v$	$0 \leqslant m \leqslant 50v$
$P_{\text{LC}} \times 1.0v$	$50000v < m \leqslant 200000v$	$5000v < m \leqslant 20000v$	$500v \leqslant m \leqslant 2000v$	$50v < m \leqslant 200v$
$P_{\text{LC}} \times 1.5v$	$200000v < m$	$20000v < m \leqslant 100000v$	$2000v < m \leqslant 10000v$	$200v < m \leqslant 1000v$

2）传感器最大允许误差可以是正的，也可以是负的；既适用于递增载荷，也适用于递减载荷。

（5）重复性误差　对 A 级和 B 级传感器施加同一载荷 5 次，对 C 级和 D 级传感器施加同一载荷 3 次，所得测量结果之间的最大差值不应大于该载荷的最大允许误差的绝对值。

2. 称重系统常用的计量方法

称重系统常用的计量方法包括标准砝码法、标准砝码替代法、叠加式检测法、集成式检测法、计算法、RapidCal 快速校准法等，其中标准砝码法和标准砝码替代法可以适应不同型式的称重传感器。

1）标准砝码法：在衡器发展过程中使用最早也是使用时间最长的检测方法之一，是指使用砝码对被检测衡器的全部计量性能进行检测。

2）标准砝码替代法：目前大型衡器检测中最为常用的方法，针对我国标准砝码法中标准砝码不足以支撑检测的情况，当被检测衡器最大秤量大于 1t 时，我们采用一些可以替代标准砝码的工具来继续进行标准砝码的工作。

3）叠加式检测法：目前还需要探讨的检测方法之一，又被称为比对法。如使用流量计将物料或者替代物打入料罐，依据流量计显示值与料罐仪表显示值进行比对。

4）集成式检测法：主要用于自动衡器的检测，具体检测方法是通过使用被检衡器的自有装置来确定被称物品的约定真值，进而推算被检衡器的动态称量准确度指标。

5）计算法：也是尚在探讨的检测方法之一，它是根据大型衡器中传感器提供的各项数据进行计算，通过综合控制的方法来对大型衡器的数值进行检测。

6）RapidCal 快速校准法：METTLER TOLEDO 最新推出的校准方法，既可以产生拉力源，又可以通过精确的传感器实时测量力源的大小，从而使得其在功能上等同于砝码。

2.3.4　配液系统称重传感器核查方法及应用实例

称重传感器在数年的使用过程中会显示出磨损的迹象，使用频率、环境因素和老化是导致称重传感器性能下降的一些因素。电缆和仪器故障，颗粒/物质堆积、机械缺陷、不正确的安装以及电的影响也可能导致传感器效率低下，这就是要执行日常的常规校准以确保称重传感器的效率和准确性的原因。称重传感器的常规校准可帮助实现 0.03% ~ 1% 的精度。

在进行称重传感器校准之前，应先检查称重系统是否提供了正确的测量数据。以下三个方面的关键指标用来评估称重系统是否正常工作：①当系统卸载或空载时，重量指示应该归零；②当重量增加一倍时，指示的重量必须增加一倍；③无论负载放在何处，重量指示均应提供相等的读数。

只要满足上述三个方面的关键指标，就可以得出称重系统在正常工作的结论。如果发现不满足某项关键指标，须执行以下步骤。

（1）检查电缆和电线　在完成结构和焊接工作之前，将虚拟传感器放置在操作称重传感器的位置。执行初步测试后，如果发现是称重传感器引起的问题，应进行以下检查。

（2）物理检查　检查称重传感器中的任何物理损坏。查看传感器是否有凹痕和裂纹，如果传感器不是其原始形状，而是经过压缩、弯曲或拉伸发生改变的，则需要更换传感器。

（3）桥电阻检查　当空载且系统与重量控制器断开连接时，应进行此项检查。测量接地引线的输入电阻和信号引线的输出电阻。将读数与称重传感器规格进行比较，超出公差的读数通常是由功率波动引起的。

（4）零平衡检查　感应区域中的残余应力通常会导致零平衡偏移。如果称重传感器在多个运行周期内反复过载，则会形成残余应力。当系统为空时，用电压表检查称重传感器的输出。必须在上述零输出信号的 0.1% 以内，如果超出零平衡公差带，则可能会损坏电池。

（5）接地电阻检查　连接输入、输出和接地线。借助欧姆表，检查称重传感器主体和导线之间的电阻。如果读数未达到 5000MΩ，应分开接地线，然后重复测试。

通过执行上述相关操作，可以确保称重传感器正常工作；还可以防止任何潜在损坏，并能采取预防控制措施。

2.3.5　称重传感器日常校准方法

称重传感器日常需要对其精度进行校准，以保证称重传感器能够准确完成测量的任务。除此以外，称重传感器出现故障以后，为了查找故障和选配新的称重传感器，也需要对其性能进行检测。

下面介绍一种简单实用的小量程称重传感器的校准方法，即标准砝码法，将砝码放置到罐体上进行校准测试，包括重复性测试、偏载测试。

优点：校准精度高，一般可达到 0.03% ~ 0.1%；可追溯，标准砝码可以溯源。

缺点：需要大量砝码，大量程（1t 以上）不易进行校准；罐体容易受损或存在交叉污染的可能。

1. 标准砝码称重传感器装置结构

砝码称重装置由挂码架、砝码托钩、板凳架和标准砝码组成。

1）挂码架一般采用厚度为 25mm 左右的不锈钢板制作，具体厚度可按照测量的负荷对板厚进行调整。为了在保证结构强度的同时减小挂码架的自重，可在挂码架上加工若干小孔。挂码架压头与称重传感器压头的接触面需做成球面以实现自动调心并与传感器压头成点接触状态。挂码架与砝码托钩的接触处需做成刀刃状或圆弧面以保证力作用线垂直通过中心线并不受摩擦阻力影响。

2）砝码托钩一般做成有托板的吊钩，也可根据砝码挂放的方式做相应的结构设计。如果可能，应尽量将挂码架和砝码托钩的总重量设计为一个整数，这样装置自重的影响量就有了定量。

3）板凳架的结构应注意稳固性，承载称重传感器的上面板须平整，厚度不小于 15mm，以保证承载面具有足够的刚性。

4）砝码一般使用标准砝码，砝码应经过溯源，从而保证测量精度。

2. 称重传感器的校验步骤

1）将板凳架放置在稳固无弹性的基础上，板凳架放置称重传感器的平面应保持水平。利用垫板把称重传感器固定在板凳架上。

2）套上挂码架，并使挂码架的压头正压在传感器的压头上。

3）将砝码托钩挂到挂码架上。

4）接通称重传感器的电源，输出端与高精度的毫伏表（精度应高于传感器标称精度的 70％）相接。

5）根据传感器的量程大小和需要测定的点数，向砝码托钩上逐级加载砝码或卸载砝码，并记录传感器的输出数值。

6）检测传感器的零点输出、线性精度、重复性精度和回差等性能指标。

2.4　纯化系统蛋白质纯化分析仪

2.4.1　纯化系统蛋白质纯化分析仪的原理与组成

蛋白质是生物体中广泛存在的一类生物大分子，是由核酸编码的 α - 氨基酸之间的 α - 氨基和 α - 羧基形成的肽键连接而成的肽链经翻译后加工而生成的具有特定立体结构的活性大分子。随着生命科学和生物技术的发展以及生物产业的兴起，蛋白质纯化分析在临床检验、食品安全、医药等领域的应用与日俱增，在抗体生产、慢病毒、细胞治疗等领域也发挥着具体作用。蛋白质纯度与大众健康紧密相连。许多重要的临床生化指标都离不开蛋白质的纯化及纯度分析，并且临床检验仪器的检定和校准同样也离不开高纯度蛋白质标准物质。

每种蛋白质的大小、形状、电荷、疏水性、溶解度和生物学活性都会有差异。

蛋白质分离提纯就是利用不同蛋白质内在的相似性与差异，将目的蛋白质从其他蛋白质中纯化出来。现在的生物制药研究中，尤其是大规模生物制药生产上，蛋白质分离纯化技术主要应用各项层析技术，其中包括亲和层析、离子交换层析、反相层析、疏水层析、分子筛层析等。蛋白质纯化分析仪就是依据此原理开发出来的仪器，用于蛋白质生产领域中自动化的蛋白质纯化。

1. 蛋白质纯化分析仪分析原理

（1）亲和层析　亲和层析是利用生物分子中有些分子的特定结构部位能够同其他分子相互识别并结合，如酶与底物的识别结合等，这种结合是特异且可逆的，改变条件可以使这种结合结束。亲和层析是将具有特殊结构的亲和分子制成固相吸附剂放置在层析柱中，当要被分离的蛋白混合液通过层析柱时，与吸附剂具有亲和能力的蛋白质就会被吸附而滞留在层析柱中。那些没有亲和力的蛋白质由于不被吸附，直接流出，从而与被分离的蛋白质分开，然后选用适当的洗脱液，改变结合条件将被结合的蛋白质洗脱下来。

（2）离子交换层析　离子交换层析是以离子交换剂为固定相，依据流动相中的组分离子与交换剂上的平衡离子进行可逆交换时结合力大小的差别而进行分离的一种层析方法。由于蛋白质也有等电点，当蛋白质处于不同的 pH 值条件下，其带电状况也不同。

（3）反相层析　反相层析是与普通层析的原理相反，利用物质极性在层析柱上吸附能力的不同。在支持物上涂抹一层高碳原子的疏水性强的烷烃类，洗脱液用极性强的溶剂（如甲醇和水的混合物），则被分离样品中的极性强的物质不被吸附，最先洗脱下来，得到较好的分离效果。

（4）疏水层析　疏水层析和反相层析分离蛋白质的依据是一致的，利用固定相载体上偶联的疏水性配基与流动相中的一些疏水分子发生可逆性结合而进行分离。该方法基于蛋白质的疏水差异，蛋白质表面一般有疏水与亲水基团，疏水层析是利用蛋白质表面某一部分具有疏水性，与带有疏水性的载体在高盐浓度时结合。在洗脱时，将盐浓度逐渐降低，因其疏水性不同而逐个地先后被洗脱而纯化，可用于分离其他方法不易纯化的蛋白质。

（5）分子筛层析　分子筛层析又称为凝胶层析或凝胶过滤。分子筛层析是利用具有一定孔径范围的多孔凝胶作为固定相，对混合物中各组分按分子大小进行分离的层析技术。

2. 蛋白质纯化分析仪的组成

蛋白质纯化分析仪通常采用层析原理，它是由泵系统（系统泵、样品泵等）、进样器、色谱柱（柱温箱）、紫外 - 可见光（UV - VIS）检测器、在线电导检测器和 pH 值检测器、在线收集组分装置和数据处理装置等部分组成，如图 2-12 所示。

（1）泵系统　泵系统是蛋白质纯化分析仪的流路动力来源，为整个蛋白质纯化分析仪提供稳定的压力和流速。常规的蛋白质纯化分析仪主要分为系统泵系统和

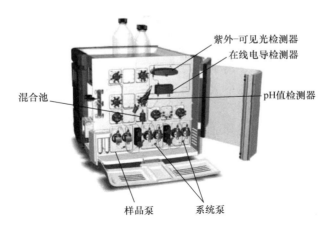

混合池　　紫外-可见光检测器　在线电导检测器　pH值检测器　样品泵　系统泵

图 2-12　蛋白质纯化分析仪的组成

样品泵系统两部分。系统泵系统可以提供连续和精确的流速，可以提供等度和梯度洗脱。通常，系统泵系统由多元泵组成，可以用于调整流动相进样比例。根据仪器用途不同，实验室型的蛋白质纯化分析仪通常流速为 $0mL/min \sim 300mL/min$，承受压力 20MPa。而生产型的蛋白质纯化分析仪流速根据生产需要会更大一些。

（2）压力传感器　层析的效率与层析柱的压力有着直接的关系。如果压力不够，整个过滤效率会降低；相反，如果压力过大，则会导致层析柱内部塌陷，对于层析柱有不可逆的损伤。通常压力传感器会布置在层析柱入口端和出口端。入口端压力传感器测定层析柱前的压力以保护层析柱硬件，出口端压力传感器测定层析柱后的压力并计算在装填的填料床层上的压差。

（3）UV 检测器　蛋白质组成氨基酸中的苯丙氨酸、酪氨酸和色氨酸含有苯环共轭双键，具有光吸收能力。苯丙氨酸的最大吸收波长为 259nm，酪氨酸最大吸收波长为 278nm，色氨酸最大吸收波长为 279nm。UV 检测器通常由氘灯和流通池组成。蛋白质纯化分析仪的检测器通常可以提供波长为 190nm ~ 700nm 的紫外线和可见光吸光值的实时测定。为了同时监测不同蛋白质的分离情况，UV 检测器通常可以检测多个波长。

（4）pH 值检测器　蛋白质纯化过程中 pH 值对于蛋白质的性质十分重要。pH 值检测器放置在流路中，用于连续测定缓冲液和样品的 pH 值。pH 值检测器由 pH 电极组成，并整合到 pH 阀门中。

（5）电导检测器　电导检测器用于实时测定缓冲液和样品的电导率。由于温度的改变或导致电导率的改变，所以一般电导检测器都内置整合一个温度传感器，用于消除这种影响。

（6）组分收集器　蛋白质纯化分析仪都配有组分收集器，用于实时收集纯化过后的蛋白质样品。部分组分收集器有控温功能，为目标蛋白质提供合适的保存空间。

2.4.2　纯化系统蛋白质纯化分析仪的应用

蛋白质纯化分析仪根据所要纯化的目的蛋白质的特性，利用液相色谱结合不同的色谱柱可以进行凝胶过滤、离子交换、疏水层析、反相层析和亲和层析，可用于分离和纯化各种生物分子，包括天然蛋白质、重组和融合蛋白质、肽、寡核苷酸、质粒、病毒、抗生素、生物碱等，可以检测、分离、纯化环境微生物及植物、动物和人体中的多种生物分子。尤其适用于检测、纯化、分离制备蛋白质，包括已知和未知蛋白质的纯化，蛋白药物的分离，病毒等生物颗粒的分离。显然蛋白质纯化分析仪的性能将会影响到蛋白质检测、分离、纯化的最终结果。同时，蛋白质纯化过程中，pH 值、电导率、流速、压力等各方面参数的控制对于蛋白质纯化的效率及蛋白质的质量也起着至关重要的作用。

2.4.3　蛋白质纯化分析仪计量特性及计量方法

1. 蛋白质纯化分析仪的计量特性

蛋白质纯化分析仪的计量性能指标见表 2-7。

表 2-7　蛋白质纯化分析仪的计量性能指标

计量性能	计量性能指标
泵流量示值误差	±5%
泵流量稳定性	≤3%
泵梯度流量准确度	±3%
pH 值检测示值误差	±0.03
pH 值检测重复性	≤2%
电导率检测示值误差[①]	±2%
电导率检测重复性[①]	≤2%
电导率检测温度示值误差[①]	±1.0℃
紫外检测器波长示值误差	±2nm
紫外检测器波长重复性	≤2nm
收集器温度示值误差[①]	±1.0℃
收集器加样示值误差[①]	±5%
收集器加样重复性[①]	≤5%
整机定量重复性[①]	≤3%
整机定性重复性[①]	≤1%

注：表中技术指标不是用于合格性判别，仅供参考，计量性能也可参照分析仪制造厂商给出的技术要求。

① 如仪器适用，可进行该项目的校准。

2. 蛋白质纯化分析仪校准条件

（1）环境条件

1）环境温度 10℃～30℃，相对湿度不大于 80%。

2）室内应防潮、避光、防热、无腐蚀性物品，通风良好。

注意，环境条件与制造商的产品规定不一致时，以产品规定为准。

（2）校准用的设备与标准物质

1）数字温度计：测量范围 -10.0℃～100.0℃，最大允许误差 ±0.3℃。

2）分析天平：最大称量不小于 200g，最小分度值不大于 1mg。

3）电子秒表：最小分度值不大于 0.1s。

4）pH 标准物质：pH 值测量范围 3～10，扩展不确定度应小于或等于 0.01（$k=3$）。

5）电导率标准物质：相对扩展不确定度应小于或等于 0.25%（$k=2$）。

6）紫外 - 可见分光光度计溶液标准物质：参考波长为 235nm、257nm 和 313nm，透射比扩展不确定度应小于或等于 0.3%（$k=2$）。

7）蛋白质标准物质：使用纯品蛋白质标准物质，相对扩展不确定度小于或等于 8%（$k=2$）。

8）纯水：符合 GB/T 6682-2008《分析实验室用水规格和试验方法》要求的二级水。

3. 蛋白质纯化分析仪校准方法

（1）输液系统

1）泵流量设定值误差和流量稳定性。用专用管路连接分析仪的入口、出口，以脱过气的纯水做流动相，利用管路冲洗系统使系统中充满纯水。将温度计插入流动相内，测量试验温度。设定适当的流量，当输液泵运行稳定后，在泵流量设定范围中均匀取 3 个测量点，用适当体积的容量瓶（事先清洗、干燥后称重）分别接收规定时间流出的流动相，并称量总重量，重复测量 3 次。泵流量测定参数见表 2-8。按式（2-21）计算流量的实测值，按式（2-22）计算流量示值误差 S_s，按式（2-23）计算流量稳定性 S_R。

表 2-8　泵流量测定参数

泵流量设定值/（mL/min）	0.2～5.0	5.0～50	大于 50
流动相收集时间/min	5	2	1

$$F_m = \frac{W_2 - W_1}{\rho_t t} \qquad (2-21)$$

式中　F_m——流量实测值（mL/min）；

　　　W_2——容量瓶加流动相的质量（g）；

　　　W_1——容量瓶的质量（g）；

　　　ρ_t——试验温度下流动相的密度（g/cm³），不同温度下流动相的密度参见纯水密度表；

t ——收集流动相的时间（min）。

$$S_s = \frac{F_s - \overline{F}_m}{\overline{F}_m} \times 100\%$$ （2-22）

式中　$\overline{S}_s$ ——流量示值误差（%）；

　　　$\overline{F}_m$ ——同一设定流量 3 次测量值的算术平均值（mL/min）；

　　　F_s ——流量设定值（mL/min）。

$$S_R = \frac{F_{max} - F_{min}}{\overline{F}_m} \times 100\%$$ （2-23）

式中　S_R ——流量稳定性（%）；

　　　F_{max} ——同一设定流量 3 次测量值的最大值（mL/min）；

　　　F_{min} ——同一设定流量 3 次测量值的最小值（mL/min）；

　　　$\overline{F}_m$ ——同一设定流量 3 次测量值的算术平均值（mL/min）。

2）泵梯度流量准确度测试。将仪器连接好，不接色谱柱，设定检测波长为 254nm，流量设定值为 2mL/min。按表 2-9 设置梯度参数，如果系统不支持自动变化梯度，则每隔 60s 手动设置梯度参数。A 溶剂为纯水，B 溶剂为含 0.1% 丙酮的水溶液。开始测试前，先用纯水平衡系统至少 10min，等待基线平稳后开始执行梯度程序，采集梯度曲线，测量各溶液配比时的输出信号值，重复测量 2 次。按式（2-24）计算每一阶梯对应的响应信号值的变化值 $\overline{L}_i$，按式（2-25）计算 5 段阶梯响应信号值的总平均值 $\overline{L}_i$，按式（2-26）计算每一段的梯度误差 G_i，取 G_i 最大者作为仪器的梯度误差。

$$\overline{L}_i = \frac{(L_{1i} - L_{1(i-1)}) + (L_{2i} - L_{2(i-1)})}{2}$$ （2-24）

式中　$\overline{L}_i$ ——第 i 段阶梯响应信号值的平均值；

　　　L_{1i} ——第 i 段阶梯第 1 组响应信号值；

　　$L_{1(i-1)}$ ——第（$i-1$）段阶梯第 1 组响应信号值；

　　　L_{2i} ——第 i 段阶梯第 2 组响应信号值；

　　$L_{2(i-1)}$ ——第（$i-1$）段阶梯第 2 组响应信号值。

表 2-9　梯度参数表

序号	通道 A（%）	通道 B（%）
1	100	0
2	80	20
3	60	40
4	40	60
5	20	80
6	0	100
7	100	0

$$\overline{\overline{L_i}} = \frac{\sum_{i=1}^{n} \overline{L_i}}{n} \tag{2-25}$$

式中　$\overline{\overline{L_i}}$——5 段阶梯响应信号值的总平均值；

n——梯度的阶梯数，$n = 5$。

$$G_i = \frac{\overline{L_i} - \overline{\overline{L_i}}}{\overline{\overline{L_i}}} \times 100\% \tag{2-26}$$

式中　G_i——第 i 阶段的梯度误差（%）。

（2）检测系统

1）pH 值检测器示值误差和重复性。选择三种标准溶液（pH 值为 3~10），使用数字温度计测量标准溶液温度，根据标准物质证书确认在相应温度下的 pH 溶液标准值的修正值。首先，在校准功能下选用两种标准溶液进行标定（推荐使用 pH 值为 4 和 9 附近的标准溶液），然后测量第三种标准溶液的 pH 值，记录仪器示值 pH_i。重复测量 6 次，计算平均值 $\overline{pH}$。按式（2-27）计算仪器 pH 值检测器示值误差，按式（2-28）计算 pH 值检测器测量重复性。

$$\Delta pH = \overline{pH} - pH_s \tag{2-27}$$

式中　ΔpH——pH 值检测器示值误差；

$\overline{pH}$——6 次 pH 值检测器测量值的平均值；

pH_s——pH 溶液标准值的修正值。

$$S_{pH} = \frac{1}{\overline{pH}} \sqrt{\frac{\sum_{i=1}^{n} (pH_i - \overline{pH})^2}{n - 1}} \times 100\% \tag{2-28}$$

式中　S_{pH}——pH 值检测器测量重复性（%）；

pH_i——第 i 次 pH 值检测器测量值；

$\overline{pH}$——6 次 pH 值检测器测量值的平均值；

n——测量次数，$n = 6$。

2）电导检测器温度示值误差、示值误差和重复性。使用纯水对分析仪进行平衡，设置仪器流量为仪器最大值，在仪器电导传感器前端收集流动相，使用数字温度计测量流动相温度，重复测量 3 次得到 $\overline{T_1}$。将流路恢复，在电导传感器后端收集流动相，使用数字温度计测量流动相温度，重复测量 3 次得到 $\overline{T_2}$，同时读取仪器温度显示值，按式（2-29）计算电导检测器温度示值误差。

$$T = T_s - \frac{\overline{T_1} + \overline{T_2}}{2} \tag{2-29}$$

式中　T——电导检测器温度示值误差（℃）；

T_s——电导检测器显示温度（℃）；

$\overline{T_1}$——3 次电导检测器前端流动相温度测量的平均值（℃）；

$\overline{T_2}$——3 次电导检测器后端流动相温度测量的平均值（℃）。

温度测量结束后，使用电导率溶液平衡系统，使用电导检测器检测标准溶液 6 次，取平均值作为仪器示值，按式（2-30）计算仪器电导检测器示值误差，按式（2-31）计算电导检测器测量重复性。

$$\Delta\sigma = \overline{\sigma} - \sigma_s \tag{2-30}$$

式中　$\Delta\sigma$——电导检测器示值误差（$\mu S/cm$）；

$\quad\quad\overline{\sigma}$——6 次电导检测器测量值的平均值（$\mu S/cm$）；

$\quad\quad\sigma_s$——电导率溶液标准值的修正值（$\mu S/cm$）。

$$S_\sigma = \frac{1}{\overline{\sigma}} \sqrt{\frac{\sum\limits_{i=1}^{n}(\sigma_i - \overline{\sigma})^2}{n-1}} \times 100\% \tag{2-31}$$

式中　S_σ——电导检测器测量重复性（%）；

$\quad\quad\sigma_i$——电导率第 i 次测量值（$\mu S/cm$）；

$\quad\quad\overline{\sigma}$——6 次电导检测器测量值的平均值（$\mu S/cm$）；

$\quad\quad n$——测量次数，$n=6$。

3）紫外检测器波长示值误差和重复性。连接分析仪检测器与数据处理系统，不接色谱柱，待通电预热稳定后，用纯水注入检测池内进行冲洗，注满检测池；从检测器入口注入紫外 – 可见分光光度计溶液标准物质（空白），待检测器示数稳定后，选择235nm、257nm 和 313nm 三个波长检测点，将检测器示数回零。然后，从检测器入口注入紫外 – 可见分光光度计溶液标准物质，待示值稳定后，调节检测器波长进行测量（不方便直接注入液体的仪器，以水做流动相，流量设为 0.5mL/min，将标准物质作为样品进样测试）。例如，测试 235nm 波长时，从 230nm 开始到 240nm，每 10s 或每次进样改变 1nm，记录每个波长下的吸收值。有波长扫描功能的仪器可绘制紫外 – 可见分光光度计溶液标准物质光谱曲线。测得的最大或最小吸收值对应的波长即为特征波长实际测量值，重复测量 3 次，3 次测量值的平均值与参考波长之差为波长示值误差，3 次测量值中的最大值与最小值之差为波长重复性。按此方法依次测试各测试波长示值误差和重复性。

（3）收集系统

1）收集系统温度准确性。将数字温度计固定在收集系统相应的位置，将分析仪通电，设置为常用的储存温度。待温度稳定后，记录下数字温度计读数并开始计时，每隔2min记录一次读数，共计 15 次，求出平均值。根据式（2-32）计算温度示值误差，根据式（2-33）计算温度稳定性。

$$\Delta T = T_d - \overline{T} \tag{2-32}$$

式中　ΔT——温度示值误差（℃）；

$\quad\quad T_d$——分析仪设置温度（℃）；

$\quad\quad\overline{T}$——15 次测量的平均值（℃）。

$$\Delta T_{\mathrm{f}} = T_{0\max} - T_{0\min} \tag{2-33}$$

式中　ΔT_{f}——温度稳定性（℃）；

$T_{0\max}$——15 次测量中的最高温度（℃）；

$T_{0\min}$——15 次测量中的最低温度（℃）。

2）收集系统加样示值误差和重复性。首先将可密封容器（如 500μL 带盖离心管，可以防止容器内的水分挥发）放在电子天平上称重；然后将去盖容器放到分析仪加样模块的合适位置，通过分析仪命令控制收集器往该容器中加入 200μL 平衡至室温的除气纯水，立即盖上容器在电子天平上称重；用温度计测量纯水温度并查找到对应的密度，根据式（2-34）计算加液体积；重复测量 6 次，取后 3 次测量结果，根据式（2-35）计算收集系统加样示值误差；根据式（2-36）计算收集系统加样重复性。

$$V = \frac{m - m_0}{\rho} \tag{2-34}$$

式中　V——加液体积（μL）；

m——容器和纯水的总质量（mg）；

m_0——容器质量（mg）；

ρ——室温下水的密度（g/mL）。

$$E_V = \frac{V_0 - \dfrac{1}{3}\displaystyle\sum_{i=1}^{3} V_i}{V_0} \times 100\% \tag{2-35}$$

式中　V_0——体积设定值（μL）；

V_i——后三次加液体积测量值（μL）；

E_V——加液体积示值误差（%）。

$$RSD_V = \frac{1}{\overline{V}} \sqrt{\frac{\displaystyle\sum_{i=1}^{n} (V_i - \overline{V})^2}{(n-1)}} \times 100\% \tag{2-36}$$

式中　RSD_V——加液体积重复性（%）；

V_i——第 i 次加液体积测量结果（μL）；

$\overline{V}$——6 次加液体积测量结果平均值（μL）；

n——测量次数，$n = 6$。

（4）整机性能测试　将仪器各部分连接好，选用用户指定的色谱柱、相适应的流动相和其他测量参数，检测波长设置为 280nm，基线稳定后由注射器注入 500μL 的密度为 1mg/mL 的 C 反应蛋白标准物质进行测试（也可以使用其他符合要求的标准物质和测量条件）。连续测量 6 次，分别记录色谱图中相应的保留时间和峰面积，根据式（2-37），以峰面积的相对标准偏差计算定量重复性，以保留时间的相对标准偏差计算定性重复性。

$$S_{定性(或定量)} = \frac{1}{\overline{X}} \sqrt{\frac{\sum\limits_{i=1}^{n}(X_i - \overline{X})^2}{n-1}} \times 100\% \qquad (2-37)$$

式中 $S_{定性(或定量)}$——定性（或定量）测量重复性相对标准偏差（%）；

X_i——第 i 次测得的保留时间或峰面积（s 或无量纲）；

$\overline{X}$——6 次测量结果的算术平均值（s 或无量纲）；

n——测量次数，$n = 6$。

2.4.4 蛋白质纯化分析仪核查方法

（1）外观检查 检查仪器铭牌上标示仪器的名称、型号、制造厂名、产品序列号、出厂日期等内容。应检查仪器外观整洁，标识清晰完整；检查仪器电源线、信号线插接紧密，无破损、漏电等现象；检查仪器各按键、开关、指示灯、计算机功能正常，仪器通信自检通过，无报错；检查储液瓶中的流动相剩余量；检查液体管路连接正常，管路中无气泡、无漏液等现象。

（2）流路系统检查 将蛋白质纯化分析仪正常启动，流动相选择纯水或者工艺常用的溶剂。检查整个流路系统是否泄漏，如无泄漏可以进行性能期间核查。

（3）报警功能核查 蛋白质纯化分析仪常规报警功能包括：①流量偏差报警，将仪器流量偏差报警功能打开，将流量设置为可接受范围之外的流量，观察仪器是否触发流量报警并记录。②空气报警确认，将仪器空气报警功能打开后，将空气通入空气感应器进行测试，观察仪器是否触发空气报警并记录。③流路报警确认，将仪器的流路报警功能打开，在关闭进口时尝试启动泵，泵不会启动，仪器会触发流路报警并记录。

（4）阀门系统核查 蛋白质纯化分析仪核查每个重要阀门的实际位置与系统中显示的位置是相同的，并且各个阀门的性能和状态可以正常显示，同时阀门可以进行自由切换。

（5）传感器期间核查

1）压力传感器的核查。将压力计串联接入蛋白质纯化管路系统，在蛋白质纯化分析仪压力传感器的压力测量范围内（如 0MPa～0.6MPa）中平均取 3 点，如约 0.01MPa，0.3MPa（最大系统压力的一半），0.6MPa（最大系统压力），通过层析系统的内部泵给予系统压力。在每一个测试压力分别记录仪表读数。压力示值误差在可允许的范围内。

2）电导率传感器的核查。使用电导率标准溶液或者较稳定的溶液，在蛋白质纯化分析仪校准后进行测量，记录溶液电导率示值。期间核查时，使用电导率标准溶液或者经过测试较稳定的溶液再次进行测试。两次测试的结果偏差应在可允许的范围内。

3）温度传感器的核查。一般蛋白质纯化分析仪的温度传感器是与电导传感器整合在一起的。温度传感器确认通常可以采用恒温的水源进行测试，将标准温度计放入流动相（通常使用纯水）中测量温度（通常是室温）后，将流动相在整个蛋白质纯化系统中循环，在每一个测试温度，读数由标准温度计读出后与仪器温度计显示值进行比较，温度偏差应在设置的允许范围内。

4）pH 传感器核查。将蛋白质纯化分析仪调至 pH 值校准模式，选择三种 pH 值标准溶液（4.0，7.0，10.0），选择两点校准 pH 传感器后，使用第三种溶液进行测试。将 pH 传感器显示的数值与标准溶液的标准值进行比较，pH 值示值误差在设置的允许范围内。日常核查中，需要定期添加电极保护液。

5）紫外检测器线性核查。紫外检测器的线性将使用四种不同的参比溶液来确认。去离子水将被用作零吸收参照，另外三种溶液将由丙酮加入去离子水构成，分别接近 0.25% 、0.5% 和 1.0%（w/w）。紫外检测器设置单一波长进行测试，通过信号值，计算紫外检测器线性参数应符合标准。

6）流量传感器核查。将蛋白质纯化分析系统流动相换为纯水，选择运行系统泵来核查流量传感器。需要核查的流速推荐包括规定的最小系统流速、系统规定流速范围（最大规定流速－最小规定流速）的 30% 加最小规定流速、系统规定流速范围（最大规定流速－最小规定流速）的 70% 加最小规定流速、规定的最大系统流速。在规定的时间内使用容量瓶或者烧杯接取流动相，然后使用天平进行称量后换算流量。流量测量误差应符合标准。

7）空气传感器核查。蛋白质纯化分析仪中通常会内置空气传感器以感应流路中是否存在空气，期间核查时建议核查此项目。通常情况下将流路充满液体时，传感器会显示绿色；当空气被引入时会显示红色，再次填充液体时再次显示绿色。

8）液位传感器核查。部分蛋白质纯化分析仪会设置液位传感器，当空气陷阱使用测试液体处于在线和填充状态时，两个液位传感器显示的结果会呈现绿色，当达到低液位传感器且计时器启动时显示的结果会呈现黄色，如果在设定时间内没有被再次填充，显示的结果会呈现红色。

2.5 水机系统（纯化水、注射用水、纯蒸汽等）

2.5.1 水机系统的原理与组成

生物医药公司常用水分为四类：①饮用水，天然水经净化处理所得的水，质量必须符合 GB 5749—2022《生活饮用水卫生标准》。②纯化水，为饮用水经蒸馏法、离子交换法、反渗透法或其他适宜的方法制得的制药用水。不含任何添加剂，质量应符合《中国药典》纯化水项的规定。③注射用水：为纯化水经蒸馏所得的水，应符合细菌内毒素试验要求，必须在防止细菌内毒素产生的设计条件下生产、贮藏及分装。质量应符合《中国药典》注射用水项的规定。④ 灭菌注射用水：注射用水照注射剂生产工艺制备所得，不含任何添加剂。

1. 纯化水系统

纯化水的制备系统一般以饮用水作为原水，并采用合适的单元操作或组合方法。常用的纯化水制备方法包括膜过滤、离子交换、电极法去离子、蒸馏等，其中膜过滤法又可细分为微滤、超滤、纳滤和反渗透等。典型的纯化水制备流程如图 2-13 所示。纯化系统一般有 RO—RO—EDI、RO—RO、RO—EDI 等多种工艺。

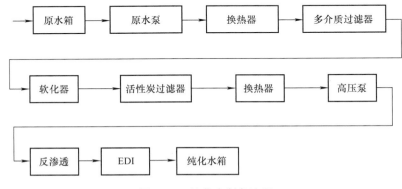

图 2-13　纯化水制备流程

纯化水制备工艺流程的选择需要考虑以下因素：原水（一般为市政供水）的水质、用户对水质的要求、预防微生物污染措施和消毒措施、设备运行及操作人员的专业素质、不同季节原水水质变化的适应能力和可靠性、设备日常维护的方便性、设备的产水回收率及废液排放的处理、日常的运行维护成本、系统的监控能力。

预处理单元一般包括原水泵、多介质过滤器、活性炭过滤器、软化器等多个单元。预处理单元的主要目的是去除原水中的不溶性杂质、可溶性杂质、有机物与微生物，使其主要水质参数达到后续纯化系统的进水要求，从而有效减轻后续纯化系统的工作负荷，防止对纯化系统造成污染或不可修复性损害。

原水泵给预处理单元提供动力，满足通过预处理单元，到达反渗透装置前的压力需求。

多介质过滤器大多填充石英砂，石英砂应当根据粒径由大至小、由下至上依次填充。石英砂层上面填充无烟煤或者绿砂。其主要作用是去除水中的大颗粒杂质、悬浮物。多介质过滤器大多采用全自动控制，可实现自动反洗、排污。自动控制根据设定的反洗时间，通过气动控制阀进行产水和反洗、排污的切换；同时可实现手动操作。

活性炭过滤器主要是利用填充的活性炭和活性自由基除去水中的游离氯、色度、有机物以及部分重金属等有害物质。

软化器的主要功能是利用钠型软化树脂去除水中的硬度，如钙离子、镁离子，以防止钙、镁等离子在反渗透膜表面结垢。软化树脂需要通过再生才能恢复其交换能力，软化器单元采用两台并联或串联运行的全自动软水器，每台软水器均具有100%的供水能力。软化运行、反冲洗、吸盐、再生等全过程采用全自动程序化控制。两台软水器可交替自动进行再生，交替供水，运行时串联，再生时一备一用。再生过程通过定时来确定，并带有互锁装置，以确保两台软水器不会同时再生。

反渗透装置采用反渗透这种最精密的膜法液体分离技术，是一种只允许水分子通过而不允许溶质透过的半透膜。纯化水制备工艺中使用的膜材料主要为醋酸纤维素和芳香聚酰胺类。当预处理水进入反渗透系统后，可以除去大部分离子与细菌，同时有效去除微生物与 TOC 等，达到持续、稳定的低电导率、低细菌含量的高标准水质要求。典型的反渗透系统包括反渗透给水泵、阻垢剂加药装置、还原剂加药装置、保安过滤器、换热器、高压泵、反渗透装置、CO_2 脱气装置或 NaOH 加药装置以及反渗透清洗装置等。反渗透单元通常配有以下监测仪表：①在线电导率仪；②在线温度传感器；③（必要时设置）在线压力传感器；④pH 仪，控制加药；⑤现场显示压力表，采用卫生级隔膜压力表，所有与产品水接触的仪表接头盲管均需符合 3D 要求，不对纯水水质产生二次污染；⑥关键点一般设置流量传感器。

2. 注射用水系统

注射用水通常通过多效蒸馏水机制备。其工作原理是让经充分预热的纯化水通过多级蒸发和冷凝，排除不凝性气体和杂质，从而获得高纯度的注射用水。

多效蒸馏水机通常由多个蒸发换热器、分离装置、预热器、两个冷凝器、阀门、仪表和控制部分等组成。为防止系统发生交叉污染，多效蒸馏水机的第一效蒸发器、全部的预热器和冷凝器均须采用双端板管式设计。

典型多效蒸馏水机的工作原理为原水在二效冷凝器中被含纯蒸汽及蒸馏水的汽－液混合体加热，进入各效预热器被二次蒸汽及蒸馏水加热，然后在第一效蒸发器顶部经分配装置去除不凝性气体，均匀地分布进入蒸发列管，在蒸发列管内形成均匀的液膜，同列管外壁流动的工业蒸汽进行热交换，迅速蒸发成为蒸汽，在压差的作用下往柱体下部运动，未被蒸发的原水被输送到下一效，作为次效蒸发器的原水，以后各效与此类似，未被蒸发的进入下一效，直到最后一效仍未被蒸发的液体将作为废水排放。原水被蒸发为纯蒸汽，继续在蒸发器底部的汽－液分离装置进入纯蒸汽管路作为下一效的热源，蒸汽在下一效被吸收热量后凝结成注射用水，各效过程与此相似。注射用水和纯蒸汽混合物经过第二级冷却（纯化水为冷介质）和第一级冷却（冷却水为冷介质）后，成为设定温度的注射用水，经电导率仪在线检测合格的蒸馏水作为注射用水输出，不合格的蒸馏水将被自动排放。

3. 纯蒸汽发生器系统

纯蒸汽发生器通常由工业蒸汽作为热源，采用换热器和蒸发柱进行热量交换并产生蒸汽，从而进行有效的汽－液分离以获取纯蒸汽。从功能上分类，纯蒸汽发生器系统由制备单元和分配单元两部分组成。目前常见的纯蒸汽制备方式有沸腾蒸发和降膜蒸发两种。

沸腾蒸发式蒸汽发生器的原理为传统的锅炉蒸发方式。原水通过加热转变为夹杂少许小液滴的蒸汽，通过重力作用将小液滴分离出去重新蒸发，而蒸汽则通过一个特别设计的洁净丝网装置进入到分离部位再通过输出管路进入到分配系统的各个用点。

降膜蒸发式蒸汽发生器多采用同多效蒸馏水机第一效蒸发柱相同的蒸发柱，其主要原理为预加热的原水通过循环泵进入蒸发器顶部，经分配盘装置均匀地分布进入蒸发列管内并形成薄膜状的水流，通过工业蒸汽进行热交换；在列管中的液膜很快被蒸发成蒸汽，蒸汽继续在蒸发器中盘旋上升，经过汽-液分离装置，作为纯蒸汽从纯蒸汽出口输出，夹带热原水的残液则在柱体底部连续地排出。少量纯蒸汽被冷凝取样器冷却收集，经电导率仪在线检测判断纯蒸汽是否合格。

2.5.2　水机系统的应用

纯化水在注射剂生产中的应用主要包含：①非无菌药品的配料，直接接触药品的设备、器具和包装材料的最后一次洗涤用水；②作为配制普通药物制剂用的溶剂或试验用水；③口服、外用制剂用溶剂或稀释剂；④非灭菌制剂用器具的精洗用水。

水机系统是医药企业的基础公用系统，我国《药品生产质量管理规范（2010年修订）》中对制药用水有以下明确的规定：

1）制药用水应当适合其用途，并符合《中国药典》的质量标准及相关要求。制药用水至少应当采用饮用水。

2）水处理设备及其输送系统的设计、安装、运行和维护应当确保制药用水达到设定的质量标准。水处理设备的运行不得超出其设计能力。

3）纯化水、注射用水的制备、储存和分配应当能够防止微生物的滋生。纯化水可采用循环，注射用水可采用70℃以上保温循环。

在我国《药品生产质量管理规范（2010年修订）》附录2"原料药"中规定，非无菌原料药精制工艺用水至少应当符合纯化水的质量标准。

在生物医药企业，纯化水常用于以下用途：洁净服清洗、设备的预清洗、厂房清洁、西林瓶清洗机用水、进出厂区手部清洗、配液工序等。

注射用水常用于以下操作：配液、配制试剂、作为产品溶剂、清洗最终用水等。

纯蒸汽常用于在线灭菌、脉动真空灭菌柜灭菌、保温、空调加湿等。

2.5.3　水机系统计量特性及计量方法

纯化水机所需计量的仪表包括流量计、压差变送器、在线pH计、在线电导率仪、温度传感器、压力表；蒸馏水机所需计量的仪表包括温度变送器、压力表、流量计、电导率仪、压力变送器及压力开关；纯蒸汽发生器所需计量的仪表包括流量计、压力表、温度传感器、压力变送器、电导率仪等。

在医药企业正常运行过程中，计量时应提前和车间维保人员确认消毒灭菌的时间，系统停机后开始计量，并在计量完成后对系统或设备进行灭菌或消毒。纯蒸汽发生器开启后，系统中充满 121℃ 以上的纯蒸汽，可以完成对系统的灭菌。通常来说，纯化水机（6 个月/次进行巴氏消毒）、纯化水分配系统（3 个月/次进行巴氏消毒）、注射用水分配系统（6 个月/次进行过热水灭菌）。

1. 水机系统计量特性

水机系统的计量特性主要包括流量、pH 值、电导率、温度、压力等。

2. 校准设备和标准物质

1）有证标准物质：应使用经政府计量行政部门批准的 pH 有证标准物质。标准物质的 pH 值为 3～10，不确定度小于或等于 0.01，$k=3$。

2）电导率标准物质的参考值的相对不确定度应小于或等于 0.25%（$k=2$）。可使用氯化钾电导率溶液标准物质，也可选用氯化钾电导率固体标准物质按规定配置。

3）pH 计检定仪：优于或等于 0.003 级。

4）温度计：温度范围 0℃～60℃，温度测量最大允许误差不超过 ±0.1℃。

5）恒温水槽：温度范围 0℃～60℃，温度均匀性不超过 ±0.2℃，温度波动度不大于 0.2℃。

6）流量标准装置：装置的扩展不确定度应优于被检流量计最大允许误差的二分之一。

3. 校准方法

（1）在线 pH 计校准方法

1）电极检查：玻璃电极或复合电极的玻璃球泡无裂纹、爆裂现象。电极接线或插头清洁干燥。参比电极内部充满溶液，液接界无吸附杂质，电解质溶液能正常渗漏，用滤纸做擦拭检查，滤纸上有湿痕或在一定时间内于盐桥口析出晶体。

2）电计 pH 值示值误差：按图 2-14 所示电计校准原理接好线路。电计选择 pH 值测量功能。仪器温度补偿至 25℃。根据说明书校准仪器。调节 pH 计检定仪向电计输入 pH 标准信号，记录电计示值 pH_i。在全量程范围内，pH 值每隔 1 校准一点。按输入增加和输入减少的顺序各测一次，计算两次测量结果的平均值 $\overline{pH}_i$。按式（2-38）计算电计 pH 值示值误差，即

$$\Delta pH_i = \overline{pH}_i - pH_i \tag{2-38}$$

3）仪器 pH 值示值误差：选择三种标准溶液（pH 值为 3～10）放至 25℃ 恒温水槽。仪器温度补偿至 25℃。选用两种标准溶液标定后，测量第三种标准溶液 pH 值 pH_s，记录仪器示值 $pH_{y,i}$。重复上述步骤，测量 6 次，计算平均值 $\overline{pH}_y$。按式（2-39）计算仪器示值误差 ΔpH_y。

$$\Delta pH_y = \overline{pH}_y - pH_s \tag{2-39}$$

式中　ΔpH_y ——仪器 pH 值示值误差；

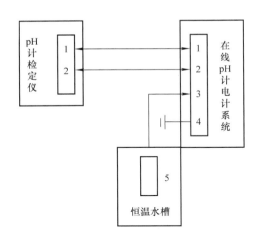

图 2-14　电计校准原理

1—pH 值　2—参比　3—温度　4—接地　5—温度传感器

$\overline{\mathrm{pH_y}}$ ——pH 值测量平均值；

$\mathrm{pH_s}$ ——pH 溶液标准值。

按式（2-40）计算仪器示值重复性 S_{pH} 。

$$S_{\mathrm{pH}} = \sqrt{\frac{\sum\limits_{i=1}^{6}(\mathrm{pH}_{y,i} - \overline{\mathrm{pH_y}})^2}{5}} \qquad (2\text{-}40)$$

式中　S_{pH} ——仪器 pH 值测量重复性；

$\mathrm{pH}_{y,i}$ ——仪器测量 pH 值显示值；

$\overline{\mathrm{pH_y}}$ ——仪器测量 pH 值平均值。

仪器 pH 值示值稳定性：4h 后，更新第三种标准溶液，放至 25℃ 恒温水槽。不调整仪器，记录仪器示值 $\Delta\mathrm{pH_w}$ 。测量六次，计算平均值 $\overline{\mathrm{pH_w}}$ ，按式（2-41）计算仪器稳定性 $\Delta\mathrm{pH_w}$ 。

$$\Delta\mathrm{pH_w} = \overline{\mathrm{pH_y}} - \overline{\mathrm{pH_w}} \qquad (2\text{-}41)$$

式中　$\Delta\mathrm{pH_w}$ ——pH 值示值稳定性；

$\overline{\mathrm{pH_y}}$ ——4h 前仪器示值的平均值；

$\overline{\mathrm{pH_w}}$ ——4h 后仪器示值的平均值。

（2）电导率仪校准方法

1）电导率仪示值误差：使用在线电导率仪测量标准溶液，重复操作并测量 3次，取其平均值 $\overline{\kappa}$ ，按式（2-42）计算测量标准溶液时的引用误差。

$$\Delta\kappa = \overline{\kappa} - \kappa_{\mathrm{s}} \qquad (2\text{-}42)$$

式中　$\Delta\kappa$ ——电导率示值误差（μS/cm）；

$\overline{\kappa}$——电导率标准物质测量平均值（μS/cm）；

κ_s——电导率标准物质的标准值（μS/cm）。

2）电导率检测重复性：使用在线电导率仪测量标准溶液，重复测量 6 次，根据式（2-43）计算电导率重复性。

$$\delta = \frac{1}{\overline{\kappa}} \sqrt{\frac{\sum\limits_{i=1}^{6} (\kappa_i - \overline{\kappa})^2}{5}} \times 100\% \qquad (2\text{-}43)$$

式中　δ——电导率检测重复性（%）；

$\overline{\kappa}$——电导率标准物质测量平均值（μS/cm）；

κ_i——第 i 次电导率标准物质的测量值（μS/cm）。

（3）流量计校准方法　流量计示值误差校准方法主要为容量法和质量法。

① 容量法。示值误差校准的方法可以是容积法、称重法和标准表法。校准时应缓慢地打开流量调节阀，让流体流过流量计，待流体状态和浮子稳定后开始进行校准。校准液体流量计时，应在排除管道内和附着在浮子周边的气泡后方可开始校准。校准时应尽可能使用流量计下游阀门调节流量。

按流量装置操作规程调节流量，使浮子升到预定检定流量，待稳定后操作换向器换向，使检定介质流入选定的工作量器，当到达预定时间或预定体积时，换向器再次换向，记录工作量器内的液体体积、介质温度和本次测量时间，单次检定操作结束。按式（2-44）计算标准器测得的流量。

$$q_V = \frac{V}{t} \qquad (2\text{-}44)$$

式中　V——流入工作量器内的液体体积（mL）；

t——流入时间（s）；

换算到流过流量计的流量为

$$q_m = q_V \frac{\rho_s}{\rho_m} \qquad (2\text{-}45)$$

式中　ρ_s，ρ_m——标准器处和流量计处的液体密度（kg/m^3）。

再换算到标准状态（即刻度状态）下的流量 q_N，即

$$q_N = q_m \frac{\rho_m (\rho_f - \rho_N)}{\rho_N (\rho_f - \rho_m)} \qquad (2\text{-}46)$$

式中　ρ_N，ρ_f——标准状态下液体密度和浮子材料的密度（kg/m^3）；

ρ_m——流量计处的液体密度（kg/m^3）。

由式（2-44）~式（2-46）得

$$q_N = q_V k \qquad (2\text{-}47)$$

式中　k——修正系数，其表达式为

$$k = \frac{\rho_s}{\rho_m} \left[\frac{\rho_m(\rho_f - \rho_N)}{\rho_N(\rho_f - \rho_m)} \right]^{\frac{1}{2}}$$

② 质量法。液体质量法校准操作与容积法相同。单次校准操作结束后，记录称量容器内的液体质量，以及介质温度和本次测量时间，按式（2-48）计算装置测得的流量。

$$q_V = \frac{M}{t\rho_s} c \tag{2-48}$$

式中　　M ——装置的质量指示值（kg）；

ρ_s ——称量容器内液体的密度（kg/m^3）；

c ——浮力修正系数，$c = \frac{\rho_s(\rho_W - \rho_a)}{\rho_W(\rho_s - \rho_a)}$，$\rho_W$ 为装置砝码密度，如果装置检

定流量计时不用砝码，则 $c = \frac{\rho_s}{\rho_s - \rho_a}$，$\rho_a$ 为校准时环境大气密度

（kg/m^3）。

与容积法相同，换算到标准（刻度）状态下的流量 q_N 为

$$q_N = q_V k = \frac{M}{t\rho_s} c \left[\frac{\rho_m(\rho_f - \rho_N)}{\rho_N(\rho_f - \rho_m)} \right]^{\frac{1}{2}} \tag{2-49}$$

（4）温度传感器校准方法　使用纯水对于分析仪进行平衡，在仪器温度传感器前端收集流动相，使用温度测量仪器检测流动相温度，重复测量 3 次得到 $\overline{T_1}$。将流路恢复在温度传感器后端收集流动相，使用温度测量仪器检测流动相温度得到 $\overline{T_2}$，同时读取仪器温度显示值，按式（2-50）计算测量温度误差。

$$T = T_s - \frac{\overline{T_1} + \overline{T_2}}{2} \tag{2-50}$$

式中　　T ——温度检测器温度示值误差（℃）；

T_s ——温度检测器显示温度（℃）；

$\overline{T_1}$ ——3 次温度检测器前端流动相温度测量的平均值（℃）；

$\overline{T_2}$ ——3 次温度检测器后端流动相温度测量的平均值（℃）。

2.5.4　水机系统核查方法

纯化水或者注射用水的性能确认一般采用三阶段法，在性能确认过程中制备和储存分配系统不能出现故障和性能偏差。

（1）第一阶段　按照药典的项目对水质进行全检。目的是建立合适的操作参数；建立最终的操作、清洗、维护规程；确认系统能够生产和分配合格的水。在第一阶段应每天对所有用水点进行取样检测，并持续 2 周~4 周。通常情况下，第一阶段合格后，制药用水才可用于后续生产使用。

（2）第二阶段　按照药典的项目对水质进行全检。目的是确认操作参数的适用性；确认系统能够生产和分配合格的纯化水。第二阶段的取样应和第一阶段取样

方法及取样频次相同，同样需连续取样 2 周 ~4 周。需要注意的是，连续取样 2 周 ~4 周，应包含周六和周日，即连续取样不间断。

（3）第三阶段　按照已批准的 SOP 对纯化水和注射用水进行日常监控。确认系统长期的稳定性，考察季节变化对系统的影响。一般在第二阶段结束连续取样一年。在第三阶段应根据第一和第二阶段的制药用水结果确定合适的取样频次，针对不同水点还应根据车间具体用水点的预定用途适当增加必要的取样监测频次。

第 3 章　生物医药产业检测仪器设备 3

3.1　液相色谱仪

3.1.1　液相色谱仪的原理与组成

与气相色谱分离挥发和半挥发性化合物不同，液相色谱被用来分离不易挥发、热不稳定且能在溶液中具有一定溶解性的化合物，这部分化合物在目前已知的有机化合物中占据了80%以上的比例。

液相色谱根据分离模式的不同可分为反相色谱、正相色谱、体积排阻色谱、离子交换色谱、亲和色谱等类型。每种分离模式都有各自的优点，在实际的分析工作中，需要结合目标物和样品的性质来选择合适的分离模式。反相色谱是应用最广泛的液相色谱模式。

1. 液相色谱仪工作原理

在进行液相色谱分析时，溶解有待测物的溶液被注入色谱柱，流动相通过输液泵连续不断地流入色谱柱，带着待测物在固定相中移动。由于每种待测物在流动相与固定相间的吸附、分配、离子交换、亲和力或分子尺寸等性质存在细微的差异，各待测物在两相之间发生连续多次交换时，这种性质的细微差异被叠加放大，使得它们在色谱柱中发生分离，并按分离顺序依次流出色谱柱，再通过检测器检测到不同的峰信号响应。最后，通过对比这些峰信号的柱保留时间来进行定性分析，根据信号响应值的大小来进行定量分析。

液相色谱定量分析时，需要借助待测物的标准物质并依据其浓度与信号响应值的大小来建立浓度工作曲线，实际样品中待测物的含量通过在工作曲线中内插响应值来得到其测定的浓度值。

2. 液相色谱仪组成

液相色谱系统主要由流动相储存单元、输液泵、进样系统、分离系统、检测系统和数据处理系统组成（见图3-1）。输液泵要求输液恒定平稳，进样系统要求进样准确，检测系统要求灵敏、测量准确。

（1）流动相储存单元　流动相储存单元包括托盘和流动相储液瓶，用于收纳

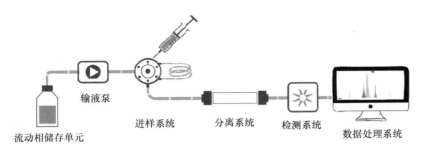

图 3-1　液相色谱仪的构成示意图

色谱柱洗脱和泵柱塞杆清洗所需的溶剂。

（2）输液泵　输液泵将流动相连续不断地输送至色谱柱以对待测物进行洗脱分离，最终将待测物送达检测器进行检测。

输液泵的主要组成包括泵头、压力传感器、排空阀、梯度混合器、溶剂比例阀、在线脱气机、电动机驱动、柱塞清洗单元等（见图 3-2）。

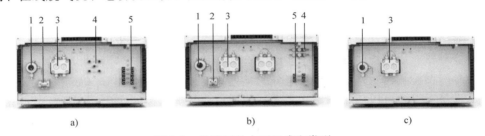

图 3-2　输液泵的主要组成和类型

a）四元低压泵　b）二元高压泵　c）等度泵

1—压力传感器　2—梯度混合器　3—泵头　4—溶剂比例阀　5—在线脱气机

液相色谱仪的工作压力与色谱柱的尺寸和填料粒径息息相关。传统液相色谱仪的输液泵压力一般为 40MPa 左右，可适应填料粒径 $3\mu m \sim 5\mu m$，内径 $3mm \sim 5mm$ 的色谱柱在流动相流速 $1mL/min \sim 3mL/min$ 范围内工作。对于 $2\mu m$ 以下粒径的色谱柱填料，输液泵的压力需要达到 86MPa 甚至更高才能保证色谱柱的性能最佳化。

输液泵根据其梯度洗脱方式，可分为等度泵、二元高压泵、四元低压泵。等度泵只能输送一种流动相，因而常用于简单样品的分析。二元高压泵和四元低压泵的梯度洗脱方式能提高样品的分离度，缩短分析时间，改善峰形，降低检测限并提高分析精度，因而应用更广泛。

（3）进样系统　进样系统用于将待测的样品注入液相色谱系统，可通过手动进样和自动进样器进样两种方式实现样品注入。无论采用何种进样方式，进样阀都是进样系统的核心。六通阀是最常见的进样阀，其进样原理如图 3-3 所示。

（4）分离系统　分离系统的主要部分是色谱柱，是液相色谱仪的核心，待测物的分离即在此完成。柱温箱作为分离系统的辅助组成，是为色谱柱提供恒定的温度，使得保留时间不因为温度偏差发生漂移。

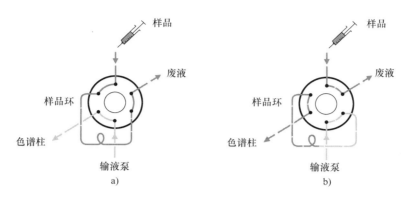

图 3-3　六通阀进样原理

（5）检测系统　检测系统用于检测从色谱柱分离出来的化合物的信号响应值，响应值的大小与化合物的浓度或含量呈线性相关。检测器的种类众多，可分为通用型检测器和专用型检测器两类。

通用型检测器可连续监测色谱柱流出物（包括流动相和样品组分）的全部特性，对化合物没有选择性。示差折光检测器、蒸发光散射检测器、电喷雾检测器、电导检测器、质谱检测器都属于通用型检测器。

专用型检测器对样品中待测组分的某种物理或化学性质敏感，而这一性质流动相不具备，因此可以用于测量样品中被分离组分某类特性的变化。紫外-可见光检测器、二极管阵列检测器、荧光检测器都属于专用型检测器。

（6）数据处理系统　数据处理系统用于动态控制液相色谱仪的运行状态，并采集和贮存液相色谱检测信号数据。在数据的后处理分析中，可通过保留时间对检测的峰信号进行化合物的定性判定，并建立基于标准物质的浓度工作曲线，实现待测组分的定量测定。

3. 在线固相萃取（SPE）与液相色谱联用及二维液相色谱技术

液相色谱分析前的样品前处理过程冗长且费时，限制了现代实验室的样品检测通量和工作效率。近年来，发展了一种基于在线 SPE 与液相色谱联用技术，只需要对样品进行简单的预处理，样品的净化和富集在一根短的净化柱完成，通过阀切换，将净化柱上富集的待分析组分通过流动相直接洗脱至分析色谱柱进行分离后检测（工作原理见图 3-4）。这种联用技术可让样品前处理与液相分析并行运行，使得液相色谱的分析效率最大化。

随着小粒径超高压色谱柱的问世，液相色谱的分离能力得到了最大限度的开发，但受制于输液泵的耐压上限限制，目前能使用的最小粒径也仅为 $1.7\mu m$，这使得传统液相色谱的分离能力很难再进一步得到提升。二维液相色谱技术，通过一个高压阀将两套液相色谱系统连接，样品在第一维液相上分离的基础上，通过高压阀，将某个色谱峰（混合组分峰）的一部分或全部色谱峰切换到第二维液相上进行再次分离，实现高难度与高复杂样品的分离。二维液相色谱具有以下优点：①提

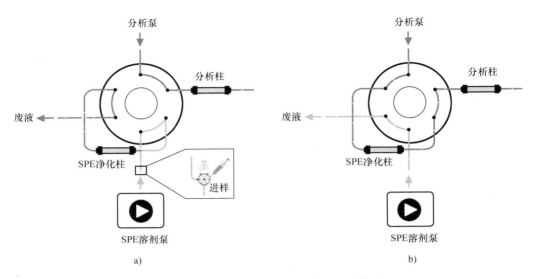

图 3-4　在线固相萃取与液相色谱联用工作原理

a）样品进样及 SPE 净化　b）样品组分从 SPE 柱洗脱至分析柱

高一维液相色谱仪的选择性和分离能力，节约分析时间；②可对纯净样品中的痕量杂质进行分析，通过对痕量组分的富集提高检测灵敏度；③具有反冲洗脱功能，可减少分析柱的污染；④可从组成复杂的样品中分离出需要分析的组分，无须对样品进行预处理。在线固相萃取与液相色谱联用技术其实也是一种特殊的二维液相色谱。某品牌二维液相色谱典型流路如图 3-5 所示。

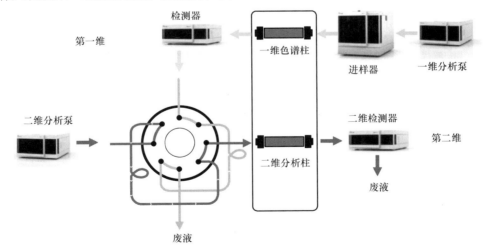

图 3-5　某品牌二维液相色谱典型流路

3.1.2　液相色谱仪的应用

液相色谱技术作为一种高效的分离及分析手段，在生物医药、临床检测等领域获得广泛应用[1,2]。

在生物医药领域，液相色谱技术是药物研发、质量控制的必备方法。药物的纯化及成分的定性/定量测定、痕量杂质、生物分子药物（如抗体、多肽及核酸药物）的分析主要由液相色谱完成。

在临床检测领域，液相色谱技术用于治疗药物浓度监测（TDM）、药物代谢物的分析，如精神类药物等。由于临床检测样品中生物基质干扰较多，对复杂样品适应性更强的二维液相色谱法、在线 SPE 与液相色谱联用法已经广泛应用。

3.1.3 液相色谱仪计量特性及计量方法

1. 液相色谱仪的计量特性

液相色谱仪需要计量的功能模块包括输液泵系统、柱温箱、检测器。各模块的计量特性如下：

（1）输液泵系统

1）输液管路接口密封严密，在仪器允许的工作压力范围内无漏液。

2）输液泵的流量误差 S_s 和稳定性 S_R 需要符合表 3-1 要求。

3）梯度误差 G_i 在 ±3% 以内。

表 3-1 输液泵流量误差 S_s 和稳定性 S_R 指标要求

泵流量设定值 F_S/（mL/min）	0.2 ~ 0.5	0.6 ~ 1.0	>1.0
测量次数 t	3	3	3
流动相收集时间/min	10	5	5
泵流量误差 S_s（%）	±5	±3	±2
泵流量稳定性 S_R（%）	≤3	≤2	≤2

注：1. 最大流量的设定值可根据用户使用情况而定。

2. 对特殊的、流量小的仪器，流量的设定可根据用户使用情况选大、中、小三个流量，流动相的收集时间则根据情况适当缩短或延长。

（2）柱温箱

1）柱温箱温度设定值的最大允许误差为 ±2℃。

2）柱温箱温度稳定性不大于 1℃/h。

（3）检测器 检测器包括紫外 – 可见光检测器、二极管阵列检测器、荧光检测器、示差折光检测器和蒸发光散射检测器，各检测器的主要计量性能指标见表 3-2。

表 3-2 检测器主要计量指标要求

项目	检测器类型			
	紫外 – 可见光检测器/二极管阵列检测器	荧光检测器	示差折光检测器	蒸发光散射检测器
基线噪声①	≤5 × 10⁻⁴ AU	≤5 × 10⁻⁴ FU	≤5 × 10⁻⁷ RIU	≤1mV
基线漂移	≤5 × 10⁻³ AU/30min	≤5 × 10⁻³ FU/30min	≤5 × 10⁻⁶ RIU/30min	≤5mV/30min

（续）

项目	检测器类型			
	紫外 – 可见光检测器/二极管阵列检测器	荧光检测器	示差折光检测器	蒸发光散射检测器
最小检测浓度	$\leqslant 5 \times 10^{-8}$ g/mL 萘 – 甲醇溶液	$\leqslant 5 \times 10^{-9}$ g/mL 萘 – 甲醇溶液	$\leqslant 5 \times 10^{-6}$ g/mL 胆固醇 – 甲醇溶液	$\leqslant 5 \times 10^{-6}$ g/mL 胆固醇 – 甲醇溶液
波长示值最大允许误差	± 2 nm	± 5 nm	—	—
波长重复性	$\leqslant 2$ nm	$\leqslant 2$ nm	—	—
线性范围	优于 10^3	优于 10^3	优于 10^3	

① 若仪器的输出信号用 mV 或 V 表示，注意查看仪器说明书或仪器铭牌标明的其与 AU（FU）的换算关系；若无特殊标明通常可按照 1V = 1AU（FU）进行换算。

（4）整机性能　液相色谱仪的整机性能用定性、定量测量重复性表示，见表 3-3。

表 3-3　液相色谱仪整机性能指标要求

项目	检测器类型			
	紫外 – 可见光检测器/二极管阵列检测器	荧光检测器	示差折光检测器	蒸发光散射检测器
定性重复性（%）	$\leqslant 1.0$	$\leqslant 1.0$	$\leqslant 1.0$	$\leqslant 1.5$
定量重复性（%）	$\leqslant 3.0$	$\leqslant 3.0$	$\leqslant 3.0$	$\leqslant 4.0$

2. 液相色谱仪计量方法

（1）计量条件

1）环境条件要求如下。

① 温度为 15℃ ~ 35℃，核查期间温度变化不超过 3℃（对示差折光检测器，室温变化不超过 2℃）。

② 相对湿度为 20% ~ 85% 。

③ 仪器应平稳地放在工作台上，周围无强烈机械振动和电磁干扰源，仪器接地良好。

④ 仪器所处室内环境应清洁无尘，无易燃、易爆和腐蚀性气体，通风良好。

⑤ 电源电压为 220V ± 22V，频率为 50Hz ± 1Hz。

2）有证标准物质和校准设备。液相色谱仪计量所使用标准物质应为国家有证标准物质，计量器具须经计量检定合格。

① 液相色谱仪计量用标准物质及其不确定度见表 3-4。

② 秒表：分度值不大于 0.1s。

③ 分析天平：最大称量不小于 100g，最小分度不大于 1mg。

表 3-4　液相色谱仪计量用标准物质及其不确定度

标准物质	扩展不确定度（$k=2$）
萘 – 甲醇溶液，认定值为 1.00×10^{-4} g/mL	$\leq 4\%$
萘 – 甲醇溶液，认定值为 1.00×10^{-7} g/mL	$\leq 4\%$
胆固醇 – 甲醇溶液，认定值为 200μg/mL	$\leq 2\%$
胆固醇 – 甲醇溶液，认定值为 5μg/mL	$\leq 5\%$
胆固醇标准物质，认定值为 99.7%	$\leq 0.1\%$

④ 数字温度计：测量范围 0℃ ~100℃，最小分度不大于 0.1℃。

3）其他要求如下。

① 检定用试剂：色谱级甲醇、纯水等。

② 紫外分光光度计溶液标准物质。

③ 容量瓶：50mL，10 个。

④ 注射器：10μL、50μL 和 10mL 各一支。

（2）计量项目和计量方法

1）外观检查。检查仪器铭牌上标示仪器的名称、型号、制造厂名、产品序列号、出厂日期等内容。

2）开机检查。仪器电源线、信号线等插接紧密，通电开机后，各开关、旋钮、按键等功能正常，指示灯灵敏，显示器清晰。

3）主要性能指标检查。液相色谱仪需要计量检定的主要性能指标见表 3-5。

表 3-5　液相色谱仪需要计量检定的主要性能指标

装置名称	项目	首次计量	后续计量	期间核查
输液泵	泵耐压	+①	—①	—
	泵流量误差 S_s	+	—	—
	泵流量稳定性 S_R	+	+	+
	梯度误差 G_i	+	—	—
柱温箱	温度误差 ΔT_s②	+	—	—
	温度稳定性 T_C	+	—	—
检测器	基线噪声	+	+	+
	基线漂移	+	+	—
	最小检测浓度	+	+	—
	波长误差、重复性③	+	—	—
	线性范围	+	—	—
整机	定性定量重复性	+	+	+

① "＋"表示必须检定项目；"—"表示可不检定项目。

② 无柱温箱和梯度洗脱装置的仪器，可不检定此项。

③ 紫外 – 可见光检测器、二极管阵列检测器和荧光检测器必须检定此项目，其他检测器无须检定此项目。

① 输液泵系统计量检定项目如下。

a）泵耐压。将仪器各部分连接好，并安装色谱柱，以 100% 甲醇（或纯水）为流动相，流量为 0.2mL/min，按说明书启动仪器，压力平稳后保持 10min，用滤纸检查各管路接口处是否有湿迹。卸下色谱柱，在泵出口安装阻尼管，调节流速使压力达到最大允许值的 90%，保持 5min 应无漏液。

b）泵流量误差 S_s 和稳定性 S_R。以 100% 甲醇（或纯水）为流动相，按表 3-1 的要求设定流量，压力稳定后，在流动相出口处用事先称重过的洁净容量瓶收集流动相，同时用秒表计时，收集表 3-1 中规定时间流出的流动相，在分析天平上称重，按式（3-1）计算实测流量值，按式（3-2）、式（3-3）分别计算 S_s 和 S_R。每一设定流量，重复测量 3 次。

$$F_m = \frac{W_2 - W_1}{\rho_t t} \tag{3-1}$$

式中　F_m——流量实测值（mL/min）；

　　　W_2——容量瓶与流动相的质量之和（g）；

　　　W_1——容量瓶的质量（g）；

　　　ρ_t——试验温度下流动相的密度（g/cm³）；

　　　t——收集流动相的时间（min）。

$$S_s = \frac{\overline{F_m} - F_s}{F_s} \times 100\% \tag{3-2}$$

式中　$\overline{F_m}$——同一设定流量 3 次测量值的算术平均值（mL/min）；

　　　F_s——设定的流量值（mL/min）。

$$S_R = \frac{F_{max} - F_{min}}{F_m} \times 100\% \tag{3-3}$$

式中　F_{max}——同一设定流量 3 次测量值的最大值（mL/min）；

　　　F_{min}——同一设定流量 3 次测量值的最小值（mL/min）。

梯度误差 G_i。设定阶梯式的梯度洗脱程序（梯度程序见表 3-6），溶剂 A 为纯水，溶剂 B 为含 0.1% 丙酮的水溶液。连接输液泵和检测器，无须连接色谱柱，仪器开机后，用溶剂 A 冲洗系统，待检测器信号的基线平稳之后，开始梯度洗脱程序。测量每一阶段梯度对应的响应信号的变化值 L_i，重复测量 2 次；按式（3-4）计算每一段梯度对应的响应值的变化平均值 $\overline{L_i}$；按式（3-5）计算五段阶梯响应值的总平均值 $\overline{\overline{L_i}}$；按式（3-6）计算每一段的梯度误差 G_i，取 G_i 的最大值作为梯度误差。

表 3-6　梯度程序

序号	溶剂 A（纯水）	溶剂 B（0.1% 丙酮水溶液）
1	100%	0%
2	80%	20%

（续）

序号	溶剂 A（纯水）	溶剂 B（0.1%丙酮水溶液）
3	60%	40%
4	40%	60%
5	20%	80%
6	0%	100%
7	100%	0%

$$\bar{L}_i = \frac{(L_{1i} - L_{1(i-1)}) + (L_{2i} - L_{2(i-1)})}{2} \tag{3-4}$$

式中　$\bar{L}_i$——第 i 段阶梯响应信号值的平均值；

　　　L_{1i}——第 i 段阶梯第一组响应信号值；

　　　$L_{1(i-1)}$——第 $(i-1)$ 段阶梯第一组响应信号值；

　　　L_{2i}——第 i 段阶梯第二组响应信号值；

　　　$L_{2(i-1)}$——第 $(i-1)$ 段阶梯第二组响应信号值。

$$\bar{\bar{L}}_i = \frac{\sum_{i=1}^{n} \bar{L}_i}{n} \tag{3-5}$$

式中　$\bar{\bar{L}}_i$——五段阶梯响应信号值的总平均值；

　　　n——梯度的阶梯数，$n = 5$。

$$G_i = \frac{\bar{L}_i - \bar{\bar{L}}_i}{\bar{\bar{L}}_i} \tag{3-6}$$

式中　G_i——第 i 段阶梯的梯度误差。

② 柱温箱温度设定误差 ΔT_s 和温度稳定性 T_c。将数字温度计固定在柱温箱内与色谱柱相同的位置，选择 35℃ 和 45℃（也可根据用户日常适用温度设定）进行测量。柱温箱通电升温后，待温度平稳，在 1h 内每间隔 10min 记录一次温度计读数，共测量 7 次，计算出平均值。平均值与设定值之差为温度设定值误差 ΔT_s，7 次测量值中最大值与最小值之差，即为在 1h 内的柱温箱温度稳定性 T_c。

③ 紫外 – 可见光检测器和二极管阵列检测器的性能如下。

a）波长示值误差和重复性。检测器开机预热稳定后，用注射器向检测器流通池注入纯水进行冲洗，待信号基线稳定后，在（235±5）nm、（257±5）nm、（313±5）nm 和（350±5）nm 的波长下将信号值归零，然后再用注射器从检测器入口向流通池注入并充满紫外 – 可见分光光度计溶液标准物质（参考波长为 235nm、257、313 和 350nm），待信号值稳定。将检测器波长调到低于参考波长 5nm 处，每间隔 5s ~ 10s 将波长步进 1nm，记录每个波长下的吸收值，最大或最小吸收值对应的波长与参考波长之差为波长示值误差。每个波长重复测量 3 次，其中最大值与最小值之差为波长重复性。

　　b）基线噪声和基线漂移。连接 C_{18} 色谱柱，以 100% 甲醇为流通相，设定输液泵流速为 1.0mL/min，紫外 – 可见光检测器波长设定为 254nm，检测灵敏度设定为最灵敏档。开机预热稳定后记录基线 30min，选取基线中最大峰的峰高所对应的信号值，按式（3-7）计算噪声。基线漂移用 30min 内基线偏离起始点最大信号值（AU/30min）表示。

$$N_d = KB \tag{3-7}$$

式中　　N_d——检测器基线噪声（AU）；

　　　　K——衰减倍数；

　　　　B——基线峰峰高对应的信号值（AU）。

　　c）最小检测浓度。连接 C_{18} 色谱柱，以 100% 甲醇为流通相，设定输液泵流速为 1.0mL/min，由进样系统注入 $10\mu L \sim 20\mu L$ 的 1.00×10^{-7}g/mL 萘 – 甲醇溶液，采集色谱图，根据色谱峰峰高和基线噪声峰高，按式（3-8）计算最小检测浓度 C_L（以 $20\mu L$ 体积计算）。

$$C_L = \frac{2N_d cV}{20H} \tag{3-8}$$

式中　　C_L——最小检测浓度（g/mL）；

　　　　N_d——检测器基线噪声（AU）；

　　　　c——标准样品溶液的浓度（g/mL）；

　　　　V——进样体积（μL）；

　　　　H——标准物质的峰高（AU）。

　　d）线性范围。检测器波长设定为 254nm，用注射器注入 2% 异丙醇 – 水溶液冲洗流通池，待信号响应值稳定后，记录该值。然后，重复该操作，分别注入丙酮 – 2% 异丙醇系列水溶液（丙酮浓度为 0.1%，0.2%，…，1.0%），记录下各溶液对应的稳定信号响应值。每个溶液重复测量 3 次，计算算数平均值。

　　以 5 个丙酮溶液浓度（0.1%，0.2%，0.3%，0.4%，0.5%）和对应的信号响应值做标准曲线，在曲线上找出丙酮溶液浓度大于 0.5% 的各点信号响应值读数，与相应的各浓度点的测量值做比较，两者差值 5% 时的浓度作为检测上限 C_H，将式（3-8）计算出的最小检测浓度 C_L 作为检测下限值，C_H/C_L 比值为线性范围。

　　④ 荧光检测器的性能如下。

　　a）波长示值误差和重复性。对于固定波长荧光检测器，需要取出检测器中的滤光片，在经检定合格的紫外 – 可见光分光光度上测出其最大透射比对应的波长，此波长与滤光片上标记的波长之差，为波长的示值误差。

　　对于可调波长荧光检测器，利用萘在 290nm（激发波长）和 330nm（发射波长）有最大荧光强度的特性，用注射器向检测池注入 1.00×10^{-7}g/mL 萘 – 甲醇溶液标准物质，冲洗检测池并将其充满。将激发波长设为 290nm，改变发射波长（325nm ~ 335nm），每间隔 5s ~ 10s 将波长步进 1nm，记录每个波长下的吸收值，最大吸收值对应的波长与参考波长之差为发射波长示值误差。每个波长重复测量 3

次，其中最大值与最小值之差为波长重复性。然后，将发射波长设为测得的最高吸收值对应的波长，改变激发波长（285nm～295nm），用测量发射波长的方法测量激发波长的示值误差和重复性。

b）基线噪声和基线漂移。连接 C_{18} 色谱柱，以100%甲醇为流通相，设定输液泵流速为1.0mL/min，激发波长设定为290nm，发射波长设为330nm，检测灵敏度设定为最灵敏档。开机预热稳定后记录基线30min，选取基线中最大峰的峰高所对应的信号值，按式（3-7）计算噪声，用检测器自身的物理量（FU）做单位表示；基线漂移用30min内基线偏离起始点最大信号值（FU/30min）表示。

c）最小检测浓度。连接 C_{18} 色谱柱，以100%甲醇为流通相，设定输液泵流速为1.0mL/min，由进样系统注入10μL～20μL的 1.00×10^{-7} g/mL（或 1.00×10^{-8} g/mL）萘－甲醇溶液，采集色谱图，根据色谱峰峰高和基线噪声峰高，按式（3-8）计算最小检测浓度 C_L。

d）线性范围。检测器激发波长设定为290nm，发射波长设为330nm，用注射器注入100%甲醇溶液冲洗检测池，待信号响应值稳定后，记录该值。然后，依次注入萘－甲醇系列溶液（萘浓度为 1.00×10^{-5} g/mL，2.00×10^{-5} g/mL，…，1.00×10^{-4} g/mL），记录下各溶液对应的稳定信号响应值。每个溶液重复测量3次，计算算术平均值。

以5个萘－甲醇溶液浓度（1.00×10^{-5} g/mL～5.00×10^{-5} g/mL）和对应的信号响应值做标准曲线，在曲线上找出萘－甲醇溶液浓度大于 5.00×10^{-5} g/mL 的各点信号响应值读数，与相应的各浓度点的测量值做比较，两者差值5%时的萘－甲醇浓度作为检测上限 C_H，将最小检测浓度 C_L 作为检测下限值，C_H/C_L 比值为线性范围。

⑤ 示差折光检测器的性能如下。

a）基线漂移和基线噪声。示差折光检测器对温度波动比较敏感，应保证测量时的室内温度波动不超过2℃。连接 C_{18} 色谱柱，以100%甲醇为流通相，设定输液泵流速为1.0mL/min，将参比池充满流动相，检测灵敏度设定为最灵敏档。开机待仪器稳定后记录基线30min，选取基线中最大峰的峰高所对应的信号值，按式（3-7）计算噪声，用检测器自身的物理量（RIU）做单位表示；基线漂移用30min内基线偏离起始点最大信号值（RIU/30min）表示。

b）最小检测浓度。连接 C_{18} 色谱柱，以100%甲醇为流通相，设定输液泵流速为1.0mL/min，由进样系统注入10μL～20μL的5.0μg/mL的胆固醇－甲醇溶液标准物质，采集色谱图，由色谱峰峰高和基线噪声峰高，按式（3-8）计算最小检测浓度 C_L。

c）线性范围。用注射器注入100%甲醇溶液反复冲洗样品池和参比池，并将参比池充满甲醇，待信号响应值稳定后，记录该值。然后，依次向样品池中注入胆固醇－甲醇系列溶液（胆固醇浓度为 1.00×10^{-4} g/mL，2.00×10^{-4} g/mL，…，1.00×10^{-3} g/mL），记录下各溶液对应的稳定信号响应值。每个溶液重复测量3

次，计算算术平均值。

以 5 个胆固醇 – 甲醇溶液浓度（1.00×10^{-4} g/mL $\sim 5.00 \times 10^{-4}$ g/mL）和对应的信号响应值做标准曲线，在曲线上找出胆固醇 – 甲醇溶液浓度大于 5.00×10^{-4} g/mL 的各点信号响应值读数，与相应的各浓度点的测量值做比较，两者差值 5% 时的胆固醇 – 甲醇浓度作为检测上限 C_H，将最小检测浓度 C_L 作为检测下限值，C_H/C_L 比值为线性范围。

⑥ 蒸发光散射检测器的性能如下。

a）基线漂移和基线噪声。连接 C_{18} 色谱柱，以 100% 甲醇为流通相，设定输液泵流速为 1.0mL/min，漂移管温度为 70℃（低温型为 35℃），雾化器流速为 2.5L/min $\sim$ 3.5L/min 或适当的气体压力（280kPa $\sim$ 350kPa），检测灵敏度设定在合适的档位。开机待仪器稳定后记录基线 30min，选取基线中最大峰的峰高所对应的信号值，按式（3-7）计算噪声，用检测器自身的物理量（mV）做单位表示；基线漂移用 30min 内基线偏离起始点最大信号值（mV/30min）表示。

b）最小检测浓度。连接 C_{18} 色谱柱，以 100% 甲醇为流通相，设定输液泵流速为 1.0mL/min，由进样系统注入 10μL $\sim$ 20μL 的 5.0μg/mL 的胆固醇 – 甲醇溶液标准物质，采集色谱图，由色谱峰峰高和基线噪声峰高，按式（3-8）计算最小检测浓度 C_L。

⑦ 电喷雾检测器。JJG 705—2014《液相色谱仪》中没有收录电喷雾检测器的计量方法，故对电喷雾检测器进行计量检定时，可参考蒸发光检测器的计量方法，或直接参考电喷雾检测器厂商的验收方法进行计量检定，测定电喷雾检测器的基线漂移、基线噪声、最小检测浓度和线性范围。

⑧ 整机性能（定性、定量重复性）。选用 C_{18} 色谱柱，用 100% 甲醇为流动相，输液泵流速为 1.0mL/min，根据仪器配置的检测器，选择测量参数：紫外 – 可见光检测器和二极管阵列检测器波长设定为 254nm，灵敏度选择适中，基线稳定后由进样系统注入一定体积的 1.00×10^{-4} g/mL 萘 – 甲醇溶液标准物质；荧光检测器激发波长和发射波长分别设定为 290nm 和 330nm，灵敏度选在中间档，基线稳定后注入一定体积的 1.00×10^{-5} g/mL 萘 – 甲醇标准溶液（可用 1.00×10^{-4} g/mL 的萘 – 甲醇溶液标准物质稀释而得）；示差折光检测器和蒸发光散射检测器灵敏度选在中间档，注入一定体积 200μg/mL（2.00×10^{-4} g/mL）的甲醇 – 胆固醇溶液标准物质。连续测量 6 次，记录色谱峰的保留时间和峰面积，按式（3-9）计算相对标准偏差（RSD）。

$$\text{RSD} = \frac{1}{\overline{X}} \sqrt{\sum_{i=1}^{n} \frac{(X_i - \overline{X})^2}{n-1}} \times 100\% \tag{3-9}$$

式中　RSD——定性（定量）测量重复性相对标准偏差；

X_i——第 i 次测得的保留时间或峰面积；

$\overline{X}$——6 次测量结果的算术平均值；

i——测量序号；

n——测量次数。

（3）计量结果的处理　计量结果应在计量证书或计量报告上直观、详细地反映。

计量合格的仪器，发放计量证书；计量不合格的仪器，发给计量结果通知书，并注明不合格项目。

对于只配一个检测器的仪器，任何一个检定项目不合格，该仪器即为不合格仪器，注明不合格项。

对于配两个及以上检测器的仪器，只要其中一个检测器的计量项目和除检测器外其他核查项目合格，可认为配该检测器的仪器核查通过。同时注明其他不合格的检测器，限制使用。

（4）计量周期　计量周期一般不超过 2 年。送检单位需根据实际情况自主决定计量间隔，当发生维修、更换部件或重新安装，或对液相色谱仪的计量性能产生怀疑时，应随时重新计量。

3.1.4　液相色谱仪核查方法及应用实例

1. 液相色谱仪的期间核查

（1）液相色谱仪的核查要求　液相色谱仪的期间核查分为两种：定期核查和不定期核查。

定期核查一般应在两次计量检定之间进行一至两次期间核查。JJG 705—2014《液相色谱仪》中建议液相色谱仪的计量检定周期为 2 年，实验室可根据仪器的情况，在两次计量检定周期之内，每 6 个月进行至少一次期间核查。

在日常使用中，也应对关键技术指标（如输液泵流量稳定性、检测器基线噪声及漂移、定性及定量重复性等）进行运行检查，做好记录，确保仪器处于良好状态。遇下列情况时，有必要对设备进行不定期期间核查：

1）日常使用中仪器试验结果可疑或对其性能产生怀疑，如示值误差偏大、重复性和稳定性不佳等，应及时核查。

2）使用的环境条件（温度、湿度等）发生较大变化时，应及时核查。

3）遇到因错误操作、过载、运行中突然断电、死机等情况时，应及时核查。

4）更换部件、维修、搬运、借出较长时间归还时，应及时核查。

（2）期间核查的环境要求　核查时的环境条件应与计量的环境条件保持一致。

（3）期间核查的标准　采用标准物质作为液相色谱仪期间核查标准，在 JJG 705—2014《液相色谱仪》中使用的是萘–甲醇溶液和胆固醇–甲醇溶液的国家有证标准物质。

在日常核查中，也可以选择该台设备常检测项目的标准物质作为核查标准，但要注意的是，所使用的标准物质必须为国家有证标准物质，性质稳定、具有参考值和测量不确定度、存储条件要满足要求且应在有效期内使用。

（4）期间核查的内容　期间核查参照 JJG 705—2014《液相色谱仪》及该仪器

使用说明书中的核查参数或日常检测方法确认的技术要求，并根据实验室的日常检测要求来选择重要的技术指标进行核查，不必照搬检定规程进行核查。

涉及液相色谱仪的核查参数有：

1）通用核查。外观及标识、通电及功能检查。

2）仪器计量特性核查。主要有输液泵流量稳定性、检测器基线噪声及漂移、定性及定量重复性。

（5）期间核查结果的判定及处理　期间核查结果应以 JJG 705—2014《液相色谱仪》、GB/T 27404—2008《实验室质量控制规范　食品理化检测》、所检测项目的标准方法以及仪器设备使用说明书的要求为判据。

核查结果的处理：

1）当核查结果符合要求时，可继续使用。

2）当核查的输液泵流量稳定性、检测器基线噪声及漂移、定性及定量重复性（任意一个）接近最大允许误差时，应加大核查频次或采取其他有效措施做进一步验证以规避风险。

3）当输液泵流量稳定性、检测器基线噪声及漂移、整机定性及定量重复性（任意一个）不满足要求时，分析可能的原因，解决问题后，再次进行性能核查。若仍不能满足性能要求，仪器应立刻停止使用，追溯之前报告有效性可能受到影响的结果，并采取相应措施。

（6）期间核查的记录　期间核查结果应及时做记录并存档，历史核查记录应具有可追溯性，且应满足以下条件：

1）准确性。使用规范的术语、数据和计量单位。

2）原始性。记录实时、直接观察或读取的数据。

3）完整性。记录应包含足量的信息，如被核查对象、核查项目、环境条件、核查标准、核查地点、核查数据及处理、核查结果判据、结果评价和结论、核查人员、核查时间等信息。

2. 液相色谱仪的期间核查方法

（1）外观检查　检查仪器铭牌上标示仪器的名称、型号、制造厂名、产品序列号、出厂日期等内容。

（2）仪器开机及功能性检查　检查仪器所有电源线、信号线插接紧密，无破损、漏电等现象；检查仪器的各按键、开关、指示灯、显示屏、配套软件及计算机功能正常；仪器各功能模块通电后能通过自检或自校正，能与软件和计算机正常通信，能准确地接收和运行软件发送的参数指令，软件能读取仪器信息并采集色谱图数据；软件能完整地处理色谱数据，并生成分析报告。

（3）输液泵流量稳定性　以 100% 甲醇或纯水为流动相，参考 JJG 705—2014《液相色谱仪》选择低、中、高三个流速来进行流量稳定性考察。在一定的时间内收集各流速的流动相，用天平进行称重，参考式（3-1）计算流量稳定性。输液泵流量稳定性测量结果（实例）见表 3-7。

表 3-7　输液泵流量稳定性测量结果（实例）

F_S	0.5mL/min			1.0mL/min			1.5mL/min		
t	10	10	10	5	5	5	5	5	5
W_1	6.8928	6.9045	7.0263	7.0365	6.9392	6.9906	6.94454	7.0828	7.053
W_2	12.0196	12.0323	12.1578	12.1634	12.0553	12.1112	14.6053	14.7408	14.7329
$(W_2 - W_1)/\rho$	5.14429	5.14529	5.14901	5.14439	5.13355	5.13807	7.68690	7.68413	7.70610
F_m	0.51443	0.51453	0.51490	1.02888	1.02671	1.02761	1.53738	1.53683	1.54122
$\overline{F_m}$	0.51462			1.0277			1.5385		
S_R	0.0916%			0.2109%			0.2857%		

注：流动相为 100% 纯水，密度为 0.9966g/cm^3。

结果判定：依据 JJG 705—2014《液相色谱仪》，对于流速在 0.5mL/min 以内的情况，流量的稳定性不得超过 3%；流速大于 0.5mL/min，流量的稳定性不得超过 2%。

（4）检测器基线噪声及漂移　选用 C_{18} 色谱柱，用 100% 甲醇为流动相，输液泵流速为 1.0mL/min，根据仪器配置的检测器，选择测量参数，接通电源，待仪器稳定后记录基线 30min。根据检测器的衰减倍数和测得的基线峰峰高对应的响应信号值，按式（3-7）计算基线噪声；基线漂移用 30min 内基线偏离起始点最大响应信号值表示。检测器基线噪声及漂移的测量结果（实例）见表 3-8。

表 3-8　检测器基线噪声及漂移的测量结果（实例）

检测器类型	紫外 – 可见光检测器	检测波长	254nm
流动相	100% 甲醇	配制日期	2021.05.31
基线噪声	1.72×10^{-5}AU	基线漂移	2.83×10^{-5}AU/30min

结果判定：依据 JJG 705—2014《液相色谱仪》，紫外 – 可见光检测器的基线噪声低于 5×10^{-4}AU，基线漂移低于 5×10^{-3}AU/30min。

（5）整机的定性及定量重复性　选用 C_{18} 色谱柱，用 100% 甲醇为流动相，流速为 1.0mL/min，根据仪器配置的检测器，参考 JJG 705—2014《液相色谱仪》选择测量参数，注入一定体积的标准物质溶液。也可根据用户自身方法需要选择标准物质和测量参数进行测量。连续测量 6 次，记录标准物质的色谱峰的保留时间和峰面积，按式（3-9）计算相对标准偏差 RSD。仪器定性及定量重复性数据见表 3-9。

表 3-9　仪器定性及定量重复性数据

标物名称	萘 – 甲醇		浓度		$1 \times 10^{-4}\text{g/mL}$		标准溶液有效期		1 年
检测波长	254nm		流动相		甲醇		流动相配制时间		2021.05.24
进样量	$20\mu\text{L}$		色谱柱		XB – C18		压力		6.5MPa

项目	序号						平均值	RSD
	1	2	3	4	5	6		
保留时间/min	2.253	2.252	2.252	2.255	2.257	2.252	2.2535	0.092%
峰面积	4164.7	4234.8	4235.2	4246.4	4232.1	4241.8	4225.9	0.719%

结果判定：依据 JJG 705—2014《液相色谱仪》，1×10^{-4} g/mL 的标准样品，配置紫外 – 可见光检测器的仪器，其定性重复性控制在 1% 以内，定量重复性控制在 3% 以内。

（6）核查结果处理

1）当核查结果在允许范围内时，仪器可以继续使用。

2）当输液泵流量稳定性、检测器基线噪声及漂移、整机定性及定量重复性任意一个超出允许范围值时，应对仪器重新校准后进行重新核查，若再次核查结果仍不满足要求，应对仪器做停用处理，并追溯之前报告有效性可能受到影响的结果。

3. 液相色谱仪的期间核查实例

（1）液相色谱仪的期间核查规程　实验室应制定一份液相色谱仪的期间核查规程，具体内容如下。

1）职责：①检测人员按照本规程对液相色谱仪进行核查及记录，核实其有效性。②部门负责人负责监督检查，保证检测结果的准确性。

2）核查范围：液相色谱仪。

3）核查目的：确保液相色谱仪在符合计量要求的状态下正常工作。

4）核查频次：每 6 个月进行至少一次期间核查。

5）核查标准：带有国家认证证书的标准物质或该台设备常检测项目的标准物质。

6）核查内容：通用核查（外观及标识、通电及功能检查）和仪器主要特性核查（输液泵流量稳定性、检测器基线噪声及漂移、定性及定量重复性）。

7）核查方法及步骤如下。

① 通用核查。

a）开启仪器，仪器所有按键、开关、指示灯、显示器等均能正常工作。

b）配套软件及计算机能与仪器正常通信连接。

c）检查仪器的输液泵、检测器、进样系统、柱温箱等是否正常启动及通过自检。

② 仪器主要特性核查。

a）输液泵流量稳定性：用 100% 甲醇或纯水做流动相，收集选定时间内不同流速的流动相，天平称重后，根据式（3-1）计算流量稳定性。

b）检测器基线噪声及漂移：用 100% 甲醇做流动相，输液泵流速为 1.0mL/min，记录仪器稳定后的基线，时间 30min，按式（3-7）计算基线噪声；基线漂移用 30min 内基线偏离起始点最大响应信号值表示。

c）定性及定量重复性：用 100% 甲醇做流动相，流速为 1.0mL/min，对选定的标准物质进行连续 6 次测量，获取标准物质的色谱峰的保留时间和峰面积，并按式（3-9）计算相对标准偏差 RSD。

8）核查结果的判据：核查结果的判定参考 JJG 705—2014《液相色谱仪》的要求。

① 输液泵流量稳定性：当流速≤0.5mL/min 时，流量稳定性不得超过3%；当流速>0.5mL/min 时，流量稳定性不得超过2%。

② 检测器基线噪声及漂移：紫外-可见光检测器和二极管阵列检测器的基线噪声≤$5×10^{-4}$AU，漂移≤$5×10^{-3}$AU/30min；荧光检测器的基线噪声≤$5×10^{-4}$FU，漂移≤$5×10^{-3}$FU/30min；示差折光检测器的基线噪声≤$5×10^{-7}$RIU，漂移≤$5×10^{-6}$RIU/30min；蒸发光散射检测器的基线噪声≤1mV，漂移≤5mV/30min。

③ 定性及定量重复性：紫外-可见光检测器和二极管阵列检测器的液相色谱仪定性（保留时间）重复性≤1.0%，定量（峰面积）重复性≤3.0%；荧光检测器的液相色谱仪定性（保留时间）重复性≤1.0%，定量（峰面积）重复性≤3.0%；示差折光检测器的液相色谱仪定性（保留时间）重复性≤1.0%，定量（峰面积）重复性≤3.0%；蒸发光散射检测器的液相色谱仪定性（保留时间）重复性≤1.5%，定量（峰面积）重复性≤4.0%。

9）核查结果的处理如下。

① 当核查结果符合要求时，该仪器可继续使用；

② 当核查的输液泵流量稳定性、检测器基线噪声及漂移、定性及定量重复性（任意一个）接近最大允许误差时，应做好风险防范，加大核查频次或其他有效措施做进一步验证以规避风险；有必要时，应对仪器进行维修、更换部件等操作，重新校准仪器，并对设备的计量性能做进一步验证。

③ 若输液泵流量稳定性、检测器基线噪声及漂移、定性及定量重复性（任意一个）不满足要求，分析可能的原因，对仪器进行检查和处理后，再次核查，如果仍不满足要求，应立刻停止使用该仪器。

（2）液相色谱仪期间核查报告实例　根据液相色谱仪的期间核查规程编制期间核查记录表（见表3-10），其中包括核查对象、核查时间、核查人员、环境条件、核查标准、核查依据、核查内容、核查方法、测定结果、结果评价和核查结论等信息。

表3-10　液相色谱仪期间核查记录表

被核查设备	仪器型号	制造厂家	设备模块	设备型号	序列号
液相色谱仪			输液泵		
			进样器		
			柱温箱		
			紫外-可见光检测器		
			二极管阵列检测器		
			荧光检测器		
			示差折光检测器		
			蒸发光散射检测器		
所在单位及科室					

1）仪器外观及电路系统：_____。

2）泵流量稳定性 S_R（见表 3-11）。

表 3-11　泵流量稳定性 S_R

温度/℃		流动相		密度	
项目	$F_{S1} =$, $t_1 =$		$F_{S2} =$, $t_2 =$		F_{S3} , $t_3 =$
W_1					
W_2					
$W_2 - W_1$					
$(W_2 - W_1)/\rho$					
F_m					
$\overline{F}_m$					
S_R（%）					

3）柱温箱温度设定值误差 ΔT_S 和柱温箱温度稳定性 T_C（见表 3-12）。

表 3-12　柱温箱温度设定值误差 ΔT_S 和柱温箱温度稳定性 T_C

项目	序号							均值	ΔT_{S1}	T_{C1}
	1	2	3	4	5	6	7			
T_{S1}/℃										

项目	序号							均值	ΔT_{S2}	T_{C2}
	1	2	3	4	5	6	7			
T_{S2}/℃										

4）紫外-可见光检测器/二极管阵列检测器核查结果（见表 3-13）。

表 3-13　紫外-可见光检测器/二极管阵列检测器核查结果

型号		波长范围	
基线噪声		基线漂移	

5）荧光检测器核查结果（见表 3-14）。

表 3-14　荧光检测器核查结果

型号		波长范围	
基线噪声		基线漂移	

6）示差折光检测器核查结果（见表 3-15）。

表 3-15　示差折光检测器核查结果

型号		折光率检测范围	
基线噪声		基线漂移	

7）蒸发光散射检测器核查结果（见表 3-16）。

表 3-16 蒸发光散射检测器核查结果

型号		检测范围	
基线噪声		基线漂移	

8）定性、定量重复性核查结果（见表 3-17 ～ 表 3-20）。

表 3-17 紫外 – 可见光检测器/二极管阵列检测器

标物名称		浓度/（g/mL）			进样量		检测波长	
流动相		流速/（mL/min）			灵敏度		波长范围	
项目	序号						平均值	RSD
	1	2	3	4	5	6		
保留时间								
峰面积								

表 3-18 荧光检测器

标物名称		浓度/（g/mL）			进样量		发射波长	
流动相		流速/（mL/min）			灵敏度		激发波长	
项目	序号						平均值	RSD
	1	2	3	4	5	6		
保留时间								
峰面积								

表 3-19 示差折光检测器

标物名称		浓度/（g/mL）			进样量		检测范围	
流动相		流速/（mL/min）			灵敏度			
项目	序号						平均值	RSD
	1	2	3	4	5	6		
保留时间								
峰面积								

表 3-20 蒸发光散射检测器

标物名称		浓度/（g/mL）			进样量		检测范围	
流动相		流速/（mL/min）			灵敏度			
项目	序号						平均值	RSD
	1	2	3	4	5	6		
保留时间								
峰面积								

3.1.5 生物医药企业对液相色谱仪 3Q 验证方法及要求

生物医药产品质量关系到人们的生命健康，其数据的真实准确至关重要。液相色谱仪作为生物医药企业日常药品质量检验的必要检验设备，在投入使用之前必须进行仪器验证，以书面的形式证明液相色谱仪整个测量过程能够获得稳定、可靠和准确的分析数据。

液相色谱仪在生物医药企业实验室现场的验证包括：安装确认（Installation Qualification，IQ）、操作确认（Operation Qualification，OQ）、性能确认（Performance Qualification，PQ）。

1. 安装确认

安装确认须提供文件证明生物医药实验室环境所有的规格及参数完全符合液相色谱仪制造商的描述和安全要求。在安装过程中遇到的任何与规格的偏差和问题都应作为备注记录在文件中。此外，为解决问题和消除偏差而采取的所有措施都应备注并记录下来。

安装确认文件由制造商提供，作为仪器交付的一部分。验证的内容逐一检查通过后，须由液相色谱仪制造商和医药企业相关人员双方签字确认。

完整的安装确认文件应包括以下信息：

1）液相色谱仪安装的地点确认。

2）液相色谱仪的交货状态（仪器品牌及型号检查、货品清单检查、出厂合格证书等）。

3）安装前后清洁检查。

4）安装前提条件检查（环境温度、湿度、电源、实验台面积及承重等）。

5）安装过程检查。

6）安装结果检查（泵、检测器、进样器及系统整体的功能验证）。

2. 操作确认

操作确认于液相色谱仪安装之后进行，以后每隔一定时间重复进行，时间由制造商推荐并得到用户单位确认。它提供文件证明在规定的运行时间内设备的所有部件功能参数达到厂家指标并且运行正常。验证文件由制造商提供，作为仪器交付的一部分。验证的内容逐一检查通过后，须由液相色谱仪制造商和医药企业相关人员双方签字确认。

操作确认应包括以下内容：

1）明确的液相色谱仪各功能部件及系统整体的验证技术指标。

2）液相色谱仪性能验证结果及记录。

3）接受单位使用人员的培训记录。

液相色谱仪性能验证是最重要的一个环节，参数是否达标关系到仪器是否可以用于实验室的日常检测任务。测试方法按照制造商提供的验证文件记录的测试方法进行性能参数测试即可。主要的性能验证的内容如下：

1）泵性能测试，包括泵耐压测试、泵流量准确度、稳定性和精密度测试（见表 3-21、表 3-22）。KNAUER 液相色谱仪操作确认 – 泵性能确认（示例）见表 3-23。

2）检测器性能测试，包括基线漂移和基线噪声、波长准确度、最小检测浓度和线性范围。

3）进样器性能测试，包括进样重复性、线性、进样残留。

4）柱温箱性能测试，包括柱温箱的温度设定误差、温度稳定性。

表 3-21　流速准确度 X_F 和精密度 Y 结果

	测量值/(mL/min)	准确度 X_F(%)	技术规格(%)	精密度 Y(%)	技术规格(%)
泵 A	1 _____			1 _____	
	2 _____			2 _____	
	3 _____			3 _____	
	4 _____			4 _____	
	5 _____			5 _____	
	6 _____	———	———	6 _____	———
	7 _____			7 _____	
	8 _____			8 _____	
	9 _____			9 _____	
	10 _____			10 _____	
	平均值：____			Y_{max} ———	
	测量值/(mL/min)	准确度 X_F(%)	技术规格(%)	精密度 Y(%)	技术规格(%)
泵 B	1 _____			1 _____	
	2 _____			2 _____	
	3 _____			3 _____	
	4 _____			4 _____	
	5 _____			5 _____	
	6 _____	———	———	6 _____	———
	7 _____			7 _____	
	8 _____			8 _____	
	9 _____			9 _____	
	10 _____			10 _____	
	平均值：____			Y_{max} ———	

表 3-22　梯度准确度 X_G 结果

	测量值	准确度 X_G（%）	技术规格（%）
测量 1 溶剂组成 A1/B1	测量峰高 H_X/mAU 10% _____ 50% _____ 90% _____ 100% _____		
	理论计算值 C_X（%） 10% _____ 50% _____ 90% _____	_____ _____ _____	_____
	测量峰高 H_X/mAU 10% _____ 50% _____ 90% _____ 100% _____		
	理论计算值 C_X（%） 10% _____ 50% _____ 90% _____	_____ _____ _____	_____

	测量值	准确度 X_G（%）	技术规格（%）
测量 2 溶剂组成 A2/B2	测量峰高 H_X/mAU 10% _____ 50% _____ 90% _____ 100% _____		
	理论计算值 C_X（%） 10% _____ 50% _____ 90% _____	_____ _____ _____	_____
	测量峰高 H_X/mAU 10% _____ 50% _____ 90% _____ 100% _____		
	理论计算值 C_X（%） 10% _____ 50% _____ 90% _____	_____ _____ _____	_____

表 3-23　KNAUER 液相色谱仪操作确认－泵性能确认（示例）

测试内容	数据	技术规格	结果		
			通过	失败	N/At
电源启动	—	—	☐	☐	☐
漏液检测	—	—	☐	☐	☐
压力下限 p_{min}	—	停泵后 45s	☐	☐	☐
压力上限 p_{max}	—	当达到最大压力时，泵立即停止工作	☐	☐	☐
流速准确度 X_F	$X_F=$	±2%（±5%）	☐	☐	☐
流速精密度 Y	$Y=$	±0.5%	☐	☐	☐
梯度准确度 X_G	$X_G=$	二元高压：±2% 四元低压：±3%	☐	☐	☐

3. 性能确认

性能确认是为了证明当前液相色谱仪适合执行特定的分析任务。不同于安装确认、操作确认由制造商提供验证文件，性能确认是由用户采用自己的样品，按照用户的方法，参考液相色谱仪的操作手册，根据本实验室的检测项目的要求，预先设置一定的验证内容，并通过设计合理的试验来验证所采用的分析方法是否符合检测项目的要求。检验方法验证的基本内容包括方案的起草、审批以及检验仪器的确认。其中，对于方案的起草与审批，企业需要根据自身情况进行撰写。至于检验仪器的确认，则包括多个检测项目。

参考《药品生产质量管理规范（2010 年修订）》的要求，液相色谱仪性能确认涉及的检测项目包括精密度、定量限/检测限、准确度、线性/范围、定性专属性（保留时间重复性）以及系统适应性。在实际的工作中，用户单位实验室可根据自身实际检测的需要来设定性能确认所涉及的检测项目。表 3-24 为液相色谱仪性能确认的示例。

表 3-24　液相色谱仪性能确认示例

项目	描述		备注
液相色谱仪	生产商：KNAUER	型号：AZURA	
	序列号：××××	软件：ClarityChrom V8.5	
	系统配置：××××	P6.1L HPG 泵、UVD 2.1L 紫外－可见光检测器、AS6.1L 自动进样器	
目的	检查仪器在测试供试品的过程中，含量测定的相对偏差		
可执行标准	含量测定的相对偏差应不超过 3.0%		
检验项目	×××小蜜丸含量测定		
样品批次	×××××		
检验依据	中国药典 2020 年版一部		

（续）

项目	描述	备注
色谱条件与系统适用性试验	色谱柱：C18，250mm×4.6mm，5μm 流动相：甲醇–水（33∶67）溶液为流动相 检测波长为230nm 理论板数按芍药苷峰计应不低于2000	
对照品溶液的制备	取芍药苷对照品适量，精密称定，加甲醇制成每1mL含40μg的溶液，即得	
供试品溶液的制备	取×××小蜜丸，研细，取约5g，精密称定，精密加入30%乙醇25mL，称定重量，时时振摇，静置24h，超声处理30min（功率300W，频率50kHz），放冷，再称定重量，加30%乙醇补足减失的重量，摇匀，滤过。精密量取续滤液5mL，通过D101型大孔吸附树脂柱（内径1.5cm，柱高12cm），用30%乙醇100mL洗脱，收集洗脱液，蒸干，残渣用水5mL分次使溶解，转移至25mL量瓶中，容器用适量甲醇多次洗涤，洗液并入同一量瓶中，加甲醇至刻度，摇匀，即得	
测定法	分别精密吸取对照品溶液与供试品溶液各20μL，注入液相色谱仪，测定，即得供试品中芍药苷的含量 标示含量 = $[(A_rCS)/(1000A_iW_r)] \times 100\%$ 式中 A_r、A_i——分别为样品与对照品峰面积 　　　C——对照品浓度 　　　W_r——样品重量（g） 　　　S——供试品稀释倍数	

样品重量/g	样品1	样品2	样品3	
	4.999	5.002	4.998	

项目	描述	备注
测试谱图	样品与对照品峰面积见检测报告图谱	
测试结果	样品1 含量 = 样品2 含量 = 样品3 含量 = 平均含量 = 相对偏差 =	
结论	相对偏差在允许范围内，达到预定的要求，该仪器可正式投入使用	
检验者/日期	李×× 20××年××月××日	
复核者/日期	田×× 20××年××月××日	

3.2 液相色谱–质谱联用仪

3.2.1 液相色谱–质谱联用仪的原理与组成

液相色谱–质谱联用仪是以液相色谱作为分离系统，质谱为检测系统的现代分析手段，是色谱质谱联用仪的一种。色谱质谱的在线联用将色谱的分离能力与质谱的定性功能结合起来，实现对复杂混合物更准确的定量和定性分析，而且也简化了样品的前处理过程，使样品分析更简便。色谱质谱联用包括气相色谱－质谱联用（GC－MS）和液相色谱－质谱联用（LC－MS），液质联用与气质联用互为补充，分析不同性质的化合物。

质谱技术始于 20 世纪初，质谱分析具有高灵敏度、样品用量少、高准确度、分析速度快、分离和鉴定同时进行等优点，因此质谱技术被广泛应用于生物、医药、化学、化工、环境等学科研究。为了进一步丰富质谱的功能，拓展质谱的使用范围，各类质谱联用技术应运而生，如气相色谱－质谱联用、液相色谱－质谱联用、毛细管电泳质谱联用、质谱－质谱联用等，质谱联用技术是最具发展和应用前景的技术之一。液相色谱－质谱联用技术因其具有分析范围广、分离能力强、定性分析结果可靠、检测限低、分析时间短、自动化程度高等多方面的优点得到了最为广泛的应用。

1. 液相色谱－质谱（LC－MS）的工作原理

液相色谱－质谱（LC－MS）联用技术的研究开始于 20 世纪 70 年代，直到 20 世纪 90 年代才出现被广泛接受的商品接口及成套仪器。

质谱分析是先将物质离子化，按离子的质荷比分离，然后测量各种离子谱峰的强度而实现分析目的的一种分析方法。以检测器检测到的离子信号强度为纵坐标，离子质荷比为横坐标所绘制的条状图就是常见的质谱图。

液相色谱－质谱（LC－MS）联用技术工作原理就是样品通过液相色谱分离后的各个组分依次进入质谱检测器，各组分在离子源被电离，产生带有一定电荷、质量数不同的离子。不同离子在电磁场中的运动行为不同，采用质量分析器按不同质荷比把离子分开，得到依质荷比顺序排列的质谱图。通过对质谱图的分析处理，可以得到样品的定性和定量分析结果。

2. 液相色谱－质谱（LC－MS）的组成

质谱仪包括真空系统、进样系统、离子源、质量分析器、检测器和数据处理系统，如图 3-6 所示。

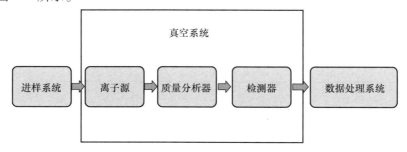

图 3-6 质谱（MS）的组成示意图

（1）真空系统 质谱仪的离子源、质量分析器和检测器必须处于高真空状态。若真空度过低，则会造成离子源灯丝损坏、本底增高、图谱复杂化等问题，干扰离子源的调节、加速极放电。

一般质谱仪都采用机械真空泵（前级低真空泵）预抽真空，再用高效率油扩散泵或分子涡轮泵（高真空泵）连续地运行以保持真空。只有在足够高的真空度下，离子才能从离子源到达检测器，真空度不够则灵敏度低。

（2）进样系统　进样系统是将分析样品引入离子源的装置。进样方式包括直接进样和仪器联用的进样。色谱－质谱联用仪的接口和色谱仪组成了质谱的进样系统。

（3）离子源　离子源将欲分析样品的原子或分子电离，得到带电离子，并对离子进行加速使其进入质量分析器。根据电离方式的不同，常用的有电子轰击电离（EI）源、化学电离（CI）源、快原子轰击电离（FAB）源、电喷雾电离（ESI）源、大气压化学电离（APCI）源、基质辅助激光解析电离（MALDI）源。

① EI 源：EI 源应用最为广泛，是气相色谱－质谱联用仪中应用最多的离子源，它主要用于挥发性样品的电离。其原理是由进样系统进入的气体样品到达离子源，与灯丝发出的电子发生碰撞使样品分子电离。

② CI 源：CI 源的原理是利用反应气体的离子和样品分子发生离子－分子反应而生成样品分子离子。其特点是谱图简单，最强峰为分子离子峰和准分子离子峰，碎片离子峰很少；可用于负离子质谱，多数有机化合物的负离子 CI 质谱图灵敏度要比其正离子 CI 质谱图高 2~3 个数量级；不适用于难挥发试样。

③ FAB 源：FAB 源的原理是氩气被电子轰击而电离，生成的氩离子被电子透镜聚焦并加速生成动能可控的离子束，经过中和器中和离子束所带的电荷，成为高速定向运动的中性原子束，用此原子束轰击样品使其电离。其特点是适用于分析大分子量、难汽化、热稳定性差的样品。

④ ESI 源：ESI 源的原理是流出液在高电场下形成带电喷雾，在电场力作用下穿过气帘，从而雾化、蒸发溶剂，阻止中性溶剂分子进入后端检测。其特点是作为一种软电离方式，适合分析极性强的有机化合物；容易形成多电荷离子，可以测量大分子量的蛋白质；主要应用于液相色谱－质谱联用仪。

⑤ APCI 源：APCI 源的原理是喷嘴下游放置一个针状放电电极进行高压放电，使空气中某些中性分子电离，产生 H_3O^+，N_2^+，O_2^+ 和 O^+ 等离子，溶剂分子也会被电离，这些离子与样品分子进行离子－分子反应，使样品分子离子化。其特点是属于软电离方式，适合分析质量数小于 2000u 的弱极性小分子化合物；只产生单电荷离子，主要是准分子离子，很少有碎片离子；主要应用于液相色谱－质谱联用仪。

⑥ MALDI 源：MALDI 源的原理是待测物质的溶液与基质的溶液混合后蒸发，使分析物与基质成为晶体或半晶体，用一定波长的脉冲式激光进行照射时，基质分子能有效吸收激光的能量，使基质分子和样品分子进入气相并得到电离。MALDI源适用于生物大分子，如肽类、核酸类化合物，可得到准分子离子峰，碎片离子和多电荷离子较少。

（4）质量分析器　质量分析器是质谱仪的核心，质量分析器的作用是将离子源产生的离子按质荷比顺序进行分离并排列。常用的质量分析器有磁质量分析器、四极杆质量分析器、飞行时间质量分析器、离子阱质量分析器。

磁质量分析器是根据离子束在一定场强的磁场中运动时，其运动的曲率半径与离子的质荷比和加速电压有关，是质谱仪中最早使用的质量分析器，分为单聚焦磁质量分析器和双聚焦磁质量分析器。单聚焦磁质量分析器分辨率低，双聚焦磁质量分析器分辨率很高。

四极杆质量分析器是由四根笔直的棒状电极与轴线平行并等距离置悬构成，棒状电极的理想表面为双曲面。在一定直流电压/射频电压作用下，只有质荷比满足一定要求的离子才能通过四极杆到达检测器，其他离子被滤掉。其具有重量轻、体积小、造价低廉等优点。

飞行时间质量分析器是用一个脉冲将离子源中的离子瞬间引出，经加速电压加速，它们具有相同的动能进入漂移管，质荷比小的离子具有最快的速度因而首先到达检测器，质荷比大的离子则最后到达检测器。其特点是检测离子的质荷比范围非常宽；灵敏度高，适合做串联质谱的第二级；扫描速度快，适合研究极快过程。

离子阱质量分析器与四极杆质量分析器的原理类似，当高频电压幅值和高频电压频率固定为某一值时，只能使某一质荷比的离子在阱内一定轨道上稳定旋转，改变端电极电压，不同质荷比的离子飞出阱到达检测器。其特点是单一的离子阱可实现多极"时间上"的串联质谱；结构简单、价格便宜、灵敏度高、质量范围大。

（5）检测器　质谱仪常用的检测器有直接电检测器、电子倍增器、闪烁检测器和微通道板等。电子倍增器运用质量分析器出来的离子轰击电子倍增管的阴极表面，使其发射出二次电子，再用二次电子依次轰击一系列电极，使二次电子获得不断倍增，最后由阳极接收电子流，使离子束信号得到放大。

（6）数据处理系统　质谱仪都配有完善的计算机系统，不仅能快速准确地采集数据和处理数据，而且能监控质谱仪各单元的工作状态，实现质谱仪的全自动操作，并能代替人工进行化合物的定性和定量分析。

（7）质谱图　质谱图是以检测器检测到的离子信号强度为纵坐标，离子质荷比为横坐标所绘制的谱图。其中质荷比是离子质量（以相对原子量单位计）与它所带电荷（以电子电量为单位计）的比值，写作 m/z。质谱图中的离子信号通常称为离子峰或简称峰。检测器检测到的离子信号强度称为离子丰度。在质谱图中，指定质荷比范围内强度最大的离子峰称为基峰。

3. 液相色谱－质谱（LC－MS）接口技术的发展

由于质谱的工作要求高真空系统，而液相色谱一般在常压下工作，所以 LC－MS 联用首先要解决的问题是真空的匹配，液质联用技术发展主要就是接口技术的发展。

LC－MS 联用的接口主要包括直接液体导入接口（DLI）、移动带技术（MB）、热喷雾接口（TS）、粒子束接口（FB）、快原子轰击（FAB）、基质辅助激光解析（MALDI）、电喷雾电离（ESI）、大气压化学电离（APCI）。

1）直接液体导入接口：在真空泵的承载范围内，以细小的液流直接导入质谱。其优点是接口简单、造价低廉。缺点是无法在大流量下工作，喷口易堵塞。

2）移动带技术：在液相色谱柱后增加一个传送带，柱后流出物滴落在传送带上，经红外线加热除去大部分溶剂后送入真空室，传送带依据流动相的组成调整移动速度。此接口优点是基于溶剂和样品的沸点差别进行分离，可被用于大部分有机物的质谱分析。缺点是不适合分析高沸点、难挥发的化合物；离子化效率低；灵敏度低；移动带上残存的难挥发物质易造成记忆效应而干扰分析。

3）热喷雾接口：用喷雾探针取代直接进样杆，流动相经过喷雾探针时被加热到低于完全蒸发点 5℃ ~ 10℃，体积膨胀后以超声速喷出探针形成雾状混合物。其优点是可适应较大流速和含水较多的液相流动相。缺点是分子量局限于 200u ~ 1000u 的化合物；对热稳定性较差的化合物有比较明显的分解作用。

4）粒子束接口：此接口又称动量分离器。流动相及样品被喷雾成气溶胶，脱去溶剂后在动量分离器内产生动量分离，而后经一根加热的转移管进入质谱。优点是离子化由质谱的 EI 或 CI 源进行，可以获得经典的质谱图。缺点是由于离子化手段仍为电子轰击，不是软电离方式，因此不适合分析热不稳定化合物；主要用于分析非极性或中等极性的、分子量小于 1000u 的化合物。

5）快原子轰击：此接口优点是其"冷"离子源，适合分析热不稳定、难汽化的化合物，尤其是对肽类和蛋白质分析的有效性在电喷雾接口出现前是其他接口无法相比的。缺点是混合物样品中共存物质干扰抑制样品分子的离子化，造成灵敏度下降；只能在低流量下工作，严重限制了液相柱的分离效果。

6）基质辅助激光解析：此接口优点是特别适合与飞行时间质谱联用，可测分子量范围高达上百万 u，并且具有很高的灵敏度。缺点是与快原子轰击相同，混合物样品中共存物质的干扰也很明显，造成质谱信号很弱或根本没有，灵敏度下降。

7）电喷雾电离：此接口应用范围广；离子化效率高，对蛋白质而言接近100%；多种离子化模式供选择，如 ESI + 、ESI –；可产生多电荷离子，适合测量大分子量的蛋白质；属于软电离方式，可分析热不稳定化合物。

8）大气压化学电离：此接口属于软电离方式，适于分析质量数小于 2000u 的弱极性小分子化合物；多种离子化模式供选择，如 APCI + 、APCI –；只产生单电荷离子，主要是准分子离子，很少有碎片离子。

3.2.2　液相色谱 – 质谱联用仪的应用

目前，LC – MS 联用技术已经在药物、化工、临床医学、分子生物学等许多领域中获得广泛应用。

在医药学方面，主要应用于药物代谢、药物动力学、杂质分析、天然产物的分析；在生物化学方面，主要应用于肽、蛋白质、寡核苷酸、糖的分析；在环境化学方面，主要应用于农药和农残分析、有机污染物、土壤、食品和水的分析；在临床医学方面，主要应用于新生儿检查、糖化血红蛋白（糖尿病）、血红蛋白变异、胆酸的分析；在食品科学方面，主要应用于香料、添加物、包装物、蛋白质、致癌物的分析；在法医学方面，主要应用于滥用药物、爆炸物、兴奋剂检测的分析；在兽医学方面，主要应用于兴奋剂、磺胺类药物、抗体的分析；在合成化学方面，主要应用于有机金属化合物、有机合成物的分析；在有机化学方面，主要应用于表面活性剂、染料的分析。

目前，药物代谢与药物动力学研究技术上的最新重大进展是 LC – MS – MS，电喷雾电离的使用和大气压化学电离以及大气压光电离（APPI）是其主要的离子源，由于具有高灵敏度（ng/mL ~ pg/mL），高选择性（检测特定的碎片离子）、高效率（每天可检测几百个生物样品）和对药物结构的广泛适用性，对液态样品和混合样品的分离能力高，可通过二级离子碎片寻找原型药物并推导其结构，LC – ESI – MS – MS 已广泛地应用于药物代谢研究中一期生物转化反应和二期结合反应产物的鉴定、复杂生物样品的自动化分析以及代谢物结构阐述等，已在世界上大型医药企业中取代 HPLC 而占据了主导地位，其测试的样品量占总量的 70% 以上。

当前中药开发研究有两条途径。一条途径是从单一植物中提取有效成分（单体化合物）或提取物开发成新药。另一条途径则是中药复方制剂的开发研究。采用多种现代仪器联用新技术，特别是高效液相色谱 – 质谱/质谱联用（HPLC – MS/MS），可对其十几种乃至几十种化学成分进行指纹图谱分离鉴定，再从指纹图谱中选择四、五种指标成分（有效成分或特征成分）进行定量分析，可以确定出简化的指纹图谱和指标成分。这又是最合理的中药复方质量控制的方法，是研究中药复杂体系，尤其是复方的有力工具。国内外很多学者已进行了复方丹参、清开灵、泻心汤、人参或党参制剂等中药中的主要成分的分析。

欧美等发达国家目前已广泛采用 HPLC – MS/MS 法用于临床诊断以及疾病生物标志物的研究、检测，具有专性好、灵敏度高、成本低、分析快速、经济效益可观等特点。目前可进行新生儿遗传疾病筛选（PKU、MCAD 等四十种左右）、新生儿性激素变异的检测、男女激素的监测、老年痴呆症的早期诊断、抗排异药物的检测、磷酸酯的检测、血红蛋白变异检测、糖化血红蛋白（糖尿病早期检测）、某些心脏病或癌症疾病筛查（Biomarker 法，通过鉴定 DNA 损伤程度测定）、药物剂量监测、药物相互作用监测、地区性突发性中毒病人的毒物检测等。

同时，随着人类对生存环境的重点关注，开始要求对环境中各种污染物、有害或有毒物以及法庭科学中毒物、滥用药物等进行更加严格的监控。而配以 ESI、APCI 和 APPI 离子化技术的 LC – MS/MS 以分析速度快、灵敏度高、特异性好等特点广泛应用于残留和毒物分析。目前已成功地进行数百种农药、兽药、抗生素、兴奋剂类残留和毒物、毒素（如氯霉素）、磺胺类、硝基呋喃类、毒品、多环芳烃等化合物的检测。

LC – MS 将色谱对复杂样品的高分离能力与质谱的高选择性、高灵敏度以及能够提供相对分子质量与结构信息的定性功能结合起来，实现对复杂样品更准确的定量和定性分析。尤其是在食品检测领域，液相色谱与质谱的联用，特别是与能够给出丰富碎片信息的串联质谱（MS/MS）的联用已经成为食品中残留物分析最重要的技术手段。这是因为欧盟 2002/657/EC 指令中规定，农兽药残留分析中以质谱作为确认方法，必须达到 4 分才能满足鉴定的要求。对于低分辨质谱，一个母离子为 1 分，一个子离子为 1.5 分，那么定性时只需选择一个母离子和两个子离子即可达到 4 分的要求，MS/MS 很容易达到此要求。

利用 MS/MS 进行选择反应监测（SRM）或多反应监测（MRM）方式进行检测，具有很高的选择性，因而具有很高的灵敏度和重现性，目前我国食品检测的国家标准及行业标准中的 LC – MS 检测方法均采用此技术，使用的仪器以三重四极杆串联质谱（QqQ MS）为主。QqQ MS 是将三个四极杆分析器串联起来，如图 3-7 所示。

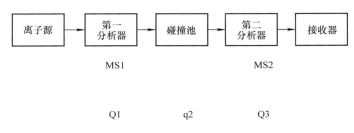

图 3-7　三重四极杆串联质谱（QqQ MS）示意图

第一个四极杆（Q1）为质量分析器，根据设定的质合比选择需要的离子，即筛选母离子。第二个四极杆（q2）也称碰撞池，用于聚焦和传送离子，离子在其中发生亚稳碎裂或碰撞诱导解离。第三个四极杆（Q3）也为质量分析器，用于分析在碰撞池中产生的碎片离子，即子离子。实际上，为了拥有更好的聚焦及传输功能，目前碰撞池采用了六级杆的设计，但还沿用三重四极杆的名称。

3.2.3　液相色谱 – 质谱联用仪计量特性及计量方法

1. 液相色谱 – 质谱（LC – MS）的计量特性

计量特性主要包括测量范围、准确度等级、示值误差、重复性、稳定性、滞后、分辨力、鉴定力（阈）等，其中，测量范围和准确度等级是两项最主要的指标。LC – MS 的主要计量性能指标见表 3-25。

表 3-25　LC – MS 的主要计量性能指标

计量性能	仪器类型	电离模式	计量性能指标
分辨力	三重四极杆、单四极杆、离子阱	ESI +	≤ 1u
信噪比（S/N）	三重四极杆	ESI +	≥30∶1
		ESI –	≥10∶1
		APCI +	≥30∶1

（续）

计量性能	仪器类型	电离模式	计量性能指标
信噪比（S/N）	单四极杆、离子阱	ESI +	≥10∶1
		ESI −	≥10∶1
		APCI +	≥10∶1
质量准确性	三重四极杆、单四级杆、离子阱	ESI +	≤0.5u
峰面积重复性	三重四极杆、单四极杆	ESI +	≤10%
离子丰度比重复性	离子阱	ESI +	≤30%
保留时间重复性	三重四极杆、单四极杆、离子阱	ESI +	≤1.5%

注：以上指标不是用于合格性判别，仅供参考。

2. 液相色谱 – 质谱（LC – MS）的计量方法

（1）计量条件

1）环境条件：①仪器室内不得有明显的机械振动，无电磁干扰，不得存放与试验无关的易燃、易爆和强腐蚀性气体或试剂；②温度为 15℃ ~ 30℃；③相对湿度不大于 80%；④电源电压为（220 ±22）V，频率为（50 ±0.5）Hz。

2）标准物质和校准设备：标准物质均应使用国家有证标准物质，校准设备须经计量检定合格。

① 利血平溶液标准物质，相对扩展不确定度优于 5%（$k =2$）。

② 移液器或移液管量程范围 100μL 或 200μL，B 级及以上。

③ 容量瓶为 100mL 或 25mL，B 级及以上。

（2）计量项目和计量方法

1）外观检查。检查仪器铭牌上标示仪器的名称、型号、制造厂名、产品序列号、出厂日期等内容。

2）分辨力。待仪器运行稳定后，根据仪器说明书的推荐条件设置参数，将扫描范围设为 $m/z =606 ~612$，直接注入（是指流动注射方式，或者使用液相色谱系统的进样器将样品不经色谱柱直接注入离子源的方式）或者经色谱柱注入 5ng 利血平。观察质谱图，记录 $m/z =609$ 质谱峰，并计算其 50% 峰高处的峰宽，得到 $W_{1/2}$，作为分辨力的结果。

3）信噪比。液相色谱和质谱参数如下。

色谱柱：2.1mm 内径的 C18 色谱柱。

液相色谱流动相流速：0.2mL/min ~ 0.4mL/min（不分流）。

ESI + 与 APCI + 模式下的流动相：甲醇 – 水（80∶20，体积分数）溶液，加入 0.1%（体积分数）甲酸或乙酸。

ESI − 模式下的流动相：甲醇 – 水（80∶20，体积分数）溶液，加入 0.1%（体积分数）甲酸或乙酸，再加入 0.2%（体积分数）氨水。

使用 GB/T 6682—2008 规定的一级水，电导率（25℃）≤0.01mS/m，吸光度

（254nm，1cm 光程）≤0.001，可溶性硅（以 SiO_2 计）含量≤0.01mg/L。

对于信噪比的校准，首先应使用仪器的质谱优化功能进行优化。可以采用浓度为 0.01ng/μL 的利血平溶液标准物质，以直接注入或经液相色谱进样的方式分别对质谱仪的如下参数进行优化，即毛细管电压值、锥孔电压值、碰撞能量、雾化器温度和气流大小，使利血平在 $m/z = 609$ 的离子峰高最高. 将质谱采集数据的阈值设为 0。其他项目的计量，参照此条件。

在离子丰度比重复性计量中，优化二级质谱条件时，选择适当的碰撞能量，使两个子离子的丰度比值在 40% ~ 150% 之内，再进行校准。

信噪比的计量方法。根据上述参数设定液相色谱条件并优化质谱条件，将检测离子的 m/z 设定为表 3-26 中特征离子的 m/z，经色谱柱注入相应量的利血平。记录其色谱峰峰高作为 H_s。同时记录信号峰后 1min ~ 3min 时间内的基线输出信号的最大值与最小值之差作为 H_n。根据 $S/N = H_s/H_n$（H_s——提取离子 m/z 的色谱峰峰高；H_n——基线噪声值），计算 S/N，连续测量 6 次，以 6 次测量 S/N 的平均值作为信噪比的结果。

表 3-26　信噪比测量条件

仪器类型	电离模式	进样量/pg	特征离子的 m/z
三重四极杆	ESI +	50	609（母离子）→195（子离子）
单四极杆、离子阱	ESI +	500	609
三重四极杆	ESI −	500	607
三重四极杆	APCI +	50	609
单四极杆、离子阱	ESI −	500	607
单四极杆、离子阱	APCI +	500	609

4）质量准确性。根据表 3-27 中列出的 LC - MS 质量数应用范围，选用相应的标准物质或试剂，将扫描范围设为表 3-27 中相应特征离子理论值 ±5 的范围（如对于咖啡因，设 $m/z = 190 ~ 200$），直接注入相应量的标准物质或试剂。观察质谱图，记录特征离子的实测质量数（有效数字取小数点后两位）。根据 $\Delta M = |M_{i测} - M_{i理}|$ [$M_{i测}$——第 i 个离子的测量值（u）；$M_{i理}$——第 i 个离子的理论值（u）]，计算 ΔM，以 ΔM 的最大值作为质量准确性的结果。

表 3-27　质量准确性的测量条件和特征离子理论值

LC - MS 质量数应用范围	标准物质或试剂	进样量/ng	特征离子理论值 m/z
质量数≤1000	咖啡因	5	195.09
	黄体酮	10	315.23
	利血平	10	609.28

（续）

LC – MS 质量数应用范围	标准物质或试剂	进样量/ng	特征离子理论值 m/z
质量数 > 1000	PPG425、PPG1000、PPG2000 混合溶液	50	59.05
			175.13
			616.46
			906.67
			1254.93
			1545.13 *
			2010.47 *
			2242.64 *

注："*"表示可选的检测离子。

5）峰面积重复性和保留时间重复性。将检测离子的 m/z 设为表 3-28 中特征离子的 m/z，经色谱柱注入 50pg 的利血平。观察色谱图，记录色谱峰的峰面积和保留时间。连续测量 6 次。按式（3-10）分别计算峰面积与保留时间的相对标准偏差，作为峰面积重复性与保留时间重复性的结果。

$$RSD = \sqrt{\frac{\sum_{i=1}^{6}(x_i - \overline{x})^2}{6-1}} \frac{1}{\overline{x}} \times 100\% \tag{3-10}$$

式中　x_i——第 i 次测量保留时间或峰面积；
　　　$\overline{x}$——6 次测量保留时间或峰面积的算术平均值；
　　　i——测量序号。

表 3-28　峰面积重复性和保留时间重复性的测量条件

仪器类型	进样量/pg	特征离子的 m/z
三重四极杆	50	609（母离子）→195（子离子）
单四极杆、离子阱	500	609

6）离子丰度比重复性。将检测离子的 m/z 设为母离子（m/z = 609）的两个子离子（m/z = 397 和 m/z = 448），经色谱柱注入利血平 500pg。观察质谱图，分别记录 m/z = 397 和 m/z = 448 的丰度。连续测量 6 次，根据式（3-11）计算两个子离子丰度比值的相对标准偏差，作为离子丰度比重复性的结果。

$$RSD = \sqrt{\frac{\sum_{i=1}^{6}(x_i - \overline{x})^2}{6-1}} \frac{1}{\overline{x}} \times 100\% \tag{3-11}$$

式中　x_i——第 i 次测量的 m/z = 397 丰度与 m/z = 448 丰度之比；
　　　$\overline{x}$——6 次测量的 m/z = 397 丰度与 m/z = 448 丰度之比的平均值；
　　　i——测量序号。

（3）计量结果　计量结果应在计量证书或计量报告上反映。计量证书或计量报告至少应包含以下信息：标题；实验室名称和地址；进行计量的地点（如果不在实验室内进行计量）；证书或报告的唯一性标识（如编号），每页及总页数的标识；送样单位的名称和地址；被计量对象的描述和明确标识；进行计量的日期，如果与计量结果的有效性和应用相关时，应说明被计量对象的接受日期；如果与计量结果的有效性和应用有关时，应对抽样程序进行说明；对计量所依据的技术规范的标识，包括名称及代号；本次计量所用测量标准的溯源性及有效性说明；计量环境的描述；计量结果及测量不确定度的说明；计量证书或计量报告签发人的签名、职务或等效标识以及签发日期；计量结果仅对被计量对象有效的说明；未经实验室书面批准，不得部分复印证书或报告的声明。

（4）计量时间间隔　由于计量时间间隔的长短是由仪器的使用情况、所有者、仪器本身质量等因素所决定，因此，送样单位可以根据实际情况自主决定计量时间间隔，建议不超过 1 年。更换重要部件、维修、重新安装或对仪器性能有怀疑时，应随时计量。

3.2.4　液相色谱–质谱联用仪核查方法及应用实例

1. 液相色谱–质谱（LC–MS）的期间核查方法

（1）外观检查　检查仪器铭牌上标示仪器的名称、型号、制造厂名、产品序列号、出厂日期等内容。应检查仪器外观整洁，标识清晰完整；检查仪器电源线、信号线插接紧密，无破损、漏电等现象；检查仪器各按键、开关、指示灯、计算机功能正常，仪器通信自检通过，无报错；检查储液瓶中的流动相和洗针液剩余量；检查液体管路连接正常，管路中无气泡、无漏液等现象；检查气源、气路，气体出口压力在正常范围内，无漏气现象；检查泵油位置、真空度满足仪器要求。

（2）分辨力　分辨力是分辨两个相邻质量峰的能力，可以以某离子峰峰高 50% 处的峰宽度（简称：半峰宽）表示，记为 $W_{1/2}$，单位为原子质量单位（u）。具体的期间核查方法与计量方法类似。

计量方法中使用的是利血平标准物质，在期间核查时，可以使用该台仪器经常检测项目的标准物质，也可以使用仪器自带的调谐液作为该参数的核查标准。需要注意的是，分辨力核查在采集时一定要选择轮廓图的模式，并且 Q1 和 Q3 均需要核查。例如，图 3-8 所示为采用氯霉素标准溶液进行分辨力核查时的轮廓图，为了更加直观的计算出 $W_{1/2}$，可将纵坐标（相对丰度）的范围设为 50 ~ 100，即可通过横坐标（m/z），直接读出 $W_{1/2}$，本例中该液质的分辨力 $W_{1/2}$ 为 0.7u。

例如，三重四极杆的分辨力应满足 $W_{1/2} \leqslant 1u$，若分辨力不能达到或靠近 1u，应使用仪器自带的调谐液进行调谐校正，并评估对前期测量结果造成的影响。

（3）信噪比　信噪比是待测化合物质谱特征峰的信号强度 S 与噪声（或背景信号）N 的比值，用 S/N 表示。具体的期间核查方法可见 3.2.3 节中的计量方法。

以三重四极杆为例，将检测离子的 m/z 设为 609（母离子）→ 195（子离子），

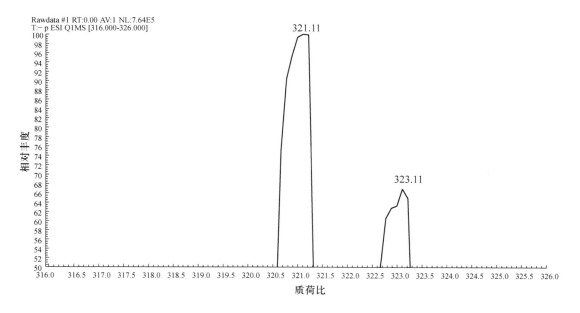

图 3-8　采用氯霉素标准溶液进行分辨力核查时的轮廓图

经色谱柱注入相应量的利血平（ESI＋：50pg；ESI－：500pg；APCI＋：50pg）。观察色谱图，以 6 次测量 S/N 的平均值作为信噪比的结果。

计量方法中使用的是利血平标准物质，在期间核查时，更关注日常检测的化合物在检出限（LOD）或定量限（LOQ）水平下的信噪比是否满足技术要求。一般认为，方法的检出限要 ≥3 倍 S/N，方法的定量限要 ≥10 倍 S/N。这里要注意的是，检出限分为仪器检出限（IDL）和方法检出限（MDL），在检测方法中给出的均是方法检出限或方法定量限，而在期间核查时，要考察的是仪器检出限。这就需要通过方法检出限和回收率要求，推算出含有最低检出限的待测化合物样品能够被该仪器检出的最低浓度水平。

例如，实验室长期使用 GB/T 22338—2008《动物源食品中氯霉素类药物残留量测定》中的 LC－MS/MS 方法检测食品中的氯霉素残留，该方法对氯霉素的测定低限为 0.1μg/kg，含有 0.1μg/kg 氯霉素的样品经该方法中的操作步骤前处理后，待测试样中氯霉素的上机浓度为 0.5ng/mL，（假设回收率为 100%），根据 GB/T 27404—2008《实验室质量控制规范 食品理化检测》中对回收率的最低技术要求（见表 3-29），算出仪器检出限应满足 0.5ng/mL×60%，即 0.3ng/mL。需要核查的是氯霉素的浓度为 0.3ng/mL 时，仪器的信噪比是否满足方法学要求。由于信噪比还受到样品的基质影响，因此推荐使用空白基质溶液配置一定浓度的基质匹配标准溶液进行核查。表 3-30 列出了鱼肉基质中 0.3ng/mL 氯霉素信噪比的试验结果。

表 3-29　GB/T 27404—2008 中回收率范围的技术要求

被测组分含量/（mg/kg）	回收率范围（%）
>100	95～105
1～100	90～110
0.1～1	80～110
<0.1	60～120

表 3-30　0.3ng/mL 氯霉素信噪比的试验结果

项目	S/N
1	202
2	223
3	216
4	232
5	226
6	228
算术平均值	221

此外还需注意的是，若该仪器检测的化合物包含 ESI＋、ESI－和 APCI＋三种电离模式，该台仪器需要核查这三种电离模式下的信噪比参数；若该仪器只用来做负离子扫描，则可只核查 ESI－电离模式下的信噪比参数。

核查结果应符合以下要求：依据 JJF 1317—2011，三重四极杆的 S/N≥30（ESI＋，50pg 利血平），S/N≥10（ESI－，500 pg 利血平），S/N≥30（APCI＋，50pg 利血平）；依据检测方法，S/N≥3（LOD），S/N≥10（LOQ）。

若信噪比达不到要求，应优化色谱、质谱参数，如流动相组成和比例、液相洗脱程序、毛细管电压值、锥孔电压值、碰撞能量、雾化器温度和气流大小等参数，若优化色谱、质谱参数不能解决时，要考虑清洗维护质谱系统（一级锥孔、离子传输毛细管、离子透镜等），并评估对前期测量结果造成的影响。

（4）质量准确性　质量准确性是指质谱测出的精确质量数与该离子元素组成式的理论精确质量数之间的偏差。期间核查方法与计量方法类似。

质量准确性核查标准的选择与质谱质量分析器的质荷比范围有关系，质荷比范围在 1000 以下的校准规范中建议使用咖啡因、黄体酮及利血平。质量数大于 1000 的质谱选用聚丙二醇（PPG）混合溶液。此处应注意由于 PPG 的黏度比较大，容易污染离子源，因此在使用 PPG 后应及时清洗离子源。对于农兽药残留检测，其质荷比一般在 1000 以内，除可使用校准规范中建议使用的咖啡因、黄体酮及利血平外，在期间核查时，可以使用该台仪器经常检测项目的标准物质，也可以使用仪器自带的调谐液作为该参数的核查标准。需要注意的是，分辨力核查在采集时要选择棒状图的模式，并且 Q1 和 Q3 均需要核查。图 3-9 所示为采用氯霉素标准溶液进行质量准确性核查时的棒状图，其实测质量数为 320.95u，理论质量数为 321.01u，ΔM 为 0.06u。

三重四极杆的质量准确性 $\Delta M \leq 0.5u$。若 ΔM 不能达到或靠近 $0.5u$，应使用仪器自带的调谐液进行质量轴校正，并评估对前期测量结果造成的影响。

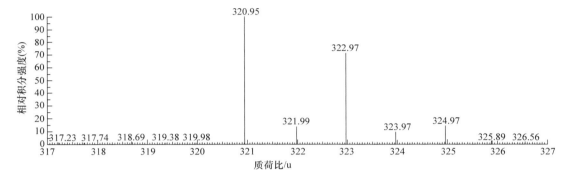

\# 195186 RT:1010:12 NL:1.57E+006 −c H−ESI FULL:Q1MS

图 3-9　采用氯霉素标准溶液进行质量准确性核查时的棒状图

（5）峰面积重复性和保留时间重复性　峰面积重复性和保留时间重复性考察的是液质系统的稳定性，通常用 RSD 来反映。期间核查方法也可参考计量方法。

计量方法中使用的是利血平标准物质，在期间核查时，可以使用该台仪器经常检测项目的标准物质，峰面积与保留时间两个技术参数的核查与信噪比的核查可以同时进行，液质刚进样时不稳定，建议设置 8 针序列进样，取后面 6 针计算峰面积与保留时间。表 3-31 列出了鱼肉基质中 0.3ng/mL 氯霉素峰面积和保留时间重复性的试验结果。

表 3-31　0.3ng/mL 氯霉素峰面积和保留时间重复性的试验结果

项目	保留时间/min	峰面积
1	2.563	35212
2	2.563	34865
3	2.560	36526
4	2.561	36792
5	2.562	35273
6	2.561	34659
算术平均值	2.562	35055
RSD（%）	0.05	1.47

三重四极杆的峰面积重复性 RSD$\leq$10%，保留时间重复性 RSD$\leq$1.5%。

若峰面积重复性 RSD 大于或接近 10%，应检查液相管路是否有气泡或漏液现象，检查六通阀中的转子、定子是否有磨损等，并评估对前期测量结果造成的影响；若保留时间重复性 RSD 大于或接近 10%，检查柱压是否稳定，色谱柱是否老化或污染，检查液相洗脱程序，增加柱平衡时间等，并评估对前期测量结果造成的影响。

（6）灵敏度　灵敏度是指样品量在仪器上产生的信号响应量。灵敏度的指标实际上是仪器综合性能的反映，因为它与样品、分辨率、扫描速度、进样方式以及电离方式等密切相关，所以，在提供仪器的灵敏度指标时，都需要具体指定上述的各项条件。

期间核查方法：可通过核查日常检测的化合物在检出限或定量限水平下的信噪比是否满足技术要求来反映仪器的灵敏度，具体核查方法见本节信噪比的核查方法。此外，也可以使用仪器自带的调谐液作为该参数的核查标准，根据仪器说明书的推荐条件设置参数，以流动注射的方式注入调谐液，考察特征离子峰的信号强度是否满足说明书的要求，且 Q1 和 Q3 均需要核查。

例如，按照某品牌三重四极杆仪器说明书要求设置离子源参数（见图 3-10）和扫描参数（见图 3-11），以流动注射方式注入调谐液聚酪氨酸，设置流速为（5 ±3）μL/min（通常负离子方式，流速稍大），确认正离子模式下 m/z 分别为 182、508、997 时的信号强度在 10^7 以上（见图 3-12），负离子模式下 m/z 分别为 180、506、995 时的信号强度在 10^6 以上（见图 3-13）。

核查结果判定：如果依据检测方法，应为 S/N≥3（LOD），S/N≥10（LOQ）；如果依据仪器说明书，则特征离子峰的信号强度满足说明书的要求。

若灵敏度达不到要求，应优化色谱、质谱参数，如流动相组成和比例、液相洗脱程序、毛细管电压值、锥孔电压值、碰撞能量、雾化器温度和气流大小等参数，若优化色谱、质谱参数不能解决时，要考虑清洗维护质谱系统（一级锥孔、离子传输毛细管、离子透镜等），并评估对前期测量结果造成的影响。

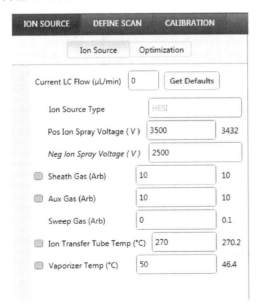
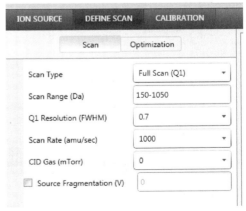

图 3-10　某品牌三重四极杆仪器离子源参数设置　　图 3-11　某品牌三重四极杆扫描参数设置

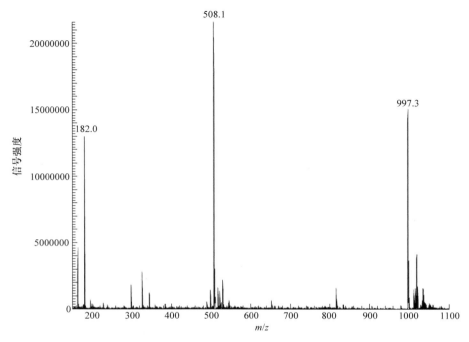

图 3-12　正离子模式下聚酪氨酸质谱图

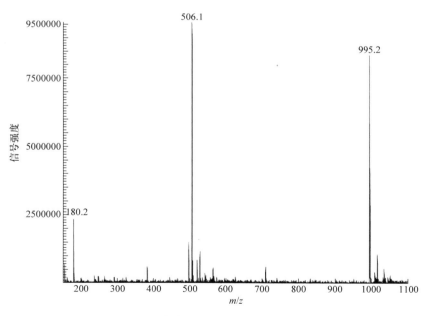

图 3-13　负离子模式下聚酪氨酸质谱图

（7）检出限　仪器检出限反映了仪器的灵敏度，常用信噪比法评估，确定能够可靠检出的待测化合物最低的浓度。

期间核查方法：依据实验室开展的检测方法中的操作步骤，做基质空白试验，使用空白基质溶液配置一定低浓度基质匹配标准溶液，以 S/N≥3 确认仪器能够检出的待测化合物的最低浓度。需要注意的是，在核查结果判定时，要通过检测方法中的方法检出限和回收率要求，推算出能够被该仪器检出的最低浓度水平，再与核查结果进行比较判定。推算方法见本节信噪比核查方法。当然，该参数核查时，可以不必确认该化合物的仪器检出限是多少，只需要考察该化合物在方法检出限或定量限水平下的信噪比是否满足要求即可，核查方法见本节信噪比核查方法。核查结果判定：S/N≥3∶1（LOD）。

若检出限达不到要求，应优化色谱、质谱参数，如流动相组成和比例、液相洗脱程序、毛细管电压值、锥孔电压值、碰撞能量、雾化器温度和气流大小等参数，若优化色谱、质谱参数不能解决时，要考虑清洗维护质谱系统（一级锥孔、离子传输毛细管等），并评估对前期测量结果造成的影响。

（8）（基质）标准曲线的线性相关系数　该线性相关系数是反映液质系统稳定性的重要指标，测定一系列不同浓度的（基质）标准溶液，通过峰面积对浓度进行线性回归计算并评价线性相关系数（R 或 R^2）是否满足所使用检测方法的要求。在日常使用时，也要对该参数进行检查，满足质控要求。

期间核查方法：依据实验室开展的检测方法中（基质）标准工作曲线的配置要求，配置一系列不同浓度的（基质）标准溶液，按照检测方法设置质谱参数，经色谱柱进样测定，计算标准曲线的线性回归方程，由仪器计算出（基质）标准曲线的线性相关系数。需要注意的是，在配置（基质）标准曲线时，浓度范围尽可能覆盖一个数量级，至少绘制 5 个点（不包括空白）。例如，实验室长期使用《出口禽蛋及蛋制品中氟虫腈及其代谢物残留量的测定》（SN/T 5094—2018）检测蛋及蛋制品中的氟虫腈残留，该方法采用基质标准工作溶液作为校准曲线。在期间核查时，依据该检测方法中的操作步骤，配置氟虫腈浓度为 0ng/mL、0.75ng/mL、1.50ng/mL、3.00ng/mL、6.00ng/mL、12.00ng/mL 的基质标准工作溶液，进行液质联用测定，以定量离子的响应峰面积（Y 轴）对相应的质量浓度（X 轴，ng/mL）绘图，其结果如图 3-14 所示。如图所示，氟虫腈在该线性范围内，标准曲线的线性回归方程为 $Y = 2.98e^3 + 1.28e^6X$，线性相关系数（R^2）为 0.9987。

核查结果判定：依据 GB/T 27404—2008，对于筛选方法，线性回归方程的相关系数不应低于 0.98；对于确证方法，相关系数不应低于 0.99。

若（基质）标准曲线的线性相关系数不满足要求，应检查液相管路是否有气泡或漏液现象，检查六通阀中的转子定子是否磨损等，检查离子源喷雾是否稳定，并评估对前期测量结果造成的影响。

为进一步了解 LC – MS 的期间核查方法，以现今实验室最为常见的液相色谱 – 三重四极杆串联质谱仪为例，展示其期间核查规程，其中包括相关人员的职责、核

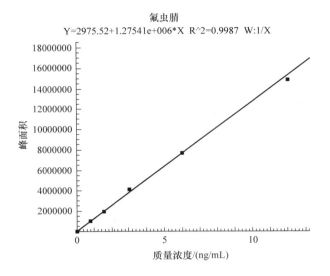

图 3-14　氟虫腈残留标准曲线的线性图

查范围、核查目的、核查频次、核查标准、核查内容、核查方法及步骤、核查结果的判据以及核查结果的处理等内容。

2. 液相色谱–三重四极杆串联质谱仪期间核查规程

实验室应制定一份液相色谱–三重四极杆串联质谱仪的期间核查规程，具体内容如下。

（1）职责

1）检测人员按照本规程对液相色谱–三重四极杆串联质谱仪进行核查及记录，核实其有效性。

2）部门负责人负责监督检查，保证检测结果的准确性。

（2）核查范围　液相色谱–三重四极杆串联质谱仪。

（3）核查目的　确保液相色谱–三重四极杆串联质谱仪在符合计量要求的状态下正常工作。

（4）核查频次　在两次检定周期之内，进行至少一次期间核查。

（5）核查标准　利血平溶液标准物质或该台设备常检测项目的标准物质。

（6）核查内容　测量功能核查、仪器计量特性核查（信噪比、峰面积重复性、保留时间重复性）。

（7）核查方法及步骤

1）测量功能核查如下：

① 开启系统，检查仪器各按键、开关、指示灯、计算机功能正常，仪器通信

自检通过，无报错，进入仪器工作站。

② 检查泵油位置、真空度满足仪器要求。

③ 检查储液瓶中的流动相和洗针液剩余量；排气，在排气过程中查看系统压力是否正常，若压力过高，须更换滤芯。

④ 平衡色谱柱，检查液体管路连接正常，管路中无气泡、无漏液等现象，压力稳定后可以正常使用。

2）仪器计量特性核查如下：

① 信噪比。采用 SRM 扫描，经色谱柱注入相应量的利血平（ESI +：50pg；ESI －：500pg；APCI +：50pg）或根据实验室开展的检测方法中的操作步骤，注入定量限水平下的基质匹配标准溶液。观察色谱图，记录信噪比 S/N，连续进样 6 次，以 6 次测量 S/N 的平均值作为信噪比的结果。

② 峰面积与保留时间重复性。峰面积和保留时间重复性技术参数的核查与信噪比的核查可以同时进行，记录连续进样 6 次的峰面积和保留时间，根据式（3-10）分别计算峰面积和保留时间的相对标准偏差。

（8）核查结果的判据　核查结果的判断依据见表3-32。

表 3-32　核查结果判断依据

序号	核查项目	技术指标
1	信噪比	S/N ≥ 30（ESI +/APCI +，50pg 利血平），S/N ≥ 10（ESI －，500pg 利血平）或 S/N ≥ 10（LOQ）
2	保留时间重复性	RSD ≤ 1.5%
3	峰面积重复性	RSD ≤ 1.5%

（9）核查结果的处理

1）若核查结果符合要求，该仪器可继续正常使用，按计划进行下一次核查。

2）若核查参数不能达到性能指标要求，应分析纠正可能的错误因素后重新核查，如果连续出现超出指标范围的情况，应立即停用该测量设备，并评估对前期测量结果造成的影响，必要时应追回检测结果。

3）若核查结果符合要求但数据靠近临界值，应进行分析查找原因，并采取适当的预防措施，可按照有关规定更换部件、维修保养等，并修订年度期间核查计划，加大核查频次，必要时进行再校准，对设备的计量性能做进一步验证。

3. 液相色谱－三重四极杆串联质谱仪期间报告实例

根据液相色谱－三重四极杆串联质谱仪的期间核查规程编制期间核查表，其中包括核查对象、核查日期、核查人、环境条件、核查标准、核查依据、核查内容、核查方法、测定结果、测定结论和核查结论等信息，见表3-33。

表 3-33 仪器设备期间核查表示例

设备名称：	液相色谱 - 三重四极杆串联质谱仪	设备编号：×××××
核查日期：	×××××	核查人：×××
温湿度：	温度：22℃	真空度： 前极压力：3.4Torr
	湿度：40%	离子规压力：4.108×10^{-6}Torr

核查标准（编号）：氯丙嗪标准物质（×××××××××）

核查依据：JJF 1317—2011《液相色谱 - 质谱联用仪校准规范》

GB/T 27404—2008《实验室质量控制规范 食品理化检测》

GB/T 20763—2006《猪肾和肌肉组织中乙酰丙嗪、氯丙嗪、氟哌啶醇、丙酰二甲氨基丙吩噻嗪、甲苯噻嗪、阿扎哌隆、阿扎哌醇、咔唑心安残留量的测定 液相色谱 - 串联质谱法》

××××液相色谱 - 三重四极杆串联质谱仪期间核查规程

仪器参数：

液相色谱条件	色谱柱：Thermo Hypersil GOLD C18 （2.1mm×100mm，1.9μm）
	流动相（A）：乙腈；流动相（B）：0.01mol/L 甲酸铵缓冲液，pH 值 =4
	流速：0.3mL/min；进样量：10μL；柱温：30℃
质谱条件	离子化模式：ESI＋；扫描模式：SRM；定量离子对：319.2→86.1
	喷雾电压：3500V；离子源温度：300℃；毛细管温度：327℃
	碰撞气：高纯氩气，0.2Pa；鞘气：高纯氮气，5.2L/min；辅助气：高纯氮气，3.0L/min；管状透镜电压：95V；碰撞能量：21eV

核查内容：信噪比、保留时间重复性、峰面积重复性

核查方法：依据 GB/T 20763—2006 中的操作步骤，做猪肉基质空白实验，使用空白基质溶液配置成含 0.6ng/mL 氯丙嗪的基质匹配标准溶液，按照如上液相色谱、质谱条件，连续进样 6 针，分别计算 6 次 S/N 的平均值，以及峰面积与保留时间的相对标准偏差（RSD）

测定结果：

测定次数	保留时间/min	峰面积/mAU·min	信噪比
1	7.15	1371119	11806
2	7.14	1368767	12961
3	7.15	1337561	11059
4	7.15	1299842	12184
5	7.17	1294083	10919
6	7.17	1263300	10622

相关谱图见后附件

测定结论：

信噪比：11592 　　　　　[√] 合格 　[ ] 不合格

峰面积相对标准偏差：3.30% 　[√] 合格 　[ ] 不合格

保留时间相对标准偏差：0.17% 　[√] 合格 　[ ] 不合格

核查结论：

核查结果符合要求，该仪器可继续正常使用，按计划进行下一次核查。

审核人签字：　　　　　　　　　　　质量管理员签字：

3.3　气相色谱仪

3.3.1　气相色谱仪的原理与组成

　　气相色谱技术于 20 世纪 50 年代出现，是以气体作为流动相的色谱分离分析方法。气相色谱仪是由载气把样品带入色谱柱，利用样品中各组分在色谱柱中气相和固定相间的分配及吸附系数不同进行分离，并通过检测器进行检测的仪器。气相色谱仪根据各组分的保留时间和响应值进行定性和定量分析，在工业、农业、国防、建设、科学研究中都得到了广泛应用。

1. 气相色谱仪的工作原理

　　气相色谱法以气体为流动相，固体或均匀涂渍在载体上的液体为固定相，通过组分在气液（固）两相间不断分配，实现混合组分的分离。混合物分离后按顺序离开色谱柱并进入检测器，产生的离子流信号经放大后，在记录器上描绘出各组分的色谱峰，达到鉴别和定量的目的。分离过程在色谱柱内进行，色谱柱所用的填充物是固体吸附剂或者是涂在惰性固体上的高沸点液体。被分析的样品在高温汽化后被气体流动相带入色谱柱内，由于不同组分在色谱柱内受到的阻力不同，流动中被逐渐拉开达到分离的目的。气相色谱仪为实现这种分离分析提供了必要的物质基础。由于样品在气相中传递速度快，因此样品组分在流动相和固定相之间可以瞬间达到平衡。由于可选作固定相的物质很多，因此气相色谱法是一个分析速度快和分离效率高的分离分析方法。另外，随着一些高灵敏选择性检测器的采用，使得它又具有分析灵敏度高、应用范围广等优点。

2. 气相色谱仪的组成

　　尽管气相色谱仪的外形、结构多种多样，但它的组成主要包括五个部分，即气路系统、进样系统、色谱柱分离系统、检测系统和数据处理系统。气相色谱仪的工作流程如图 3-15 所示。

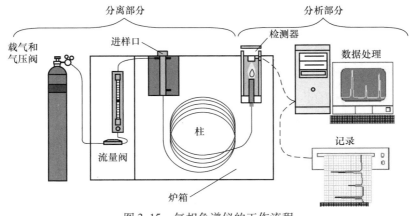

图 3-15　气相色谱仪的工作流程

样品在汽化室内迅速汽化，并在恒定载气流带动下进入色谱柱，经色谱柱分离后的各组分先后进入检测器，检测器将组分的浓度信号转变成电信号，并经放大器放大后由记录仪记录测量。出峰的相对时间构成定性分析的依据，峰面积或峰高与组分浓度成正比，构成定量分析的依据。

气相色谱仪的气路系统包括载气和检测器所用气体的气源（氮气或氦气、氩气、压缩空气等的钢瓶和/或气体发生器，气流管线）以及气流控制装置（压力表、针型阀，还可能有电磁阀、电子流量计）。

进样系统的作用是有效地将样品导入色谱柱进行分离，如自动进样器、进样阀、各种进样口（如填充柱进样口、分流/不分流进样口、冷柱上样进样口、程序升温进样口），以及顶空进样器、吹扫-捕集进样器、裂解进样器等辅助进样装置。

色谱柱分离系统包括精确控温的柱加热箱、色谱柱以及与进样口和检测器的接头。其中色谱柱本身的性能是分离成败的关键。

检测系统是用各种检测器检测色谱柱的流出物，如热导检测器（TCD）、火焰离子化检测器（FID）、氮磷检测器（NPD）、电子捕获检测器（ECD）、火焰光度检测器（FPD）、质谱检测器（MSD）、原子发射光谱检测器（AED）等。

数据处理系统即对气相色谱原始数据进行处理，画出色谱图，并获得相应的定性定量数据。

气相色谱属于柱色谱，实验室常用的气相色谱可分为几类：

1）按色谱柱分类：可分为填充柱气相色谱和开管柱气相色谱。填充柱内要填充一定的填料，它是"实心"的，而开管柱则是"空心"的，其固定相是附着在柱管内壁上的。开管柱又常被称为毛细管柱，但毛细管柱并不总是开管柱，只是人们习惯上将开管柱称为毛细管柱而已。

2）按固定相状态分类：可分为气固色谱和气液色谱。前者采用固体固定相，其分离机理主要是基于吸附机理。后者则为液体固定相，分离主要是基于分配机理。在实际气相色谱分析中，90%以上的应用为气液色谱。

3）按分离机理分类：可分为分配色谱（即气液色谱）和吸附色谱（气固色谱）。需要指出的是，气液色谱并不总是纯粹的分配色谱，气固色谱也不完全是吸附色谱。一个色谱过程常常是两种或多种机理的结合，只是有一种机理起主导作用而已。

4）按进样方式分类：可分为常规色谱、顶空色谱和裂解色谱等。

3.3.2　气相色谱仪的应用

气相色谱技术发展至今，主要应用领域有石油工业、环境保护、临床化学、药物学、食品工业等。气相色谱法选择性好、灵敏度高、进样量小、分析速度快，适合于分析中低沸点或热稳定性好的物质。

1. 药物和临床分析

加快新药开发与研究，且与国际接轨，关键在于药物质量控制方法和质量标准的提高。这些必须依赖先进的检测技术。另外，临床药学的发展以及药物作用机理的研究也要求先进的检测技术手段。气相色谱法是目前在药品的检测中应用最为广泛的方法，但由于要求样品汽化，其应用会受到样品挥发性的限制。其中，顶空气相色谱法的特殊工作原理，特别适合样品成分复杂并可释放出其他化学成分的分析，目前，在药物代谢动力学、中成药成分分析以及有机溶剂残留的检测方面应用较多。利用气相色谱法可对肝硬化、糖尿病和肾病患者血浆和尿液中的内源性物质及代谢产物，如有机酸、酮、醇、类固醇等进行鉴定和定量分析。中药成分化学结构具有多样性、复杂性，中药材的品种、产地、采收期及加工炮制、制剂的生产工艺等诸多因素更增加了中药质量的可变性。作为现代高效分离分析技术，气相色谱技术在中药质量研究和质量控制中也起着重要的作用。依据 2020 年版《中华人民共和国药典》，气相色谱法在中药分析中主要用于药材中挥发油类有效成分或指标性成分，以及测定药材中农药的残留量，还用于测定中成药和中药制品中有机溶剂的残留量。采用气相色谱法对药物（尤其是含挥发性成分的药物）进行定性和定量鉴别，并对其所含有的毒性成分和杂质成分进行分析，对药物的质量控制及安全用药等方面具有重大的实际意义。

2. 环境分析

气相色谱技术在环境保护和环境监测中应用具有明显优势，其具有灵敏度高、效率高、选择性强、应用领域广泛等优点，且非常适合环境中有机污染物的定性与定量分析。随着环境污染问题的日益加重，越来越多的污染物在水环境中检出，常见的可检出污染物有卤代烃、可溶性气体、苯系物、有机酸、有机氯农药，以及近年来不断引发关注的有机污染物，如多环芳烃、多氯联苯等，而这些化合物的分析都可使用气相色谱法测定。依据 HJ 1067—2019《水质　苯系物的测定　顶空/气相色谱法》，可通过顶空/气相色谱法对地表水、地下水、生活污水和工业废水中苯、甲苯、乙苯、对二甲苯、间二甲苯、邻二甲苯、异丙苯和苯乙烯等苯系物进行测定。气相色谱在土壤环境监测中的应用广泛，例如对腐殖质、农药、植物生长激素、亚硝胺、无机金属化合物等都可进行测定，但主要倾向于对土壤残留农药的检测。目前已经建立了土壤样品中有机氯农药、有机磷农药、拟除虫菊酯农药多残留的净化、富集、毛细管气相色谱的测定方法，测定结果准确可靠、回收率高、重现性好。气相色谱也广泛应用于大气污染物的检测中，包括有毒有害气体、气溶胶、大气悬浮物、挥发性有毒有机污染物。自 20 世纪 80 年代以来，气相色谱在针对大气飘尘的监测中也有了普遍应用。近三十年来，气相色谱仪已成为环境科学研究中必不可少的重要检测手段，并且气相色谱联用技术已成为发展趋势。目前常用的有气相色谱 – 质谱联用、顶空气相色谱、气相色谱 – 热解析技术联用、气相色谱 – 红外光谱联用等。

3. 石油和石油化工分析

在石油和石化行业，气相色谱技术的应用相当普及，应用范围包含从石油勘探、石油加工研究到生产控制和产品质量把关等，能对沸点低于 200℃ 的样品按单体或按族进行定量分离和检测，如炼厂气体分析和汽油馏分的单体烃和族组成分析；能对沸点高于200℃的样品按族或按馏程进行定量分析，如柴油的族组成分析和各类油品的模拟蒸馏分析；对样品中特定组分的定量检测，如汽油中单体硫化合物的定量分析等。依据GB/T 32492—2016《液化石油气中二甲醚含量气相色谱分析法》，可利用毛细管气相色谱－热导池检测器法测定液化石油气中二甲醚含量。依据GB/T 10410—2008《人工煤气和液化石油气常量组分气相色谱分析法》，通过填充柱气相色谱－热导池检测器法测定人工煤气和液化石油气常量组分含量。在石化分析领域，气相色谱技术所呈现出的标准化、自动化和专用化的发展趋势已经形成，符合特定标准的商品化专用软件和应用分析系统的开发和应用也成了近些年主要的技术进步标志。气相色谱技术在石油和石化行业的应用已相当普及，从气体分析到各种目的的油品组成分析或其他项目的分析，已经构建起了一个相对完整的体系，为行业的发展提供了良好的技术保证。

4. 食品分析

气相色谱技术在食品化学分析领域发挥着重要作用，可用于农药残留分析、食品添加剂分析、食品包装材料中挥发物分析、食品风味组分分析、食品营养功效成分分析、香精香料分析等。例如，依据GB/T 5009.145—2003《植物性食品中有机磷和氨基甲酸酯类农药多种残留的测定》，可通过气相色谱－氮磷检测器实现同时对20种有机磷和氨基甲酸酯类农药多残留的检测；依据GB 5009.168—2016《食品安全国家标准 食品中脂肪酸的测定》，可通过气相色谱－氢火焰离子化检测器对食品中37种脂肪酸成分进行检测；依据GB 5009.121—2016《食品安全国家标准 食品中脱氢乙酸的测定》，可通过气相色谱－氢火焰离子化检测器对食品中脱氢乙酸进行测定。气相色谱技术能够检测食用油中多种物质残留，如食品添加剂、丙烯酰胺、多环芳烃等。另外，运用气相色谱技术也能对食品中的碘含量进行检测。借助气相色谱技术，可对白酒特征风味组分与有害成分进行检测，对产品的整体品质加以控制。随着气相色谱技术水平的不断提高，其在食品检测中将发挥更加重要的作用，切实保障大众的食品安全。

3.3.3　气相色谱仪计量性能及计量方法

气相色谱仪的计量依据是JJG 700—2016《气相色谱仪》。随着科研和检测人员对仪器高灵敏度和低检出限的要求，以及气相色谱仪的高速发展，气相色谱仪的计量标准也在发展，起草单位中国计量科学研究院以JJF 1002—2010《国家计量检定规程编写规则》、JJF 1001—2011《通用计量术语及定义》、JJF 1059.1—2012《测量不确定度评定与表示》和GB/T 30431—2013《实验室气相色谱仪》为基础和依据，对JJG 700—1999《气相色谱仪》进行修订得到JJG 700—2016《气相色谱仪》，于2016年12月27日起实施。

1. 气相色谱仪的计量性能

根据标准，气相色谱仪的计量检定项目有载气流速稳定性（10min）、柱箱温度稳定性（10min）、程序升温重复性、基线噪声、基线漂移（30min）、灵敏度、检测限、定性重复性和定量重复性，见表3-34。

表3-34　气相色谱仪的计量性能要求

检定项目	计量性能要求				
	TCD	ECD①	FID	FPD	NPD
载气流速稳定性（10min）	≤1%	≤1%	—	—	—
柱箱温度稳定性（10min）	≤0.5%				
程序升温重复性	≤2%				
基线噪声	≤0.1mV	≤0.2mV	≤1pA	≤0.5nA	≤1pA
基线漂移（30min）	≤0.2mV	≤0.5mV	≤10pA	≤0.5nA	≤5pA
灵敏度	≥800mV·mL/mg	—	—		
检测限		≤5pg/mL	≤0.5ng/s	≤0.5ng/s（硫）	≤5pg/s（氮）
				≤0.1ng/s（磷）	≤10pg/s（磷）
定性重复性	≤1%				
定量重复性	≤3%				

① 仪器输出信号使用赫兹（Hz）为单位时，基线噪声≤5Hz，基线漂移（30min）≤20Hz

2. 气相色谱仪的计量方法

下面结合 JJG 700—2016，描述气相色谱仪各检定项目的检定方法。

（1）通用技术要求的检查

1）外观。仪器应无影响其正常工作的损伤，各开关、旋钮或按键应能正常操作和控制，指示灯显示清晰正确。仪器上应标明制造单位名称、型号、编号和制造日期，国产仪器应有制造计量器具许可证标志及编号。

2）气路系统。在正常操作条件下，用试漏液检查气源至仪器所有气体通过的接头，应无泄漏。

（2）载气流速稳定性检定　选择适当的载气流速，待稳定后，用流量计连续测量 7 次。以 7 次测量平均值的相对标准偏差为稳定性。

（3）温度检定

1）柱箱温度稳定性检定。把温度计的探头固定在柱箱中部，设定柱箱温度为 70℃。待仪器温度稳定后，连续测量 10min，每分钟记录一个数据。按式（3-12）计算柱箱温度稳定性 Δt_1。

$$\Delta t_1 = \frac{t_{\max} - t_{\min}}{\bar{t}} \times 100\% \qquad (3-12)$$

式中　$t_{\max}$——温度测量的最高值（℃）；

　　　$t_{\min}$——温度测量的最低值（℃）；

　　　$\bar{t}$——温度测量的平均值（℃）。

说明：对于采用密封式柱箱的仪器不做此项检定。

2）程序升温重复性检定。按上一步的连接方法，选定初温60℃，终温200℃，升温速率设定为10℃/min。待初温稳定后，开始程序升温，每分钟记录数据一次，直至达到终温。此试验重复3次，按式（3-13）计算出相应点的相对偏差，取其最大值为程序升温重复性 Δt_2。

$$\Delta t_2 = \frac{t'_{max} - t'_{min}}{\bar{t}'} \times 100\% \qquad (3\text{-}13)$$

式中　t'_{max}——相应点的最高温度（℃）；

　　　t'_{min}——温度测量的最低温度（℃）；

　　　$\bar{t}'$——相应点的平均温度（℃）。

说明：对于没有程序升温功能的气相色谱仪不做此项检定。

（4）检测器性能检定　检测器性能检定见表3-35。

表3-35　检测器性能检定

设备及项目	检测器及检定条件				
	TCD	ECD	FID	FPD	NPD
色谱柱	液体检定：5% OV－101，80目~100目白色硅烷化载体（或其他能分离的固定液和载体）填充柱或毛细柱 气体检定：60目~80目分子筛或高分子小球的填充柱或毛细柱				
载气种类	H₂、N₂、He	N₂	N₂	N₂	N₂
燃气	—	—	H₂，流速选适当值	H₂，流速选适当值	H₂，流速按仪器说明书要求选择
助燃气	—	—	空气，流速选适当值	空气，流速选适当值	空气，流速按仪器说明书要求选择
柱箱温度	70℃左右，液体检定 50℃左右，气体检定	210℃左右	160℃左右，液体检定 80℃左右，气体检定	210℃左右，液体检定 80℃左右，气体检定	180℃左右
气化室温度	120℃左右，液体检定 120℃左右，气体检定	210℃左右	230℃左右，液体检定 120℃左右，气体检定	230℃左右	230℃左右
检测室温度	100℃左右	250℃左右	230℃左右，液体检定 120℃左右，气体检定	250℃左右	230℃左右

注：1. 毛细柱检定应采用仪器说明书推荐的载气流速和补充气流速。

　　2. 在NPD检定前先老化铷珠，老化方法参考仪器说明书。

1）热导检测器（TCD）检定项目如下。

① 噪声和漂移。按表 3-35 的检定条件，记录基线 30min，选取基线中噪声最大峰 – 峰高对应的信号值为仪器的基线噪声；基线偏离起始点最大的响应信号值为仪器的基线漂移。

② 灵敏度。根据仪器进样系统选择使用液体或气体标准物质中的一种进行检定。

使用液体标准物质检定：按表 3-35 的检定条件，待基线稳定后，用微量注射器注入 1μL ~ 2μL，浓度为 5mg/mL 或 50mg/mL 的苯 – 甲苯溶液，连续测量 7 次，记录苯峰面积。

使用气体标准物质检定：按表 3-35 的检定条件，通入摩尔分数为 100μmol/mol ~ 10000μmol/mol 的甲烷气体标准物质，连续测量 7 次，记录甲烷峰面积。

灵敏度按式（3-14）计算。

$$S_{TCD} = \frac{AF_e}{W} \tag{3-14}$$

式中　S_{TCD}——TCD 灵敏度（mV·mL/mg）；

A——苯峰或甲烷峰面积算术平均值（mV·min）；

W——苯或甲烷的进样量（mg）；

F_e——校正后的载气流速（mL/min）。

2）电子捕获检测器（ECD）检定项目如下。

① 噪声和漂移。按表 3-35 的检定条件，记录基线 30min，选取基线中噪声最大峰 – 峰高对应的信号值为仪器的基线噪声；基线偏离起始点最大的响应信号值为仪器的基线漂移。

② 灵敏度。按表 3-35 的检定条件，待基线稳定后，用微量注射器注入 1μL ~ 2μL，浓度为 0.1ng/μL 的丙体六六六 – 异辛烷溶液，连续测量 7 次，记录丙体六六六峰面积。检测限按式（3-15）计算。

$$D_{ECD} = \frac{2NW}{AF_c} \tag{3-15}$$

式中　D_{ECD}——ECD 检测限（g/mL）；

N——基线噪声 [mV（Hz）]；

W——丙体六六六的进样量（g）；

A——丙体六六六峰面积的算术平均值 [mV·min（Hz·min）]；

F_c——校正后的载气流速（mL/min）。

3）火焰离子化检测器（FID）检定项目如下。

① 噪声和漂移。按表 3-35 的检定条件，记录基线 30min，选取基线中噪声最大峰 – 峰高对应的信号值为仪器的基线噪声；基线偏离起始点最大的响应信号值为仪器的基线漂移。

② 灵敏度。根据仪器进样系统选择使用液体或气体标准物质中的一种进行

检定。

使用液体标准物质检定：按表 3-35 的检定条件，待基线稳定后，用微量注射器注入 $1\mu L \sim 2\mu L$，浓度范围为 $10ng/\mu L \sim 1000ng/\mu L$ 的正十六烷 - 异辛烷溶液，连续测 7 次，记录正十六烷峰面积。

使用气体标准物质检定：按表 3-35 的检定条件，通入摩尔分数为 $10\mu mol/mol \sim 10000\mu mol/mol$ 的甲烷气体标准物质，连续测量 7 次，记录甲烷峰面积。

检测限按式（3-16）计算。

$$D_{FID} = \frac{2NW}{A} \tag{3-16}$$

式中　D_{FID}——FID 检测限（g/s）；

$\quad\quad N$——基线噪声［A（mV）］；

$\quad\quad W$——正十六烷或甲烷的进样量（g）；

$\quad\quad A$——正十六烷或甲烷峰面积的算术平均值［A·s（mV·s）］。

4）火焰光度检测器（FPD）检定项目如下。

① 噪声和漂移　按表 3-35 的检定条件，记录基线 30min，选取基线中噪声最大峰 - 峰高对应的信号值为仪器的基线噪声；基线偏离起始点最大的响应信号值为仪器的基线漂移。

② 检测限。按表 3-35 的检定条件，待基线稳定后，用微量注射器注 $1\mu L \sim 2\mu L$，浓度为 $10ng/\mu L$ 的甲基对硫磷 - 无水乙醇溶液，连续测量 7 次，记录硫或磷的峰面积。检测限按式（3-17）和式（3-18）计算。

硫：
$$D_{FPD} = \sqrt{\frac{2N(Wn_S)^2}{h(W_{1/4})}} \tag{3-17}$$

磷：
$$D_{FPD} = \frac{2NWn_P}{A} \tag{3-18}$$

式中　D_{FPD}——FPD 对硫或磷的检测限（g/s）；

$\quad\quad N$——基线噪声（mV）；

$\quad\quad A$——磷峰面积的算术平均值（mV·s）；

$\quad\quad W$——甲基对硫磷的进样量（g）；

$\quad\quad h$——硫的峰高（mV）；

$\quad\quad W_{1/4}$——硫的峰高 1/4 处的峰宽（s）；

$$n_S = \frac{甲基对硫磷分子中硫原子的个数 \times 硫的相对原子质量}{甲基对硫磷的摩尔质量} = \frac{32.07}{263.2} = 0.1218$$

$$n_P = \frac{甲基对硫磷分子中磷原子的个数 \times 磷的相对原子质量}{甲基对硫磷的摩尔质量} = \frac{30.97}{263.2} = 0.1177$$

5）氮磷检测器（NPD）检定项目如下。

① 噪声和漂移。按表 3-35 的检定条件，记录基线 30min，选取基线中噪声最

大峰－峰高对应的信号值为仪器的基线噪声；基线偏离起始点最大的响应信号值为仪器的基线漂移。

② 检测限。按表 3-35 的检定条件，待基线稳定后，用微量注射器注入 $1\mu L \sim 2\mu L$，浓度为 $10ng/\mu L$ 的偶氮苯－$10ng/\mu L$ 马拉硫磷－异辛烷混合溶液，连续测量 7 次，记录偶氮苯（或马拉硫磷）峰面积。检测限按式（3-19）和式（3-20）计算。

$$氮：\qquad D_{NPD} = \frac{2NWn_N}{A} \qquad (3-19)$$

式中　D_{NPD}——NPD 对氮的检测限（g/s）；

$\qquad N$——基线噪声（mV）；

$\qquad W$——注入的样品中所含偶氮苯的含量（g）；

$\qquad A$——偶氮苯峰面积的算术平均值（mV·s）；

$$n_N = \frac{偶氮苯分子中氮原子的个数 \times 氮的相对原子质量}{偶氮苯的摩尔质量} = \frac{2 \times 14.01}{182.2} = 0.1538$$

$$磷：\qquad D'_{NPD} = \frac{2NWn_P}{A} \qquad (3-20)$$

式中　D'_{NPD}——NPD 对磷的检测限（g/s）；

$\qquad N$——基线噪声（mV）；

$\qquad W$——注入的样品中所含马拉硫磷的含量（g）；

$\qquad A$——马拉硫磷峰面积的算术平均值（mV·s）；

$$n_P = \frac{马拉硫磷分子中磷原子的个数 \times 磷的相对原子质量}{马拉硫磷的摩尔质量} = \frac{30.97}{330.4} = 0.09373$$

6）定性和定量重复性检定。仪器的定性和定量重复性以连续测量 7 次溶质的保留时间和峰面积测量的相对标准偏差 RSD 表示，相对标准偏差 RSD 按式（3-21）计算。

$$RSD = \sqrt{\frac{\sum_{i=1}^{n}(x_i - \bar{x})}{(n-1)}\frac{1}{\bar{x}}} \times 100\% \qquad (3-21)$$

式中　RSD——定性（定量）测量重复性相对标准偏差；

$\qquad n$——测量次数；

$\qquad x_i$——第 i 次测量的保留时间或峰面积；

$\qquad \bar{x}$——7 次进样的保留时间或峰面积算术平均值；

$\qquad i$——进样序号。

（5）检定结果的处理　按表 3-34 计量性能要求检定全部合格的仪器，发放检定证书；任何一项不合格，则判定仪器为不合格；检定不合格的仪器发放检定结果通知书，并注明不合格项。

（6）检定周期　气相色谱仪的检定周期一般不超过 2 年。

3.3.4　气相色谱仪计量结果的确认与使用

量值溯源是实验室认可中最关键的要素之一，它与实验室的检测数据是否可靠有着十分密切的关系。按 GB/T 27025—2019（ISO/IEC 17025：2017）《检测和校准实验室能力的通用要求》和 RB/T 214—2017《检验检测机构资质认定能力评价　检验检测机构通用要求》规定，为保证设备的计量溯源性，需要开展检定/校准等活动，以确保检测数据结果可溯源性。因此，检验检测机构对在用仪器设备，依据相关规定，根据机构的资质范围、按相应的检定和校准的规程规范，由检定校准机构进行计量检定、校准，是实现检验检测机构测量结果的可溯源性的重要一环。检定、校准的结果是否满足预期用途，需要通过确认来识别判断。

1. 检定校准结果的确认

（1）确认的依据　GB/T 27025—2019《检测和校准实验室能力的通用要求》、CNAS - CL01：2018《检测和校准实验室能力认可准则》对校准证书的确认要求：条款6.4.4规定"当设备投入使用或重新投入使用前，实验室应验证其符合规定的要求"；6.4.5规定"用于测量的设备应能够达到所需的测量准确度和（或）测量不确定度，以提供有效的结果"。6.4.5中的"测量准确度和（或）测量不确定度"即是6.4.4中需要验证的要求，也是设备具体使用时的状态和要求。

CNAS - CL01 - G002：2021《测量结果的计量溯源性要求》的条款4.9规定，合格评定机构应对计量溯源性证据进行确认，确认内容应至少包含以下几个方面：

a）溯源证书的完整性和规范性。

b）溯源结果与预期使用要求的符合性判定。

c）适用时，根据溯源结果对设备进行调整或导入校准因子，或在设备使用中进行修正。

d）确认是否需要对所开展的项目重新进行测量不确定度评定。

（2）对检定校准证书基本信息的确认　CNAS - CL01 - G002：2021的条款4.9中的a）是指对检定校准证书基本信息的确认。

1）对检定校准机构的资质及测量范围的确认。检定校准机构是否具有资质，其测量范围可否满足检定校准需求，应当在设备检定校准实施前完成评价；实施检定后的报告还需要核对资质信息是否完整。在检定校准实施之后，可以由设备管理人员或者检测人员进一步确认。

目前在我国，检定校准机构主要有：法定计量检定机构及计量授权机构；获得中国合格评定国家认可委员会（简称：认可委，英文缩写 CNAS）认可的校准实验室及第三方检定校准机构。检定校准机构是否具有所检定校准参数的测量能力，需要查看其证书附表，包括测量参数是否取得计量授权或 CNAS 认可；该参数的测量不确定度或准确度等级是否满足检定校准设备的要求。授权资质决定报告的适用范围，根据授权范围决定。

2）计量校准证书、报告有效性的确认。检定校准证书上应当记载申请检定校准的检测机构的名称、地址等信息，以及设备的名称、规格型号、出厂编号等信息，这些信息应当准确无误，但在实践工作中，也有出现差错的情况。因此当检测机构的管理人员、检测人员在拿到检定校准证书时，应当对这些信息进行确认，确保与实际情况相符。

① 计量校准证书、报告的有效性，主要依据国家有关法律法规、技术标准、技术规范或合同的规定以及企业生产加工检测过程的具体技术要求来确认。

② 校准证书有效性计量确认的准则：经过校准的计量器具或测量设备的计量特性，应满足实际使用的计量要求。如测量范围、准确度等级、最大允许误差、灵敏度、鉴别力、稳定性、测量不确定度等。

③ 校准结果及测量不确定度的说明，是否有校准结果使用的限制性说明。

当确认校准证书的信息是否齐全、正确时，至少应确认以下信息：证书或报告标识（如编号）的唯一性，每页及总页数的标识；送校单位的名称（地址）；被校对象的名称、型号、编号、制造厂，如果需要应说明测量范围及准确度等级或最大允许误差；进行校准的日期，如果与校准结果的有效性和应用有关时，应说明被校对象的接收日期；校准证书或校准报告签发人的签名、职务或等效标识，以及签发日期。

图 3-16 所示为气相色谱仪校准证书示例，基本信息标于校准证书的首页。

3）对校准依据进行的确认。在校准技术依据上，有国家校准规范的，首选是校准规范，没有校准规范的，对于非强制检定计量器具可依据计量检定规程的相关部分，或依据其他经确认的校准方法进行的校准。

4）对校准所用标准器及环境条件进行的确认。根据校准证书，确认所用计量标准的计量特性是否符合预期的技术要求。国家计量校准规范规定了应使用计量标准的，校准证书中的计量标准应从其规定。如果依据的是其他文件，校准证书中的计量标准应是根据被校准计量器具的量值、最大允许误差或准确度等级或不确定度等技术指标，在相关的国家计量检定系统表中找到的上一级的计量标准。校准证书中的环境条件要满足所依据的技术文件的要求。

（3）对校准证书技术信息的确认

1）校准结果的确认。CNAS - CL01 - G002：2021 中条款 4.9 的 b）根据校准结果做出与预期使用要求的符合性判定是指对校准证书技术信息的确认。对校准结果进行确认是仪器校准证书确认工作的核心部分，对校准结果进行确认可以判断出计量仪器是否符合规定的计量特性，是否符合预期的工作要求。

① 对校准结果完整性进行的确认。完整的校准结果应包含完整的校准项目和校准点，即应包含要求技术机构提供的所有校准项目、校准点。每个校准点应包含最佳估计值，通常是多次测量的算术平均值或由函数式计算得到的输出量的估计值。同时还应包含该测量结果的测量不确定度，以便可以正确利用该结果。校准证书示例中的气相色谱仪选择了外观及一般性检查、基线噪声、基线漂移、定性重复性、定量重复性和检测限作为校准项目，每个项目都列出了校准结果和技术要求，

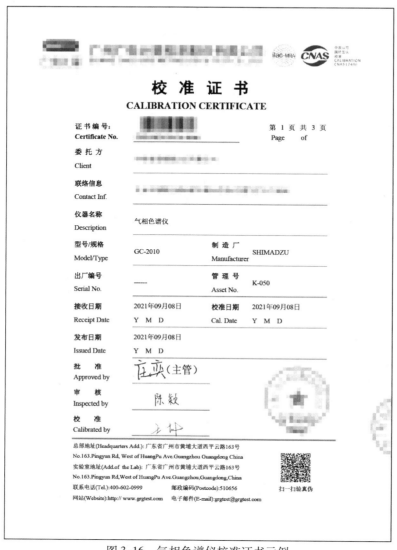

图 3-16　气相色谱仪校准证书示例

能够比较出校准结果是否符合技术要求。

②需要校准的参数是否全部校准。在对校准结果进行确认时，首先应确认需要校准的参数是否全部进行了校准，在证书中体现了校准结果值和应达到的技术标准值。重点需要关注以下情况：

有的设备需要校准的参数可以不只是一项，如气相色谱仪，不能仅校准检测限，当基线噪声、定性重复性、定量重复性对检测结果有重要影响时，应对基线噪声、定性重复性、定量重复性进行校准。

有的设备可能会有不同检测方法，如气相色谱仪有气相色谱–氢火焰离子化检测器法和气相色谱–电子捕获检测器法等多种检测方法，如果多种方法均要使用，就须对每种方法所使用的检测器均进行校准。

分析仪器校准参数通常是仪器的特征值，如检出限、重复性、测量线性、基线噪声、基线漂移、波长等，需要根据仪器的不同检测原理而确定。

③ 校准参数的校准结果是否符合预期使用要求。校准参数的校准结果是否符合预期使用要求是校准结果确认的关键环节，主要是确认校准证书给出的各项技术性能参数，特别是给出校准值的偏移（准确度等级），测量不确定度是否符合实验室所开展的校准、测试项目的要求。设备的预期用途可以从以下几个方面得到识别：检测方法标准或技术规范；设备的使用说明书；设备校准所参照、依据的计量检定规程或计量校准规范。有时还可以从产品标准中规定的极限值等要求中获取。许多检测人员往往是不会识别或难于识别设备的预期使用要求而使这一工作没能做到位。在实践中，根据证书各校准点量值的偏移（误差、修正值）、不确定度，和测试项目对测得值准确度、不确定度（标准偏差）的要求，确认仪器是否满足开展的测试项目的要求；如果校准证书没有给出示值偏移（误差），证书使用者应该自己计算出示值偏移（误差）后进行确认；如果被校准仪器的示值偏移（误差）小于设备相关标准允许误差的三分之二，通常就可以判定该仪器是合格的；如果被校准仪器的示值偏移（误差）大于相关标准允许误差的三分之二，通常不可以简单地判定该仪器是否合格，应该结合证书给出的校准结果不确定度，依据 JJF 1094—2002《测量仪器特性评定》中的方法确认校准仪器是否合格。

④ 对检测机构申请的测量范围或测量点的校准确认。检测机构在提出校准申请时，必须明确校准参数的测量范围或测量点，以方便校准机构有针对性地进行校准，在满足检测需求的同时，保证校准的经济性。确认仪器合格后，还应根据校准证书给出的校准量值范围是否满足分析测试量值范围的要求。根据分析测试的相关标准对分析测试准确度（偏差、精密度）的要求，将此要求视为分析测试的最大允许误差，参考 JJF 1094—2002《测量仪器特性评定》中的方法，确认仪器是否满足开展的分析测试准确度的要求。在实践中，由于检测机构对测量范围没有明确，或校准机构的疏忽、缺乏校准能力，会出现校准范围未覆盖检测范围的现象，因此需要继续对未覆盖的范围进行校准。对于气相色谱仪，校准的项目不涉及具体测量范围或测量点。

⑤ 计量溯源性信息。在校准证书中应当包括计量溯源性信息，具体指校准机构开展校准所使用的计量器具的名称、测量范围、准确度/测量不确定度/最大允差及证书编号与有效期等信息；或者是出具的数据可溯源至国家计量基准、国际单位制的声明。

⑥ 测量结果的测量不确定度信息。测量不确定度信息是校准机构在校准证书中必须提供的信息，通常为扩展测量不确定度，同时应提供包含因子。有时可能会提供相对测量不确定度。设备的测量不确定度通常要求不超过检测结果测量不确定度的三分之一。如果不能满足这一要求，则表明设备的精度要求已不能满足检测需要，有必要更换设备。校准结果不确定度的使用可按照 JJF 1094—2002《测量仪器

特性评定》要求进行。

检定证书不一定给出测量不确定度。如果证书中有准确度等级或者是最大允许误差，可以根据相应的最大允许误差计算出测量不确定度，具体可依据 JJF 1059.1—2012《测量不确定度评定与表示》中关于 B 类标准不确定度的计算公式获取，其中区间半宽度 a 即最大允许误差，而 k 值通常依均匀分布考虑取 $\sqrt{3}$。

2）校准结果的使用。CNAS - CL01 - G002：2021 中介绍了对于校准结果的使用。

① 修正信息的利用。在对检定或校准结果进行确认后，针对计量检定结果产生的修正值或修正因子，要考虑是否需要利用。

需要修正的情况为：当仪器设备对应的检测方法对其准确度有明确要求时；当仪器设备测量结果参与检测结果的运算，或直接读取检测结果时；当仪器设备的准确度等级等于或略高于检测方法所要求的准确度等级时。

不需要修正的情况为：当仪器设备测量结果与检测结果的运算无关，且对应的检测方法对其准确度没有明确要求时；当仪器设备检测结果为非数值（如阴性、阳性等）形式时；当仪器设备的准确度等级远高于（大于 10 级）检测方法所要求的准确度等级时。

校准确认后，部分仪器（如果需要）应在仪器操作现场张贴仪器校准证书上的修正值、限制使用等的相关内容，以便使用仪器校准证书中的修正值等相关信息。

② 检定校准状态标识。将设备的预期用途与检定校准结果比较后，得出的结论可能是合格、准用或停用。检测人员应当根据确认结论在设备上粘贴或加挂适当的标识，表明设备的检定校准状态，以方便设备使用人员使用设备，防止误用不合适的设备。

检测机构通常使用绿、黄、红三种颜色的标识分别表示设备的合格、准用或停用状态，但这一规定的出处《产品质量检验机构计量认证技术考核规范》（JJF 1021—1990）已废止，检测机构可以通过制定内部文件规定如何管理设备的状态，只要能够明确地表达清楚意思即可，而不一定使用三色标识。

③ 检测结果的追溯。对于不满足检测需求的测量设备，应当停止使用该设备，并对可能受设备不合格检定校准状态影响的检测数据进行分析，判断这些数据可能存在的风险，必要时需要对已出具的检测结果进行追溯，追回检验报告，承担相应的责任。

3.3.5　气相色谱仪核查方法及应用实例

1. 气相色谱仪核查的依据

GB/T 27025—2019《检测和校准实验室能力的通用要求》、CNAS - CL01：2018《检测和校准实验室能力认可准则》中规定，实验室应有监控结果有效性的程序。记录结果数据的方式应便于发现其发展趋势，如可行，应采用统计技术审查结果。实验室应对监控进行策划和审查，适当时，监控应包括但不限于测量设备的期间核查。

在气相色谱仪使用较为广泛的食品领域，GB/T 27404—2008《实验室质量控制规范　食品理化检测》资料性附录中规定了食品理化检测实验室须检定的仪器和检定周期，其中气相色谱仪的检定周期为 2 年，还规定了仪器设备的期间核查要求，但并未规定仪器的期间核查周期。其实无论气相色谱仪用于何种项目的检测，为保证仪器在使用有效期内处于可靠的校准状态，确保检测结果的准确性，及时发现检测设备失准，检测机构都应在两次相邻的检定校准周期（2 年）之内（一般选择在两次检定校准时间中间），至少进行一次期间核查。

期间核查的目的是及时发现仪器的量值失准，当发现不能接受的偏移时，以维护机构和客户的利益。因此对相应仪器进行期间核查是必不可少的。

根据仪器在量值溯源中的地位，仪器并非都应进行期间核查。下述情况下的气相色谱仪需要重点进行期间核查：使用频繁的；经常携带到现场检测的；首次投入运行的；使用寿命临近到期的；使用过程中易受损、数据易变或对数据存疑的；不够稳定、容易漂移的；使用环境恶劣或使用环境发生剧烈变化的；检验方法有规定或仪器本身有要求的。

2. 气相色谱仪核查的内容

仪器的期间核查并不等于检定周期内的再次检定，而是核查仪器的稳定性、分辨率、灵敏度、重复性等指标是否持续符合仪器检定过的技术要求，特别需要核查仪器是否符合实验室日常检测任务需求，而不需要对设备的所有参数进行核查。

GB/T 27404—2008《实验室质量控制规范 食品理化检测》附录中对仪器设备的期间核查要求是：仪器设备的期间核查应选择国家计量检定规程中的主要检定项目，一般选择以下合适项目：零点检查；灵敏度；准确度；分辨率；测量重复性；标准曲线线性；仪器内置自校检查；标准物质或参考物质测试比对；仪器说明书列明的技术指标。

实验室应根据实际情况和经验进行选择，结合自身实际检测情况，选择对日常工作有指导意义的内容作为期间核查项目。针对具体的仪器进行分析研究，掌握仪器分析原理和性能特性，分析可能影响检测结果准确性和稳定性的因素，编制相应的期间核查方法。

3. 气相色谱仪核查的形式和方法

期间核查方法多源于仪器设备检定规程中的相关部分、方法及技术规定中的相关要求、仪器使用说明书等。期间核查方法形式多种多样，针对不同仪器的不同使用要求，甚至不同时期都可以选择不同形式的核查方式，实验室在制定期间核查计划时可灵活选择。具体采用何种期间核查方法，应本着经济、实用、可靠及可行等综合判定，常见的期间核查方法有以下几种：①使用有证标准物质进行核查；②使用基准试剂进行期间核查；③使用仪器附带设备进行期间核查；④百分比差的方法；⑤使用不同检测方法进行比对；⑥使用相同或更高精度的仪器设备进行仪器间比对；⑦对保留样品的某个稳定参数进行重新测定；⑧若找不到依据或无条件的可进行委托核查。

其中，最常用的是核查方法②，该核查方法是使用待核查的气相色谱仪测量多个相同浓度的和一系列不同浓度的标准品溶液，核查气相色谱仪的灵敏度、精密度、线性等参数。以下就具体的方法进行阐述。

（1）进样前核查

1）检查环境温湿度，清洁仪器表面。合适稳定的温湿度对气相色谱仪的控温与检测器的稳定性至关重要，包括环境的清洁度，过多的灰尘会影响仪器风扇的降温效果，更会增大仪器电路系统的故障率。

2）气路。检查气压表输出压力是否合适，保证气体纯度，检查整个气路是否有漏气现象，查看捕集肼是否变色，若变色应及时更换。气压不合适、漏气都会影响压力控制系统，从而直接影响气相色谱仪检测结果的稳定性，载气不纯和漏气会降低色谱柱的使用寿命，影响其稳定性。捕集肼除水、出空气的效果变弱会影响到检测器。

3）进样系统。气相色谱仪的进样方式除常规的手动进样和液体进样瓶自动进样外，还有经过改装并连接辅助进样装置的热脱附/热解析、吹扫捕集、顶空进样等方式，需要将这些辅助进样装置换成常规的进样方式。

核查时，应检查进样针是否需要清洗、更换，检查洗针液和废液瓶；检查进样口密封垫、衬管密封圈、衬管等是否需要更换。

由于样品黏度的关系，进样针长时间使用可能会出现抽拉困难或卡住的情况，影响进样稳定性。进样口密封垫、衬管密封圈长时间不更换会老化变硬，影响密封效果，造成漏气现象。衬管中吸附的样品残渣使得衬管内壁变脏，从而影响峰形、灵敏度和精密度。

旋紧色谱柱进样口端和检测器端的螺母，毛细管色谱柱的柱效随着进样的次数增多而降低，导致拖尾峰或峰型变差，适量截取进样口端一段色谱柱、检测器端探出的一段色谱柱查看是否有断裂的情况，确保样品顺利进入检测器中。

以气相色谱仪为例，期间核查可主要考察此仪器的灵敏度和稳定性，可选取定量限附近浓度的标准品进行核查。

（2）核查参数的选择　实验室可选择灵敏度、精密度、线性三个主要参数来进行期间核查，这三个参数可以较为全面地反映仪器的整体工作状态，可以满足大部分实验室对于日常试验的定性、定量要求。

具体核查方法如下：

1）选取核查标准物质。

2）配制定量限附近浓度的标准品溶液，连续进样 6 次。对结果的保留时间、信噪比、峰面积等数据进行统计。保留时间的稳定性可反映整个气相色谱的压力系统、控温系统的稳定性，信噪比和峰面积的数据可反映仪器的进样系统、检测系统的稳定性和灵敏度。

3）配制合适的标准品浓度曲线，曲线范围不宜过大，跨度不超 2 个数量级，满足检测需求即可。标准浓度曲线的线性可反映仪器的压力系统、控温系统、进样系统、检测系统的稳定性。

4）还需要截取一段检测器基线（30min），通过基线的噪声和漂移来确定检测器的灵敏度和稳定性状态。

（3）核查结果的判定　仪器期间核查灵敏度、精密度、线性结果的判定标准可参照 JJG 700—2016《气相色谱仪》，实验室也可自行规定。

4. 气相色谱仪核查的实例

以一台气相色谱仪为例，编制期间核查规程并进行一次期间核查。设定气相色谱参数，待基线稳定后，注入一定浓度的标准溶液（FID 用正十六烷 – 异辛烷标准溶液，ECD 用丙体六六六 – 异辛烷标准溶液），连续进样 7 次，进样体积 1μL，以标准物质的保留时间和峰面积测量的相对标准偏差 RSD 表示定性和定量的重复性。读取标准物质的峰面积和基线噪声（N），计算检测限。气相色谱仪期间核查规程编写示例如下：

文件编号：×××××

气相色谱仪期间核查规程

1. 编制目的

在气相色谱仪两次检定/校准之间，进行期间核查，验证该设备是否保持检定/校准时的状态，确保其检验结果的准确性和有效性。

2. 适用范围

适用于本实验室所使用的××××等气相色谱仪的期间核查。

3. 核查内容

一般检查、基线噪声和基线漂移、检测限、定性重复性、定量重复性。

4. 标准物质

4.1　正十六烷 – 异辛烷标准溶液，浓度：10ng/μL ~ 1000ng/μL。

4.2　丙体六六六 – 异辛烷标准溶液，浓度：0.1ng/μL。

5. 核查依据

5.1　JJG 700—2016 气相色谱仪检定规程。

5.2　气相色谱仪使用说明书。

6. 核查条件

各检测器核查条件设置见表 3-36。

表 3-36　气相色谱仪 FID、ECD 检测器核查条件设置

检定条件	FID	ECD
柱箱温度/℃	160	210
汽化室温度/℃	230	230
检测器温度/℃	230	230
所用标准物质	正十六烷 – 异辛烷	丙体六六六 – 异辛烷

注：用毛细管检定时，应采用不分流进样，适当选择载气流速。

7. 核查方法

7.1 一般检查

7.1.1 检查环境温湿度，清洁仪器表面。

7.1.2 仪器应有下列标志：仪器名称、型号、制造厂名、出厂日期和出厂编号，国内制造的仪器应标注制造计量器具许可证标志。

7.1.3 在正常操作条件下，用肥皂液检查气源至仪器所有气体管路的接头，应无泄漏。

7.1.4 检查进样口密封垫、衬管密封圈、衬管等是否需要更换。

7.1.5 检查色谱柱进样口端和检测器端是否松动，检查毛细管色谱柱是否有明显断裂、是否接触柱温箱内壁。

7.1.6 确定气相色谱仪上安装的检测器类型。

7.1.7 仪器的各调节旋钮、按键、开关、指示灯工作正常。

7.2 基线噪声和基线漂移

按表 3-36 设置色谱核查条件，待基线稳定后，调节输出信号至显示图的中部，待基线稳定后，记录基线 30min，测量并计算基线噪声和基线漂移。

7.3 定性和定量重复性

按表 3-36 设置色谱仪核查条件，待基线稳定后，用微量注射器注入标准溶液（FID 用正十六烷 - 异辛烷标准溶液，ECD 用丙体六六六 - 异辛烷标准溶液）。进样 $1\mu L$，连续进样 7 次，以溶质的保留时间和峰面积测量的相对标准偏差 RSD 表示。按式（3-21）计算相对标准偏差 RSD。

7.4 FID、ECD 检测器检测限

将 7.3 中得到的色谱图积分处理，记录标准物质峰面积。按式（3-15）或式（3-16）计算检测限。

8. 评定

气相色谱仪期间核查的技术指标符合表 3-37 中的要求，视为期间核查合格，可以正常使用。

表 3-37　气相色谱仪期间核查主要技术指标

技术指标	FID	ECD
基线噪音	$\leqslant 1.0 \times 10^{-12}\,A$	$\leqslant 0.2\,mV$
基线漂移（30min）	$\leqslant 1.0 \times 10^{-11}\,A$	$\leqslant 0.5\,mV$
灵敏度	—	—
检测限	$\leqslant 5.0 \times 10^{-10}\,g/s$	$\leqslant 5.0 \times 10^{-12}\,g/s$
定性重复性	1%	1%
定量重复性	3%	3%

9. 核查结果的处理

1）若核查结果符合要求，可继续使用；若核查的定性测量结果或定量测量结果接近临界要求值，应加大核查频次或其他有效措施（如校准）做进一步验证以规避风险。

2）若定性测量结果或定量测量结果其中一项不满足要求，应立刻停止使用，分析原因，追溯之前报告有效性可能受到影响的结果，并采取相应措施；提前进行校准，进一步验证其计量性能。

3）在仪器设备两次校准之间，一般每隔 12 个月核查一次。

10. 相关记录

气相色谱仪期间核查记录。

编制人：××　　审核人：××　　实施日期：××××年××月××日

3.4　气相色谱 – 质谱联用仪

3.4.1　气相色谱 – 质谱联用仪的原理与组成

气相色谱 – 质谱联用技术于 20 世纪 60 年代出现，是一种结合气相色谱和质谱的特性，鉴别样品中不同物质的技术，广泛应用于药物和临床分析、工业检测、食品安全、环境保护等诸多领域。

1. 气相色谱 – 质谱联用仪的原理

气相色谱 – 质谱联用仪（GC – MS）（简称：气质联用仪）是将气相色谱仪与质谱仪通过一定接口耦合到一起的分析仪器。气相色谱仪主要包括气路系统、进样系统、柱箱和色谱柱等。质谱仪主要包括离子源、质量分析器、检测器、真空系统和数据采集处理系统等。气质联用仪的基本工作原理是样品中各个组分通过气相色谱仪分离后依次进入质谱仪，组分在离子源中被电离，产生带有一定电荷、质量不同的离子，不同离子在电场和/或磁场中的运动行为不同，用质量分析器把不同带电离子按质荷比分开，得到质量色谱图。通过对质量色谱图的分析处理，可以得到样品的定性、定量结果。

气相色谱作为气质联用仪的进样系统，能够充分发挥其高效的分离能力和高灵敏度，对样品进行有效分离，同时满足质谱分析对样品单一性的要求，避免了样品受污染，通过有效控制质谱进样量，极大提高了对混合物分离、定性、定量分析的效率。质谱作为气质联用仪的检测器，检测的是离子质量，获得化合物的质谱图，解决了气相色谱定性的局限性，而且质谱的多种扫描方式和质量分析技术，可以有选择地检测所需要的目标化合物的特征离子，具有专一的选择性，不仅能排除基质和杂峰的干扰，还能极大提高检测灵敏度。

实验室常用的气质联用仪，根据质量分析器的类型，可分为气相色谱 – 离子阱质谱联用仪（简称：离子阱）、气相色谱 – 单四极杆质谱联用仪（简称：单四极杆）、气相色谱 – 三重串联四极杆质谱联用仪（简称：三重四极杆）、气相色谱 –

飞行时间质谱联用仪（简称：飞行时间）、气相色谱－静电场轨道阱质谱联用仪（简称：静电场轨道阱）。

2. 气相色谱－质谱联用仪的组成

气质联用仪的构成包括气相色谱（GC）模块、质谱（MS）模块、GC－MS接口模块、仪器控制模块以及软件模块。典型的GC－MS系统如图3-17所示，待分析样品通过载气（氢气或氦气）经过GC色谱柱得到初步分离，从色谱柱流出的各组分经过GC－MS接口模块传输进入MS模块的离子源单元，在这里各组分被离子化形成离子，进而在MS模块中进行质量分析，分析获得的数据由GC－MS平台的数据处理模块进行处理、显示，并进行数据库搜索和比对。整个分析过程所涉及的流程处理顺序均由GC－MS平台的仪器控制模块进行控制和协调。

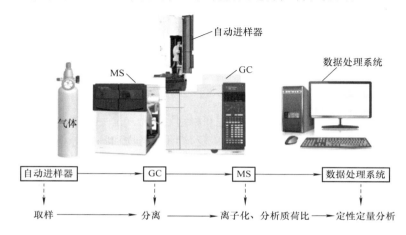

图3-17　典型的GC－MS系统

气质联用仪的检测系统主要有热导检测器（浓度型、通用型检测器）、火焰离子化检测器（用于有机化合物）、电子捕获检测器（用于卤素化合物）、火焰光度检测器（用于含硫、含氮和含磷化合物）、氮磷检测器（用于含氮和含磷化合物）、质谱检测器（质量型、通用型检测器）。

3.4.2　气相色谱－质谱联用仪的应用

气质联用技术发展至今，已经在食品、工业、医药等各个领域中得到了广泛应用，对挥发性、衍生化合物的分析方面尤其适合。

1. 药物和临床分析

气质联用技术在药物和临床分析领域也获得了广泛使用，如用于雌三醇的测定，尿中孕二醇和孕三醇的测定，尿中胆固醇的测定，儿茶酚胺代谢产物分析，血液中乙醇、麻醉剂以及氨基酸衍生物的分析，血浆中睾丸激素的分析，以及某些挥发性药物分析。

随着各类疾病和新问题的不断出现，以及蛋白质组学、代谢组学、中药现代化等研究项目的积极开展，人们对了解复杂体系中全组分信息的渴望越来越强烈。在复杂生物体系和制药工业中有大量需要定性和定量的目标分析物，如缩氨酸、药物、代谢物、生物标记物、杂质、降解产物等。它们存在于各种不同的基体及化学反应过程中，包括合成反应、生物流、微生物代谢过程等。以气质联用技术为代表的高效、多维生物分析技术正以整体化和自动化的方式应用于解决制药工业和生物技术中棘手的分离难题，以实现复杂基体中目标物质的高效分析。

2. 食品分析

气质联用技术在食品安全检测领域发挥着重要作用，可用于农药残留分析、脂肪酸甲酯分析、香精香料分析、食品添加剂分析、食品材料中挥发物的分析等。气质联用技术克服了利用气相色谱进行药物残留检测存在的效率偏低、品种单一的弊病，能够进一步增强对食品样品定量、定性分析的精准度，同时又能实现对药物残留的多样性检测。例如，依据 GB 23200.113—2018《食品安全国家标准　植物源性食品中 208 种农药及其代谢物残留量的测定　气相色谱 - 质谱联用法》，可通过气质联用技术实现同时对 208 种农药残留的检测；依据 GB 23200.8—2016《食品安全国家标准 水果和蔬菜中 500 种农药及相关化学品残留量的测定　气相色谱 - 质谱法》，可通过气质联用技术对 500 种果蔬中的农药进行检测。随着食品工业的发展，各类食品添加剂已有上千种，包括各类防腐剂、上色剂、抗氧化剂等。通过气质联用技术可以对上千种添加剂或药物残留实现快速、准确的检测和分析。

3. 石油和石油化工分析

气质联用技术是油品烃类成分解析、石油炼化半挥发/挥发性有机物分子解析的主要手段。气质联用技术也是石油炼化行业挥发性有机物（VOC）（包括烷烃、苯系物、含氧有机物、烯烃、卤代烃和炔烃等）及恶臭气体检测的主要工具。近些年来在炼化污水处理工艺诊断和改进方面也发挥了重要作用，被用于对半挥发/挥发性有机物以及多环芳烃等致癌物质的分析。

4. 其他领域

随着科技发展，近年来，便携式气质联用技术的发展使得在受控实验室之外进行准确可靠的确证分析具有了可行性。我国的便携式气质联用技术主要应用于环境损害应急事故以监测各类介质中的 VOC，以及职业卫生领域以评估工作场所的各种职业病危害因素。例如，用于苯乙烯污染事故现场检测，用于对火力发电厂、胶黏剂生产企业、企业喷漆车间等工作场所的空气进行检测，以用于职业病评价的工业选址、职业病危害因素的识别、筛选重点评价因子等工作。国外还将便携式气质联用技术应用到了化学战剂识别、爆炸物检测、火灾调查、毒品分析等领域。

3.4.3　气相色谱 - 质谱联用仪计量特性及计量方法

气质联用仪的计量依据的是 JJF 1164—2018《气相色谱 - 质谱联用仪校准规范》，随着科研和检测人员对仪器高灵敏度和低检出限的要求，以及气相色谱 - 质谱联用仪的高速发展，气质联用仪的计量标准也在发展，中国计量科学研究院等起草单位将 JJF 1164—2006《台式气相色谱－质谱联用仪校准规范》修订为 JJF 1164—2018《气相色谱－质谱联用仪校准规范》，于 2019 年 3 月 25 日起实施。

1. 气质联用仪的计量特性

根据标准，气质联用仪的计量项目有质量范围、质量分辨率、质量准确性、信噪比、峰面积重复性、保留时间重复性、气相色谱柱箱温度控制和谱库检索，见表 3-38。

表 3-38　气质联用仪计量特性

计量特性		离子阱	单四极杆	三重四极杆	飞行时间	静电场轨道阱
质量范围		$\geq 600u$				
质量分辨率		$W_{1/2} < 1u$			$W_{1/2} < 0.05u$	
质量准确性		不超过 $\pm 0.3u$			不超过 $\pm 0.02u$	
信噪比	电子轰击源（EI$^+$）	$\geq 10:1$			$\geq 50:1$	
	正化学电离源（CI$^+$）	$\geq 10:1$			—	
	负化学电离源（CI$^-$）	$\geq 10:1$		—	—	—
峰面积重复性*		$\leq 10\%$				
保留时间重复性		$R_t \leq 1.0\%$				
气相色谱柱箱温度控制：柱箱温度稳定性（10min）		优于 0.5%				
气相色谱柱箱温度控制：程序升温重复性		优于 2%				
谱库检索		相似度 $\geq 75\%$			—	

注：1. "质量准确性""谱库检索"项目只在 EI$^+$ 模式下测量，对于没有谱库的数据处理系统"谱库检索"项目可以不做。

2. 用于定性测试的质谱仪，标"＊"的计量特性可不测。

3. 以上指标不用于合格性判别，仅供参考。

2. 气质联用仪的计量方法

以下结合 JJF 1164—2018，介绍气质联用仪各校准项目的校准方法。

气质联用仪是具有真空系统的，校准前一天要通知所使用的实验室开机抽真空，使仪器达到最佳状态，抽真空一般需要 4h～5h 甚至更长时间，如果当天开机抽真空，校准工作未必能当天完成。抽真空使质谱在高真空状态下工作，能够减少本底的干扰，避免发生不必要的离子－分子反应，相应的真空度不够则灵敏度低。如果真空度达不到仪器厂家规定的要求，则不能进行校准，否则会导致灯丝寿命变短、离子源容易污染、电子倍增管过早损坏、缩短质谱使用寿命等后果。

气质联用仪在校准前还必须经过调谐，通过调谐能使仪器达到最好的灵敏度及最佳的分辨力。从调谐报告中可以得到校准规范中的两个指标：质量范围和质量分辨率。

（1）质量范围　以全氟三丁胺（FC－43）为调谐样品进行调谐，质量设定达到 600u 以上，观察是否出现质量 600u 以上（含 600u）的质谱峰。

（2）质量分辨率

1）离子阱、单四极杆、三重四极杆。仪器稳定后，执行自动调谐命令或以手动方式进行调谐，直到调谐通过，根据调谐报告结果得到半峰宽 $W_{1/2}$，或通过人工测量计算获得 $W_{1/2}$（计算方法见 JJF 1164—2018 附录 A，以此值作为仪器的质量分辨率）。

说明：调谐通常使用的样品为全氟三丁胺，主要离子峰值见 JJF 1164—2018 附录 A。

2）飞行时间、静电场轨道阱。参照表 3-39 与表 3-40 要求，设定气相色谱与质谱参数，扫描方式采用轮廓图，注入 $1.0\mu L$ 浓度为 $10pg/\mu L$ 的八氟萘 – 异辛烷溶液，得到质量色谱图。提取 $m/z = 271.9867u$ 特征离子的质量色谱图，点击该质量色谱图后得到八氟萘质谱轮廓图，据此计算 $m/z = 271.9867u$ 的半峰宽，以此值作为仪器的质量分辨率。

分辨力的值有无偏差与峰形有很大的关系，如果峰形不好，半峰宽就不够准确。质谱仪调谐没有达到最佳状态、离子源被污染或者灯丝老化都可能导致峰形不好，可通过再一次调谐仪器、清洗离子源或更换灯丝来改善峰形。如果报告上没有 ≥600u 的高质谱峰则很可能是四极杆被污染了，检测的高沸点样品较多就容易污染四极杆，须进行清洗。

表 3-39　气相色谱和质谱参数条件一览表

设备或参数	建议条件	
色谱柱	DB – 5MS，30m×0.25mm×0.25μm，或其他类似色谱柱	
载气及流速	高纯氮，1.0mL/min（恒流，无恒流控制部件的可采用恒压）	
进样口温度	250℃	
进样量及方式	1.0μL，不分流进样	
柱箱升温程序	八氟萘和苯甲酮	初温 60℃，保持 0min，以 10℃/min 升温至 220℃，保持 2min
	硬脂酸甲酯和六氯苯	初温 150℃，保持 0min，以 10℃/min 升温至 250℃，保持 5min
	八氟萘、六氯苯、硬脂酸甲酯混合溶液	初温 60℃，保持 0min，以 10℃/min 升温至 250℃，保持 5min
传输线温度	270℃	
设备或参数	建议条件	
EI 模式离子化能量	70eV	
CI 模式反应气	根据厂家推荐方法选择载气种类和流量	
溶剂延迟	3min（或根据色谱柱型号与升温程序定）	
离子源和质量分析器温度	根据厂家推荐值设定	
其他质谱参数	如电子倍增器工作电压，均以自动或手动调谐时确定的值作为校准参数	

注：表中所列为建议条件，校准时可视具体情况进行调整。

表 3-40　信噪比和峰面积重复性测试条件

仪器类型	电离模式	样品	浓度	采集条件	特征离子（m/z）或离子对
单四极杆、离子阱	EI^+	八氟萘 – 异辛烷	100pg/μL	$m/z=50u\sim300u$	272
三重四极杆	EI^+	八氟萘 – 异辛烷	10pg/μL	MRM 或 SRM	272（母离子）→222（子离子）
飞行时间、静电场轨道阱	EI^+	八氟萘 – 异辛烷	10pg/μL	$m/z=50u\sim500u$	271.9867
单四极杆、离子阱	CI^+	苯甲酮 – 异辛烷	10ng/μL	$m/z=100u\sim230u$	183
	CI^-	八氟萘 – 异辛烷	10pg/μL	$m/z=200u\sim300u$	272
三重四极杆	CI^+	苯甲酮 – 异辛烷	1ng/μL	MRM 或 SRM	183（母离子）→105（子离子）

注：对于信噪比低的质谱仪，可选用 3ng/μL 的八氟萘、六氯苯、硬脂酸甲酯混合溶液标准物质或 10ng/μL的六氯苯 – 异辛烷溶液标准物质测试信噪比和峰面积重复性。

（3）质量准确性　参照表 3-39 的要求，设定气相色谱与质谱参数，扫描范围设定为 $m/z=50u\sim350u$，注入 1.0μL 浓度为 10ng/μL 的硬脂酸甲酯 – 异辛烷溶液，得到质量色谱图和质谱棒状图。记录 $m/z=74u$，143u，199u，255u 和 298u 时硬脂酸甲酯 5 个特征离子的实测质量，以质量色谱图中最高点及其前后点代表的三次扫描所得到的质量平均值作为实测质量，其中三重四极杆质谱仪对第一极（Q1）和（或）第三极（Q3）质量分析器进行测试。离子阱、单四极杆和三重四极杆质谱仪有效数值保留到小数点后两位，飞行时间和静电场轨道阱质谱仪有效数值保留到小数点后四位。根据式（3-22）计算 5 个特征离子的实测质量与其理论值之差 ΔM，以 5 个特征离子中绝对值最大的 ΔM 作为仪器的质量准确性。

$$\Delta M = \overline{M}_i - M_{it} \tag{3-22}$$

式中　$\overline{M}_i$——第 i 个离子三次测量质量的平均值（u）；

　　　M_{it}——第 i 个离子质量的理论值（u）。

（4）信噪比　参照表 3-39 与表 3-40 的要求，设定气相色谱与质谱参数，按表 3-40 的要求注入 1.0μL 相对应的标准溶液，连续 6 次。采集完成后从总离子流图中提取相应的特征离子，再现质量色谱图。读取特征离子峰高（H_S）和基线噪声（H_N），噪声采用峰值，在特征离子峰后 0.5min ~ 1min 范围内选取。根据式（3-23）计算信噪比 β，以 6 次算术平均值作为信噪比测试结果。

$$\beta = \frac{H_S}{H_N} \tag{3-23}$$

很多仪器长期使用后，虽然调谐通过了，但是信噪比无法达到校准规范的要求，即灵敏度降低了。此时可通过以下手段提高灵敏度：一是清洗离子源；二是更换新柱子，保证柱子有较高的柱效；三是清洗、活化或更换衬管，保证进样口不被污染。

（5）峰面积重复性　参照表 3-39 与表 3-40 的要求，设定气相色谱与质谱参数。按表 3-40 的要求注入 1.0μL 相对应的标准溶液，连续 6 次。采集完成后从总离子流图中提取相应的特征离子，再现质量色谱图。按质量色谱峰进行积分，记录峰面积，根据式（3-24）计算峰面积重复性 R_A。

$$R_A = \sqrt{\frac{\sum_{i=1}^{n}(x_i - \bar{x})^2}{n-1} \frac{1}{\bar{x}}} \times 100\% \qquad (3\text{-}24)$$

式中　x_i——第 i 次测量峰面积；

　　　$\bar{x}$——n 次测量峰面积的算术平均值；

　　　n——测量次数，$n=6$。

对于 CI 源，可采用对应的测试信噪比的标准物质进行重复测量。

（6）保留时间重复性　参照表 3-39 的要求，设定气相色谱与质谱参数，扫描范围设置为 $m/z = 50\text{u} \sim 300\text{u}$。待初温稳定后，注入 1.0μL 浓度为 3ng/μL 八氟萘、六氯苯、硬脂酸甲酯混合溶液，连续 3 次。采集完成后从总离子流图中分别提取八氟萘、六氯苯、硬脂酸甲酯的特征离子 $m/z = 272\text{u}$、284u、298u，分别记录 3 个特征离子峰的保留时间。按式（3-25）分别计算三种化合物的 R_t，取其中最大值作为保留时间重复性。

$$R_t = \frac{t_{\max3} - t_{\min3}}{\bar{t}_3} \times 100\% \qquad (3\text{-}25)$$

式中　R_t——保留时间重复性（%）；

　　　$t_{\max3}$——特征离子峰保留时间最大值（min）；

　　　$t_{\min3}$——特征离子峰保留时间最小值（min）；

　　　$\bar{t}_3$——特征离子峰保留时间平均值（min）。

（7）气相色谱柱箱温度控制

1）柱箱温度稳定性。把温度计的探头固定在柱箱中部，设定柱箱温度为 70℃。待仪器温度稳定后，连续测量 10min，每分钟记录一个数据。按式（3-26）计算柱箱温度稳定性 Δt_1。

$$\Delta t_1 = \frac{t_{\max} - t_{\min}}{\bar{t}} \qquad (3\text{-}26)$$

式中　$t_{\max}$——温度测量的最高值（℃）；

　　　$t_{\min}$——温度测量的最低值（℃）；

　　　$\bar{t}$——温度测量的平均值（℃）。

2）程序升温重复性。将柱温箱的初始温度设定为 60℃，终温 200℃，升温速率为 10℃/min。待初温稳定后，开始程序升温，每分钟记录数据一次，直至达到终温。此实验重复 3 次，按式（3-27）计算出相应点的相对偏差，取其最大值为程序升温重复性 Δt_2。

$$\Delta t_2 = \frac{t'_{\max} - t'_{\min}}{\bar{t}'} \qquad (3\text{-}27)$$

式中　t'_{max}——相应点的最高温度（℃）；

　　　t'_{min}——相应点的最低温度（℃）；

　　　$\overline{t'}$——相应点的平均温度（℃）。

（8）谱库检索　根据质量准确性测试获得的总离子流色谱图，得到硬脂酸甲酯质谱棒状图，扣除本底后，在系统提供的谱库内对硬脂酸甲酯进行检索。

3.4.4　气相色谱–质谱联用仪计量结果的确认与使用

计量检定、校准，是实现实验室测量结果可溯源的重要一环，校准的结果是否满足预期用途，需要通过确认来识别判断。

1. 校准结果的确认

（1）确认的依据　CNAS – CL01 – G002《测量结果的计量溯源性要求》中规定：合格评定机构应对作为计量溯源性证据的文件（如校准证书）进行确认。确认应至少包含以下几个方面（以校准证书为例）：

1）校准证书的完整性和规范性。

2）根据校准结果做出与预期使用要求的符合性判定。

3）适用时，根据校准结果对相关设备进行调整、导入校准因子或在使用中修正。

（2）对校准证书基本信息的确认　校准证书上应当记载申请检定校准的检测机构的名称、地址等信息以及设备的名称、规格型号、出厂编号等信息，这些信息应当准确无误，实验室的设备管理人员或检测人员在拿到检定校准证书时，应当对这些信息进行确认，确保与实际情况相符。

（3）对校准证书技术信息的确认　根据校准结果做出与预期使用要求的符合性判定是指对校准证书技术信息的确认，也是校准结果确认的重点，主要包括以下几个方面：

1）需要校准的参数是否全部校准。在对校准结果进行确认时，首先应确认需要校准的参数是否全部进行了校准，是否在证书中体现了校准结果值和应达到的技术标准值。校准证书示例中的气质联用仪选择了质量分辨率、信噪比、质量准确性和质量重复性作为校准项目，每个项目都列出了校准结果和技术指标，能够比较出校准结果是否符合技术指标，如图3-18和图3-19所示。

2）校准参数的校准结果是否符合预期使用要求。校准参数的校准结果是否符合预期使用要求是校准结果确认的关键环节。设备的预期用途可以从检测方法标准或技术规范；设备的使用说明书；设备校准所参照、依据的计量检定规程或计量校准规范等方面识别，有时还可以从产品标准中规定的极限值等要求中获取。通常做法是如果检测方法对仪器设备的准确度等级有明确规定的，实验室应验证校准结果是否符合仪器设备准确度等级所规定的技术要求；如果检测方法对仪器设备的准确度没有明确规定的，实验室应根据行业要求、仪器设备校准规范或检定规程规定应能达到的要求作为计量要求；如果检测实验室配置的仪器设备的准确度等级优于检

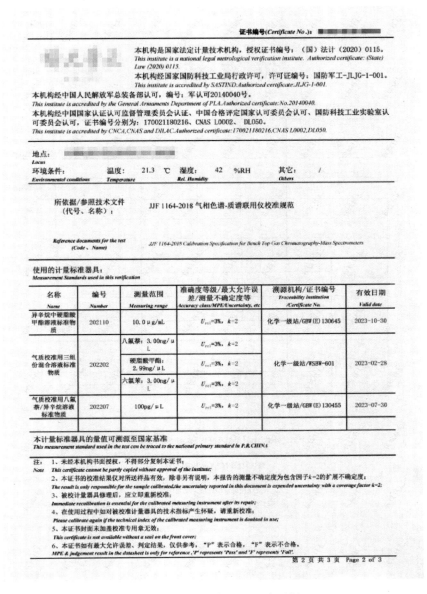

图 3-18　气质联用仪校准证书示例 1

测方法的规定或预期的计量要求，既可以用仪器设备的校准规范或检定规程为依据，也可用实验室预期使用的计量要求为依据；如果校准后，仪器设备的某些指标或某些测量范围不符合检定规程或校准规范，但它不在实验室的使用范围之内，而实验室所使用的技术要求和量程都符合要求，仍可评价判定其为符合计量要求。

对于本台单四极杆气质联用仪来说，实验室主要用其进行 GB 23200.8—2016《食品安全国家标准 水果和蔬菜中 500 种农药及相关化学品残留量的测定》中项目

证书编号(Certificate No.): GFJGJL1001231304474

校 准 结 果

Results of Calibration

外观检查 *Visual Inspection*	正常 *Normal*				
仪器类型 *Instrument Type*	单四级杆				
电离方式 *Ionization Method*	电子轰击源(EI+)				
项目 *Project*	测量结果 *Measurement Result*	不确定度U_{rel} *Uncertainty*	允许误差 *MPE*	结论 *Conclusion*	
质量范围(u) *Mass Range*	>600	—	≥ 600	P	
质量分辨率(u) *Mass Resolution*	0.8	—	< 1	P	
	理论值(m/z) *Theoretical Value*	测量值(m/z) *Measurements*	误差(m/z) *Error*	不确定度U_{rel} *Uncertainty*	允许误差 *MPE*	结论 *Conclusion*
质量准确性(u) *Mass Accuracy*	74.04	74.13	0.09	—	± 0.3	P
	143.11	143.18	0.07	—	± 0.3	P
	199.17	199.23	0.06	—	± 0.3	P
	255.23	255.28	0.05	—	± 0.3	P
	298.29	298.33	0.04	—	± 0.3	P
信噪比 *Signal-to-Noise Ratio*	2469 :1	15 %	≥ 10 :1	P	
峰面积重复性(%) *Peak Area Repeatability*	2.8	—	≤ 10	P	
保留时间重复性(%) *Retention Time Repeatability*	八氟萘	0.3	—	≤ 1.0	P
	六氯苯	0.1	—	≤ 1.0	P
	硬脂酸甲酯	0.0	—	≤ 1.0	P

注：所测数据符合该计量器具校准所依据的规范/规程要求。
Note: The measured data meet the specifications / regulations of the measuring instrument.

建议复校时间间隔为:24个月
The recommended time interval for calibration is 24 months

下次送校时请带此证书或复印件
Please take the certificate or its copies next calibration

以下空白
Blank Below

第 3 页 共 3 页 Page 3 of 3

图 3-19 气质联用仪校准证书示例 2

的检测，实验室通过查询这一检测标准中对精密度的要求，能够判断这台气质联用仪的校准结果符合预期使用要求。

3）对检测机构申请的测量范围或测量点的校准确认。实验室在提出校准申请时，必须明确校准参数的测量范围或测量点，以方便校准机构有针对性地进行校准，在满足检测需求的同时，保证校准的经济性。对于气质联用仪，校准的项目不涉及具体测量范围或测量点。

4）计量溯源性信息。在校准证书中应当包括计量溯源性信息，具体包括校准机构开展校准时所使用的计量器具的名称、测量范围、准确度/测量不确定度/最大允差及证书编号与有效期等信息；或者是出具的数据可溯源至国家计量基准、国际单位制的声明。图 3-18 所示为本示例的气质联用仪校准证书的第 2 页，其中声明了"本次校准使用的计量标准均可溯源到中国国家计量基准"。

5）测量结果的测量不确定度信息。测量不确定度信息是校准机构在校准证书中必须提供的信息，通常为扩展测量不确定度，同时应提供包含因子。设备的测量不确定度通常要求不超过检测结果测量不确定度的三分之一，如果不能满足这一要求，则表明设备的精度要求已不能满足检测需要，有必要更换设备。校准结果不确定度的使用可按照 JJF 1094—2002《测量仪器特性评定》要求进行。

2. 校准结果的使用

（1）修正因子的使用 在对校准结果进行确认后，针对计量检定结果产生的修正值或修正因子，实验室要考虑是否需要利用。当检测方法对其准确度有明显要求时要用修正数值去进行修正；当测量结果参与检测结果运算，或直接读取检测结果时，需要应用修正值和修正因子去修正。

（2）校准状态标识 将设备的预期用途与检定校准结果比较后，得出的结论可能是合格、准用或停用。检测人员应当根据确认结论在设备上粘贴或加挂适当的标识，表明设备的检定校准状态，以方便设备使用人员使用设备，防止误用不合适的设备。

（3）检测结果的追溯 对于不满足检测需求的设备，实验室应当停止使用该设备，并对可能受设备不合格校准状态影响的检测数据进行分析，判断这些数据可能存在的风险，必要时需要对已出具的检测结果进行追溯，追回检验报告，承担相应的责任。

3.4.5 气相色谱－质谱联用仪核查方法及应用实例

1. 气质联用仪核查的依据

CNAS－CL01：2018《检测和校准实验室能力认可准则》中规定，实验室应有监控结果有效性的程序。记录结果数据的方式应便于发现其发展趋势，如可行，应采用统计技术审查结果。实验室应对监控进行策划和审查，适当时，监控应包括但不限于测量设备的期间核查。

在气质联用仪使用最为广泛的食品领域，GB/T 27404—2008《实验室质量控制规范 食品理化检测》资料性附录 B.3 中规定了食品理化检测实验室须检定的仪器和检定周期，其中气质联用仪的检定周期为 2 年。但 GB/T 27404—2008 中并未规定仪器期间核查周期，其实无论实验室将气质联用仪用于何种项目的检测，为保证仪器在使用有效期内处于可靠的校准状态、确保检测结果的准确性，及时发现检测设备失准，实验室都应在两次相邻的检定校准周期（2 年）之内（一般选择在两次检定校准时间中间），至少进行一次期间核查。有以下情况的，更应该增加期间核查频次：

1）气质联用仪使用条件恶劣造成量值容易漂移。

2）气质联用仪使用频率很高。

3）气质联用仪在使用中有可疑现象出现。

4）使用气质联用仪参加能力验证前。

5）气质联用仪运输或搬迁后。

6）脱离实验室控制的气质联用仪在恢复使用前。

2. 气质联用仪核查的内容

仪器的期间核查并不等于检定周期内的再次检定，而是核查仪器的稳定性、分辨率、灵敏度、重复性等指标是否持续符合仪器检定过的技术要求，特别需要核查仪器是否符合实验室日常检测任务需求，而不需要对设备的所有参数进行核查。

GB/T 27404—2008 附录 B.4 对仪器设备的期间核查要求是仪器设备的期间核查应选择国家计量检定规程中的主要检定项目，一般选择以下合适项目：零点检查；灵敏度；准确度；分辨率；测量重复性；标准曲线线性；仪器内置自校检查；标准物质或参考物质测试比对；仪器说明书列明的技术指标。

实验室应根据实际情况和经验进行选择，结合自身实际检测情况，选择对日常工作有指导意义的内容作为期间核查项目。针对具体的仪器进行分析研究，掌握仪器分析原理和性能特性，分析可能影响检测结果准确性和稳定性的因素，编制相应的期间核查方法。

3. 气质联用仪核查的形式和方法

期间核查方法形式多种多样，针对不同仪器的不同使用要求，甚至不同时期都可以选择不同形式的核查方式，实验室在制定期间核查计划时可灵活选择。以下形式均可用作仪器设备的期间核查：

1）使用某台气质联用仪参加实验室间比对。

2）使用某台气质联用仪进行有证标准物质验证。

3）与相同准确度等级的另一台或几台气质联用仪设备进行比较。

4）使用某台气质联用仪对稳定的被测物的量值重新测定。

5）在条件允许的情况下，可以按照检定规程对某台气质联用仪进行高等级的自校。

其中，最常用的是形式2），核查方法是使用待核查的气质联用仪测量多个相同浓度的和一系列不同浓度的标准品溶液，核查气质联用仪的灵敏度、精密度、线性等参数。以下就具体的方法进行阐述。

（1）进样前核查

1）检查环境温湿度，清洁仪器表面。合适稳定的温湿度对气相色谱仪的控温与检测器的稳定性至关重要，包括环境的清洁度，过多的灰尘会影响仪器风扇的降温效果，更会增大仪器电路系统的故障率。

2）气路。检查气压表输出压力是否合适，保证气体纯度，检查整个气路是否有漏气现象，查看捕集肼是否变色，若变色应及时更换。气压不合适、漏气都会影响压力控制系统，从而直接影响气质联用仪检测结果的稳定性，载气不纯和漏气会降低色谱柱的使用寿命，影响其稳定性。捕集肼除水、出空气的效果变弱会影响到检测器。

3）进样系统。气质联用仪的进样方式除常规的手动进样和液体进样瓶自动进样外，还有经过改装并连接辅助进样装置的热脱附/热解析、吹扫捕集、顶空进样等方式，需要将这些辅助进样装置换成常规的进样方式。

核查时，应检查进样针是否需要清洗、更换，检查洗针液和废液瓶；检查进样口密封垫、衬管密封圈、衬管等是否需要更换。

由于样品黏度的关系，进样针长时间使用可能会出现抽拉困难或卡住的情况，影响进样稳定性。进样口密封垫、衬管密封圈长时间不更换会老化变硬，影响密封效果，造成漏气现象。衬管中吸附的样品残渣使得衬管内壁变脏，从而影响峰形、灵敏度和精密度。

旋紧色谱柱进样口端和检测器端的螺母，毛细管色谱柱的柱效随着进样的次数增多而降低，导致拖尾峰或峰型变差，适量截取进样口端一段色谱柱、检测器端探出的一段色谱柱查看是否有断裂的情况，确保样品顺利进入检测器中。

4）调谐。通过调谐或质量轴的校正，确保检测器的质谱参数符合试验条件。在真空度满足的条件下，查看调谐结果判断是否可以进行试验。图3-20所示为一台单四极杆气质联用仪的调谐报告。

调谐报告中如果有不符合的提示，首先排查故障，清除故障，再进行核查试验。调谐无法通过的原因有很多，离子源被污染、离子体变脏、四极杆被污染等，但绝大多数是因为漏气。调谐报告中氮气与氧气的比例如果是4:1左右或氮气大于10%，可判断为漏气。正常情况下，水、氮气、氧气都不超过3%。气相部分和质谱部分都可能漏气。气相部分漏气多是因为一些经常拆卸的接头密封垫圈没有安装好、破损或老化；质谱部分则多是因为传输线末端的色谱柱螺帽处温度反复变化造成松动后漏气，或是因为安装色谱柱时螺母过紧，将石墨圈压碎而导致漏气。丙酮检漏是目前常用的方法，用棉签蘸取少量丙酮，涂在容易发生漏气的部位，每次只能涂一个位置，如果涂完后，工作站即时基线出现一个峰，即丙酮峰，就表明该位置漏气，需要更换或重新安装零配件。

（2）进样核查

1）标准品的选择。实验室根据需要期间核查的仪器的使用情况和要求进行选择。

以气相色谱 – 单四极杆质谱联用仪为例，期间核查可主要考察此台仪器的灵敏度和稳定性，可选取定量限附近浓度的标准品进行核查。

2）核查参数的选择。实验室可选择灵敏度、精密度、线性三个主要参数来进行期间核查，这三个参数可以较为全面地反映仪器的整体工作状态，可以满足大部分实验室对于日常试验的定性、定量要求。

具体核查方法：

自动调谐-5977

D:\MASSHUNTER\GCMS\1\5977\atune.u

GCMS

离子极性		正	PFTBA		打开
发射电流		34.6	质量增益		213
电子能量		70.0	质量补偿		−22
灯丝		1	Amu 增益		2465
推斥极		29.92	Amu 补偿		136.44
离子聚焦		90.3	Wid219		−0.019
入口透镜		17.6	DC 极性		正
入镜补偿		12.36	HED 启用		打开
离子体		0.00	EM 电压		955.5
后拉伸极1		0	拉伸极透镜		0.00
后拉伸极2		0	扫描速度		3
智氢洁离子源流量		0	平均值		3

温度和压力

离子源	230	涡轮泵转速	100.0
MS 四极杆	150	高真空	N/C

实际m/z	丰度	相对丰度	Pw50
69.00	478878	100.0%	0.60
219.00	393854	82.2%	0.60
502.00	29609	6.2%	0.59

低	高	步长	速率	阈值	峰	基峰	丰度	总离子
10.00	701.00	0.10	3	100	124	69.00	458432	1731485

目标m/z	实际m/z	丰度	相对丰度	同位素m/z	同位素丰度	同位素比
69.00	69.00	458,432	100.0%	70.00	5,148	1.1%
219.00	219.00	372,416	81.2%	220.00	16,696	4.5%
502.00	502.00	27,400	6.0%	503.00	2,561	9.3%

空气/水检查：H_2O~9.0% N_2~6.4% O_2~1.7% CO_2~0.2% N_2/H_2O~71.6%

柱(1)流量：1.00 柱(2)：0.00mL/min 接口温度：280

阶升标准：

离子聚焦最大值 90 电压(使用的离子) 502； 电子倍增器增益 91579.164

推斥极最大值 35 电压(使用的离子) 219； 增益因子 0.9158

质量增益值(扫描速度)：219(3) 224(2) 238(1) 260(0) 347(FS1) 311(FS2)

目标质量：	50	69	131	219	414	502	1050
Amu补偿	136.4	136.4	136.4	136.4	136.4	136.4	136.4
入镜补偿	12.4	12.4	12.4	12.4	12.4	12.4	12.4

图 3-20 一台单四极杆气质联用仪的调谐报告

① 选取核查标准物质。

② 配制定量限附近浓度的标准品溶液，连续进样 6 次。对结果的保留时间、信噪比、峰面积等数据进行统计。保留时间的稳定性可反映整个气相色谱的压力系统、控温系统的稳定性，信噪比和峰面积的数据可反映仪器的进样系统、检测系统的稳定性和灵敏度。

③ 配制合适的标准品浓度曲线，曲线范围不宜过大，跨度不超 2 个数量级，满足检测需求即可。标准浓度曲线的线性可反映仪器的压力系统、控温系统、进样系统、检测系统的稳定性。

④ 还需要截取一段检测器基线（30min），通过基线的噪声和漂移来确定检测器的灵敏度和稳定性状态。

3）核查结果的判定。仪器期间核查灵敏度、精密度、线性结果的判定标准可参照 JJF 1164—2018，实验室也可自行规定。

4. 气质联用仪核查的实例

以一台气相色谱 - 三重四极杆质谱联用仪为例，编制期间核查规程并进行一次期间核查。设定气相色谱与质谱参数，注入浓度为 10ng/μL 八氟萘 - 异辛烷溶液，连续进样 6 次，进样体积 1μL，采集完成后从总离子流图中提取 $m/z = 272$ 的特征离子，计算峰面积和保留时间的重复性。读取特征离子峰高（H_S）和基线噪声（H_N），噪声采用峰值，在特征离子 0.5min ~ 1min 范围内选取。计算信噪比，以 6 次算术平均值作为信噪比测试结果（见表 3-41、图 3-21 和图 3-22）。

表 3-41　用 10ng/μL 八氟萘 - 异辛烷溶液对气质联用仪期间核查的结果

10ng/μL 八氟萘 - 异辛烷溶液	保留时间/min	峰面积	信噪比
1	6.696	48152.16	
2	6.696	47526.76	
3	6.696	48192.84	
4	6.696	47198.22	
5	6.696	46467.27	25499.6
6	6.696	48009.75	
平均值/min	6.696	47591.17	
标准偏差	0	674.33	
相对标准偏差（%）	0	1.42	
判定标准	RSD≤1.0%	RSD≤10%	≥10:1
核查结果	合格	合格	合格

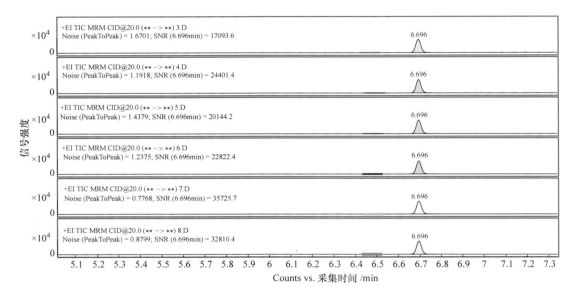

图 3-21　10ng/μL 八氟萘－异辛烷溶液 6 次进样质谱多反应监测（MRM）图

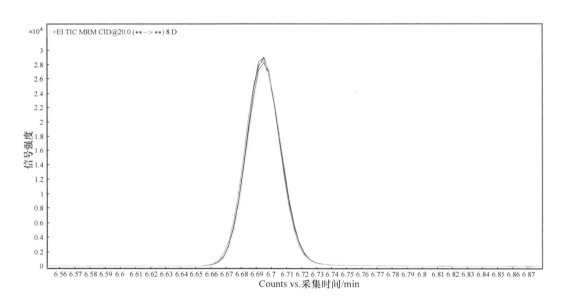

图 3-22　10ng/μL 八氟萘－异辛烷溶液 6 次进样 MRM 叠加图

当然，也可以根据日常的需要以及仪器的实际使用情况出发，制定期间核查方案，现以一台检测甲基毒死蜱的气质联用仪为例，制定对其的期间核查计划并进行具体核查。气相色谱－三重四极杆质谱联用仪期间核查规程编写示例如下：

文件编号：×××××××

气相色谱 - 三重四极杆质谱联用仪期间核查规程

1. 仪器状态的检查

① 检查环境温湿度，清洁仪器表面。

② 检查气压表输出压力是否合适，保证气体纯度与余量，检查整个气路是否有漏气现象。

③ 检查进样针是否需要清洗更换、检查洗针液和废液瓶；检查进样口密封垫、衬管密封圈、衬管等是否需要更换。

④ 检查色谱柱进样口端和检测器端是否松动，检查毛细管色谱柱是否有明显断裂、是否接触柱温箱内壁。

⑤ 确定气相色谱 - 质谱联用仪上安装的离子源类型（EI 源或 CI 源）以及是否需要更换离子源。

2. 定性及定量能力的测定

① 记录 30min 基线情况，计算基线漂移和噪声。

② 配制 20ng/μL 的甲基毒死蜱标准工作液，重复进样 6 次，记录保留时间和峰面积。

③ 配制甲基毒死蜱标准浓度曲线：20ng/mL、50ng/mL、100ng/mL、150ng/mL、200ng/mL 分别进样，记录相应浓度的峰面积。

④ 气相色谱 - 质谱条件如下。

色谱柱：DB - 5MS 毛细管色谱柱或 HP - 5MS 毛细管色谱柱或等效柱。

载气：氦气（纯度大于 99.999%），流速 1mL/min 或根据需要调整。

升温程序参考设置（Masshunter/GCMS/Methods/JianDing）：柱箱温度 60℃，保持 1min，以 40℃/min 速率升温至 170℃；以 10℃/min 速率升温至 290℃。

质谱条件：离子源温度 280℃，传输线温度 280℃。

待基线稳定后，进浓度为 20ng/μL 的甲基毒死蜱的标准工作液，连续进样 6 次，进样 1μL，采集完成后从总离子流图中提取 285.9→92.9 特征离子，计算峰面积和保留时间的重复性，计算保留时间及峰面积的变异系数 RSD。

3. 核查结果判定

① 基线漂移和基线噪声：基线漂移要求不得大于 10Hz，基线噪声不得大于 3Hz。若超过要求，则视为不满足要求。

② 定性测量结果：若保留时间 RSD ≤ 1.0%，则定性测量的核查结果符合要求，否则不满足要求。

③ 定量测量结果：响应值峰面积 RSD ≤ 10%，且线性回归方程系数 ≥ 0.995，则定量测量的核查结果符合要求，两项结果有一项不达标，均视为不满足要求。

4. 核查结果的处理

① 若核查结果符合要求，可继续使用；若核查的定性测量结果或定量测量结

果接近临界要求值，应加大核查频次或采取其他有效措施（如校准）做进一步验证以规避风险。

② 若定性测量结果或定量测量结果其中一者不满足要求，应立刻停止使用，分析原因，追溯之前报告有效性可能受到影响的结果，并采取相应措施；提前进行校准，进一步验证其计量性能。

③ 期间核查安排在两次校准之间进行，核查时间为上次校准后第 12 个月。

编制人：×× 　　审核人：×× 　　实施日期：×××年××月××日

设定气相色谱与质谱参数，注入浓度为 20ng/μL 的甲基毒死蜱标准工作液，连续进样 6 次，进样体积 1μL，采集完成后从总离子流图中提取 285.9→92.9 离子对，计算峰面积和保留时间的重复性。读取特征离子峰高（H_S）和基线噪声（H_N），噪声采用峰值，在特征离子 0.5min ~ 1min 范围内选取。计算信噪比，以 6 次算术平均值作为信噪比测试结果（见表 3-42、图 3-23 ~ 图 3-25）。

表 3-42　用甲基毒死蜱作标准溶液对气质联用仪期间核查的结果

20ng/mL 甲基毒死蜱	保留时间/min	峰面积	标准曲线浓度 /（ng/mL）	峰面积	信噪比
1	8.531	2560.30	20	2649.19	
2	8.532	2459.00	50	6861.74	
3	8.531	2503.86	100	14966.27	
4	8.531	2413.97	150	24697.68	
5	8.531	2512.04	200	32944.38	578.3
6	8.530	2445.43			
平均值/min	8.531	2482.43			
标准偏差	0.000632	52.92	线性回归系数 r	0.998	
相对标准偏差（%）	0.01	2.13			
判定标准	RSD≤1.0	RSD≤10	r≥0.995		≥10:1
核查结果	合格	合格	合格		合格

示例中进行期间核查的气质联用仪核查结果通过了实验室的判定标准。在实际中，有可能会有不通过的情况，实验室需要进行具体的原因分析。例如，有的仪器长度使用后，虽然调谐通过了，但是信噪比无法达到校准或期间核查规范的要求，即灵敏度降低了。可尝试通过以下手段提高灵敏度：一是清洗离子源；二是更换新柱子，保证柱子有较高的柱效；三是清洗、活化或更换衬管，保证进样口不被污染。

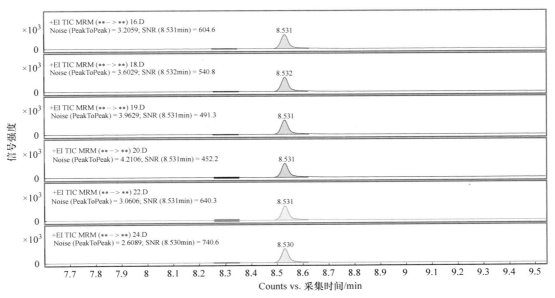

图 3-23 20ng/μL 的甲基毒死蜱标准工作液 6 次进样 MRM 图

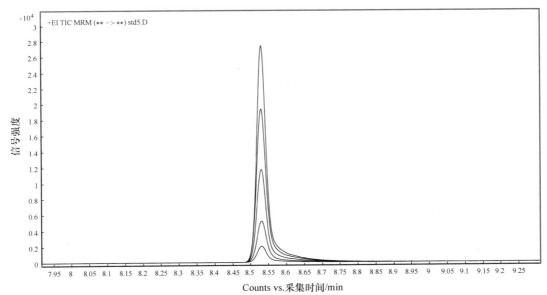

图 3-24 20ng/mL、50ng/mL、100ng/mL、150ng/mL、200ng/mL 的甲基毒死蜱标准
溶液进样的 MRM 叠加图

校准规范中定量重复性的参考指标 RSD≤10%，但是在实际校准或期间核查过程中可能会超过 10%，遇到这种情况，实验室可从以下三方面分析原因：

1）进样误差。进样误差将直接影响定量结果的重复性。如果自动进样的气质定量重复性不好，就有可能是进样针堵塞或泄漏了，或者是进样口垫子漏气了；如果是手动进样，插拔针的快慢以及操作人员的熟练程度都影响着定量重复性。对于手动进样，建议快进样、慢拔针，防止组分在拔针时还没有完全进入柱子而随针跑出，引起进样误差。

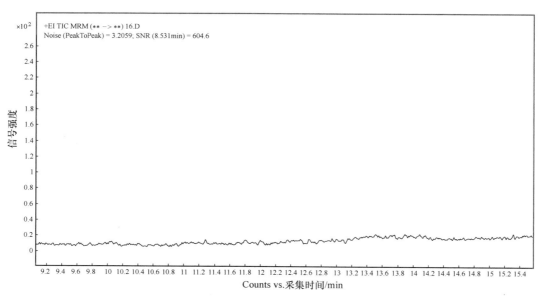

图 3-25　用甲基毒死蜱作标准溶液核查气质联用仪的特征离子基线噪声图

2）仪器的离子源污染、离子源加热器不稳定。

3）影响正常积分的拖尾峰、歪斜峰或者始终不断升高的总离子流色谱图也会导致定量重复性差。可通过调整载气流速、更换衬管以及老化柱子等方法来获得较好的重复性。

3.5　紫外－可见分光光度计

3.5.1　紫外－可见分光光度计的原理与组成

1. 分光光度计

分光光度计又称为光谱仪，分光光度法是指在一定波长范围内或在特定波长处，光的发光强度或吸收度，以此来对被测物质进行定性或定量分析，常用于核酸、蛋白质以及细菌生长浓度的定量分析。

常用的波长范围有：200nm～380nm 的紫外光区；380nm～780nm 的可见光区；2.5μm～25μm 的中红外光区。所用到的分光光度计可以分为紫外－可见分光光度计、红外分光光度计、原子吸收分光光度计和荧光分光光度计。因为各种分光光度计所用到光的波长不同，所以会用到不同的发光体作为仪器的光源。

分光光度计主要由光源、单色器、样品室、检测器、信号处理器、显示与储存系统组成，如图 3-26 所示，它是一个能够使复色光分解的系统，由狭缝、准直镜、色散元件和成像物镜所组成。光源 O 发出的光通过位于聚光镜 L 焦点上的入射狭缝 S_1，从狭缝上每一点射出的光经准直镜 L_1 后成为平行光，光束经过色散元件产生色散，使不同波长的光以不同的角度分开，然后经过成像物镜 L_2，将色散后的光束分别聚焦于焦面 FF' 上，形成入射狭缝的一系列单色像 S'_1、S'_2、S'_3…。这些按波长顺序排列的单色像总和被称为光谱。如果在成像焦面上放置出射狭缝 S_2 或摄谱底版、光电接收系统，便可进行记录，组成不同类型的光谱仪器。

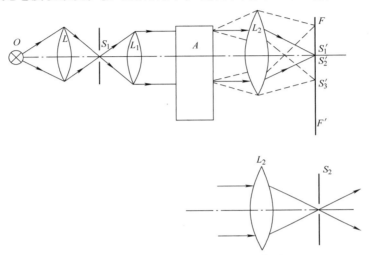

图 3-26　分光光度计光学系统示意图

O—光源　L—聚光镜　S_1—入射狭缝　L_1—准直镜

A—色散元件　L_2—成像物镜　FF'—成像焦面　S_2—出射狭缝

2. 紫外 - 可见分光光度计组成

紫外 - 可见分光光度计包括光源、聚光系统、进光狭缝、准直镜、色散元件、波长扫描机构、聚光镜、出光狭缝、光电转换器、控制电路与信号处理电路、显示系统等部分，如图 3-27 所示。

（1）光源　分光光度计对光源的基本要求是在仪器操作所需的光谱区能发射强度足够而且稳定的连续光。

1）钙灯和卤钨灯。钨灯是固体炽热发光的光源，又称白炽灯。发射光谱的波长覆盖较宽，但紫外区很弱。通常取其波长大于 350nm 的光为可见区光源。卤钨灯的发光强度比钨灯高。灯泡内含碘和溴的低压蒸气，可延长钨丝的寿命。白炽灯的发光强度与供电电压的 3 ~ 4 次方成正比，所以供电电压要稳定。

2）氢灯和氘灯。氢灯是一种气体放电发光的光源，发射 150nm ~ 400nm 的连续光谱。氘灯比氢灯昂贵，但发光强度和使用寿命是氢灯的 2 ~ 3 倍，当氘灯工作时，即灯丝加热通电后，发射自由电子，阳极加上电压，这时电子在电场的作用下向阳极运动。在这个过程中，自由电子与氘分子发生非弹性碰撞，使氘分子处于激发态。当其返回原来的状态或较低的能态时，就以辐射的形式放出能量而发光。现在的仪器多用氘灯。气体放电发光须先激发，同时应控制稳定的电流，所以都配有

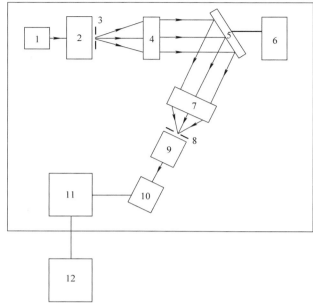

图 3-27　紫外 – 可见分光光度计的结构简图

1—光源　2—聚光系统　3—进光狭缝　4—准直镜　5—色散元件　6—波长扫描机构

7—聚光镜　8—出光狭缝　9—样品池　10—光电转换器　11—控制电路与信号处理电路　12—显示系统

专用的电源装置。

（2）单色器　单色器的作用是将来自光源的连续光谱按波长顺序色散，并提供测量所需要的单色光。通常由进光狭缝、准直镜、色散元件、聚光镜、出光狭缝组成。进光狭缝用于限制杂散光进入单色器，准直镜将入射光束变为平行光束进入色散元件。后者将复色光分解为单色光。聚光镜将色散后的平行光聚焦于出光狭缝上，形成按波长依序排列的光谱。转动色散元件或准直镜方位即可任意选择所需波长的光从出光狭缝分出。

1）狭缝宽度直接影响单色光的纯度，狭缝过宽，单色光不纯；狭缝太窄，光通量过小，灵敏度降低。所以狭缝宽度要恰当，通常用于定量分析时，主要考虑光通量，宜采用较大的狭缝宽度，但以误差小为前提；用于定性分析时，更多地考虑光的单色性，宜采用较小的狭缝宽度。

2）色散元件有棱镜和光栅。棱镜的色散作用是由于棱镜材料对不同的光有不同的折射率，因此可将复色光从长波到短波色散成为一个连续光谱。折射率差别越大，色散作用（色散率）越大。棱镜分光得到的光谱按波长排列是疏密不均的，长波长区密，短波长区疏，棱镜材料有玻璃和石英，因玻璃吸收紫外光，故紫外光波段用石英材料的棱镜。光栅是利用光的衍射与干涉作用制成的，在整个波长区具有良好的、几乎均匀一致的分辨能力，具有色散波长范围宽、分辨率高、成本低等优点。光栅的缺点是各级光谱会重叠而产生干扰。

（3）样品池　样品池是用于盛放溶液的容器，其特定的厚度提供了一个定值的光程。可见光区使用光学玻璃吸收池；因在紫外光区有吸收，所以在紫外光区测量使用石英吸收池。在分析测定中，用于盛放供试液和参比液的吸收池除应选用相同厚度外，两只吸收池的透光率之差应小于0.5%，否则应进行校正。

（4）光电转换器 分光光度计的检测器是光电转换元件。利用光电效应，将光强度信号转换成电流信号；产生的电信号与照射光强度成正比。简易分光光度计上使用光电池或光电管作为检测器。目前常见的检测器是光电倍增管，也有用光二极管阵列作为检测器的。

（5）信号处理和显示系统 光电管输出的电信号很弱，需要经过放大才能以某种方式将测量结果显示出来，信号处理过程也会包含一些数学运算，如对数函数、浓度因素等运算乃至微分积分等处理。目前的分光光度计多具有屏幕显示、结果打印及吸收曲线扫描等功能。显示方式一般都有透光率与吸光度可供选择，有的还可转换成浓度、吸光系数等。

3. 紫外－可见分光光度计工作原理

紫外－可见分光光度计根据物质中的分子对紫外、可见光区等辐射光的选择性吸收，依据朗伯－比尔（Lambert－Beer）定律［见式（3-41）］对物质进行定量分析和定性鉴别的仪器。

$$A = -\lg T = Kbc \tag{3-28}$$

式中 A——吸光度；

T——透射比；

K——摩尔吸光系数［L/（mol·cm）］；

b——吸收层厚度（cm）；

c——溶液浓度（mol/L）。

当发光体发出光源后，经过聚光系统后射向进光狭缝，然后射向准直镜，准直镜将光汇聚后射向色散元件，色散元件将不同波长的光按照不同的角度出射，以此来将复合光色散，然后聚光镜将来自色散原件的不同波长的光聚焦，按不同的波长排列成光谱带。波长扫描机构带动色散元件转动，使得从出光狭缝射出的单色光波长线性变化。将样品放入样品池中，当单色光经过样品池时，会被其中的样品所吸收，最后到达光电接收器，如果被测样品有光吸收现象，经过光电接收器的光电变换后输出电信号，电信号可以控制电路与信号处理电路，然后得到数字结果。之后数字结果经串行通信传入显示系统中，由显示系统对数字结果进行处理，最终获得光谱图或各种光谱数据。

3.5.2 紫外－可见分光光度计的应用

由于紫外－可见分光光度计具有准确度高、应用范围广、操作简便、分析快速等特点，目前已被广泛应用于化学化工、环境监测、生物医药、食品科学、材料科学、物理科学、地质、冶金等领域的科研、生产、教学等工作中。

在生物医药行业，紫外－可见分光光度计可用于定性鉴别药品有效成分，定量检验蛋白质含量、核酸（dsDNA、ssDNA、RNA）浓度、游离甲醛含量、吸光度，以及样品中氢氧化钠、谷氨酰胺、葡萄糖、牛血清、胰蛋白酶浓度等。在农牧渔行业，主要应用于农药残留检测、作物成分检测、兽药检测、饲料检测、化肥检测、土壤成分检测、水产养殖检测等。在地质勘探行业，主要应用于矿石中金属元素和无机盐的测定。在食品行业，主要用于测定添加剂、防腐剂、香料脂肪、酶、糖类、矿物质、维生素等的含量。在环境监测行业，主要应用于测定水质、大气、降雨及土壤等之中各类污染物的含量。

3.5.3　紫外－可见分光光度计计量特性及计量方法

1. 计量特性

（1）狭缝宽度影响　由于朗伯－比尔定律中已假设入射光为单色平行光，但是目前紫外－可见分光光度计均采用发射连续光谱的光源，并用单色器分解后得到单色光，无法得到纯度极高的单色光。单色器狭缝宽度影响出射狭缝射出的单色光纯度，一般认为宽度越窄，出射单色光纯度越高，但宽度同样决定入射光强度，因此得到的单色光通常在一定波长范围内。

（2）杂散光影响　由于理想情况下，从单色器出射狭缝射出的光为所需波长的谱带，但是实际操作中，经常有杂散光从出射狭缝射出。杂散光是紫外－可见分光光度计分析误差的主要来源。

（3）光度的准确度与重复性　准确度是指多次测量的光度平均值与真值之差，光度重复性即为最大值与最小值之差。准确性与重复性均影响检定的准确度，也是测定误差的主要来源。

2. 计量方法

紫外－可见分光光度计的首次检定、后续检定及使用中检验须依照 JJG 178—2007《紫外、可见、近红外分光光度计检定规程》进行。以上规程详细描述了紫外－可见分光光度计检定条件、检定项目、检定方法、检定步骤、计量性能要求以及检定周期。其中计量性能要求包括波长最大允许误差、波长重复性、噪声与漂移、最小光谱带宽、透射比最大允许误差、透射比重复性、基线平直度、电源电压的适应性、杂散光、吸收池的配套性。

3.5.4　紫外－可见分光光度计核查方法及应用实例

1. 被核查设备

被核查设备的相关情况见表3-43。

表3-43　被核查设备的相关情况

名称	编号	测量范围	用途	对设备的技术要求
紫外－可见分光光度计	—	190nm～900nm	根据物质的分子对紫外、可见光区辐射（光）的选择性吸收对物质进行定量分析和定性鉴别	透射比最大允许误差为±2.0%；透射比稳定性为±2.0%

2. 核查标准

核查标准见表3-44。

表3-44 核查标准

名称	编号	型号规格	不确定度/准确度等级/最大允许误差
紫外－可见分光光度计溶液标准物质	GBW（E）130066	18.1%（25℃，235.0nm）	$U=0.2\%$（25℃），$k=2$
		13.7%（25℃，257.0nm）	
		51.3%（25℃，313.0nm）	
		22.9%（25℃，350.0nm）	
可见光区透射比滤光片标准物质	GBW（E）130113	19.8%（440.0nm）	$U=0.2\%$，$k=2$
		20.3%（546.1nm）	
		18.6%（635.0nm）	

注：1. 标准溶液的透射比值是重铬酸钾标准溶液在光谱带宽为2nm条件下测得的。

　　2. 标准滤光片的透射比值是在光谱带宽为2nm条件下测得的。

　　3. GBW（E）130113标准滤光片有透射比为10%、20%、30%三种，具体标准值参照标准物质的证书，或经法定计量检定机构出具的相关校准证书。本核查方法以20%为例。

3. 核查的环境条件要求

温度为25℃±3℃，核查期间温度变化不超过1℃。相对湿度≤80%。仪器不应受到强光直射，周围无强磁场、电场干扰，无强气流和腐蚀性气体。

4. 核查点和项目

1）稳定性核查：13.7%（25℃，257.0nm）测量点。

2）示值误差核查：选择上次校准结果中示值误差最大的测量点20.3%（546.1nm）。

5. 核查频次

每3个月或对紫外－可见分光光度计的计量性能产生怀疑时进行核查。

6. 核查程序

（1）稳定性核查　选取13.7%（25℃，257.0nm）测量点。

1）核查前接通电源，使核查设备和核查标准在规定的环境条件下，静置不少于30min。

2）将核查设备的波长示值调节至257.0nm处，选取透射比作为测量方式，用空气作为空白调整核查设备，透射比为100%，插入挡光板调整透射比为0%。

3）然后将标准物质溶液放入吸收池中，垂直置于样品光路中，读取标准物质的透射比测量值，操作3次，取平均值$\overline{X}$作为本次稳定性的核查数据。

4）上次校准后核查设备的稳定性为$S=\overline{X}_{\max}-\overline{X}_{\min}$；其中$\overline{X}_{\max}$、$\overline{X}_{\min}$分别为上次校准后设备稳定性核查数据的最大值和最小值（若核查点是上次校准的点，上次校准结果$X_{校准}$也作为稳定性核查数据进行计算）。

（2）示值误差核查　选取上次校准结果中示值误差最大测量点$X_{\mathrm{Emax}}=20.3\%$（546.1nm）。

1）核查前接通电源，使核查设备和核查标准在规定的环境条件下，静置不少于30min。

2）将核查设备的波长示值调节至546.1nm处，选取透射比作为测量方式，用空气作为空白调整核查设备，透射比为100%，插入挡光板调整透射比为0%。

3）将透射比标称值为20%的光谱中性滤光片垂直置于样品光路中，读取标准物质的透射比测量值，操作3次，取平均值$\overline{X}$作为本次稳定性的核查数据。

4）重复"测量"操作3次，取平均值$\overline{X}_E$作为本次示值误差的核查数据。

5）本次核查的示值误差为$\delta = \overline{X}_E - \overline{X}_{Emax}$。

7. 核查结果判定及处理

（1）核查结果判定

1）稳定性：若$S \le 2.0\%$，则稳定性的核查结果符合要求，否则不满足要求。

2）示值误差：若$|\delta| \le 2.0\%$，则示值误差的核查结果符合要求，否则不满足要求。

（2）核查结果的处理

1）若核查结果符合要求，可继续使用；若核查的稳定性或示值误差（任何一个）接近最大允许误差，应加大核查频次或采取其他有效措施（如校准）做进一步验证以规避风险。

2）若稳定性或示值误差不满足要求，应立刻停止使用，分析原因，追溯之前报告有效性可能受到影响的结果，并采取相应措施；提前进行校准，进一步验证其计量性能。

8. 应用实例

某紫外–可见分光光度计期间核查记录见表3-45。

表3-45　某紫外–可见分光光度计期间核查记录

被核查设备	编号		测量范围	方法对设备的技术要求	
	—		190nm～900nm	透射比最大允许误差为±2.0%；透射比稳定性为±2.0%	
	名称	编号	规格型号	扩展不确定度	
核查标准	紫外–可见分光光度计溶液标准物质	GBW（E）130066	18.1%（25℃，235.0nm）	$U = 0.2\%$（25℃），$k = 2$	
			13.7%（25℃，257.0nm）		
			51.3%（25℃，313.0nm）		
			22.9%（25℃，350.0nm）		
	可见光区透射比滤光片标准物质	GBW（E）130113	19.8%（440.0nm）	$U = 0.2\%$，$k = 2$	
			20.3%（546.1nm）		
			18.6%（635.0nm）		
核查记录					
核查点	257.0nm和546.1nm		核查时间	20××年××月××日	
环境条件	温度：24.0℃～26.0℃		湿度	35%RH	

（续）

核查项目		核查点	示值（%）			平均值（%）
稳定性 $S=0.2\%$	第 3 次核查	13.7% （257.0nm）	13.8	13.8	13.7	13.8
	历次核查结果		$X_{校准}$	X_1	X_2	X_3
			13.7	13.6	13.8	13.8
示值误差 $\vert\delta\vert=0.1\%$		20.3% （546.1nm）	20.4	20.5	20.3	20.4
核查结果判定		$\vert S\vert\leqslant\vert MPE\vert=2.0\%$		结论：☑符合☐不符合		
		$\vert\delta\vert\leqslant\vert MPE\vert=2.0\%$		结论：☑符合☐不符合		
核查结果的处理						
☑继续使用　　　　　☐停止使用，查找原因						
核查人	×× ×			复核		×× ×

3.6　激光诱导荧光毛细管电泳仪

3.6.1　激光诱导荧光毛细管电泳仪的原理与组成

　　激光诱导荧光法（LIF）是一种极其灵敏的检测方法，其灵敏度水平可以在单分子水平检测特定分子。激光具有单色、定向和聚焦的特性，激光束可在微米到亚微米范围的半径聚焦。因此，LIF 可以检测从纳升到皮升的体积，如单分子检测。高效液相色谱法耦合 LIF 检测在 1980 年提出，当时毛细管电泳（CE）仍处于发展阶段。后来的发展表明，LIF 与 CE 更加兼容，少量样品注入内径小于 $100\mu m$ 的狭窄毛细管中，激光束可以聚焦到小于毛细管内径的光斑上，因此通过使用光谱区特殊滤光器排除散射光来有效收集荧光，从而产生极低水平的背景信号。1985 年，当 CE 技术还处于早期阶段时，CE-LIF 首次用于使用氦镉激光检测丹磺酰化氨基酸对映异构体。许多生物分子在可见光区域内不发荧光，因此需要用荧光或荧光标签标记。例如，双链 DNA 通常用嵌入荧光试剂标记，通过与 DNA 分子结合产生增强的荧光，而蛋白质通常与荧光标记试剂或荧光蛋白偶联。这些荧光试剂可以根据其特性设计由特定波长或波长范围的激光激发，然后将缀合物与游离荧光标记试剂分离的过程中通过光谱扫描或特定波长检测荧光标记试剂标记的目标分子。CE 的高分辨率满足选择性检测目标分子，因此 CE-LIF 是产生高性能分析技术的最佳组合。事实上，CE-LIF 的检测限范围从 nm 到 pm 水平，具体取决于荧光部分的类型和检测系统。

1. 激光诱导荧光毛细管电泳仪原理与组成

　　毛细管电泳装置的基本原理：熔融石英毛细管的两端分别浸在电解缓冲液中，毛细管内灌注分离介质；在毛细管接收端之前安装在线检测系统；被分析样品可以从进样系统采用重力法、电迁移法、抽真空法等多种进样方式引入到毛细管的进样端；当样品被引入后，便开始在毛细管两端施加电压；样品溶液中溶质的带电组分在电场的作用下根据各自的电荷及分子大小向检测系统方向定向迁移，实现毛细管电泳。

激光诱导荧光毛细管电泳仪的组成一般包括光路系统、分离电压、荧光检测器、电极及缓冲液、毛细管（柱），如图 3-28 所示。

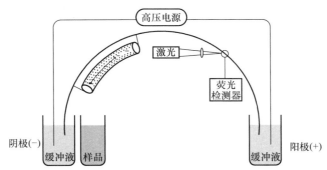

图 3-28　激光诱导荧光毛细管电泳仪的组成

光路系统：主要包括激发光路和发射光路。通过扫描激发单色器或直接使用单色激光器，使目标波长的入射光照射激发荧光体，发出的荧光通过特定光路而照射到检测器上，检测其荧光强度。由于毛细管内径极小，光路系统要求精密度高、光斑小，对于多通道毛细管而言，需要通过光路系统消除光路之间的光串扰。

分离电压：分离电压在毛细管电泳中具有重要的作用，一般为 10kV ~ 25kV，进样电压和操作电压的改变会产生不同的分离效率、操作时间和分离结果。分离电压升高，则迁移时间缩短，焦耳热增大，灵敏度降低；分离电压降低，则迁移时间延长，分离效率降低。

荧光检测器：在毛细管电泳试验中，由于样品剂量很小，荧光检测器是灵敏度最高的实时检测器，包括各种特定波长或全波长光谱仪，可检测波长为 300nm ~ 1000nm 的发射光。在多色荧光毛细管电泳中，一般使用的荧光染料包括羧基荧光素染料和罗丹明荧光染料等。

电极及缓冲液：在毛细管电泳中使用的缓冲液是一个重要的变量，其浓度和 pH 值的不同对分离效果产生的影响也不同，其中 pH 值可以通过改变样品的荷电性质来改变样品的迁移时间。

毛细管（柱）：毛细管（柱）直径一般为 $25\mu m \sim 75\mu m$，大多由玻璃、聚四氟乙烯、熔融石英等材质制成，外壁涂有聚酰亚胺，内部填充支持介质，如琼脂糖、聚丙烯酰胺凝胶及甲基纤维素等，是毛细管电泳的核心部件。

生物大分子分离用毛细管目前大多是石英材料。当石英毛细管中充入 pH 值 > 3 的电解质溶液时，管壁的硅羟基（ - SiOH）便部分解离成硅羟基负离子（ - SiO⁻），使管壁带负荷。在静电引力下，- SiO⁻ 会把电解质溶液中的阳离子吸引到管壁附近，并在一定距离内形成阳离子相对过剩的扩散双电层。当一个电场加在一个带电荷的表面（如 pH 值 >3 的石英毛细管内壁）或者多孔的固体介质的两端，同时该表面或介质处在电解质溶液中的时候，溶液会以某一固定的速度流动，从而产生电渗流（EOF）现象。

电渗流现象是由溶液中施加在净移动电荷上电场产生的库仑力引起的。在两种不同物质的界面上，正负电荷分别排列成的面层。在溶液中，固体表面常因表面基团的解离或自溶液中选择性地吸附某种离子而带电。由于电中性的要求，带电表面附近的液体中必有与固体表面电荷数量相等但符号相反的多余反离子。带电表面和反离子构成双电层。当电场加在流体上时，双电荷的净电荷被库仑力驱动而移动。因为淌度的差异，样品不同的组分就会在不同的时间经过检测窗口，这样就形成了一个时间差，基于时间差，计算机将采集不同组分的模拟信号，并将模拟信号转换成数字信号，并按一定的形式将其显示出来。通过这种方法得到的图谱，其形式与色图谱有些相似。因此，可以使用色谱的相关分析原理对电泳图谱进行分析。毛细管电泳还可以进行在线监测，这样就可以在一个相对较短的时间内完成电泳，一般来说可以在 30min 内完成，这也决定毛细管电泳具有高效、高灵敏度、快速、低运行成本、大信息量和易于自动化等特点，近年来在生物化学、临床诊断、法医刑侦学等领域应用广泛。

2. 毛细管电泳的分离模式

随着毛细管电泳技术的不断深入发展，使用毛细管电泳进行分离的样品越来越多：从传统的带电粒子到生物活性大分子，再到不带电荷的中性分子。毛细管电泳已经发展出了多种分离模式，常见的生物活性大分子毛细管电泳分离模式有以下四种。

（1）毛细管区带电泳　根据被分离样品质量和静电荷之比的不同，带电离子之间因为电荷密度的不同，导致其在电解质中迁移的速度不同，从而得到分离。毛细管区带电泳分离模式适用于多肽、氨基酸、蛋白质等的分离。

（2）胶束电动毛细管色谱　将离子表面活性剂溶于电解液中形成胶束，样品在水相和胶束相之间进行分配，从而达到分离的目的。胶束电动毛细管色谱不仅可以分离带电的离子，而且也可以对那些不带电的中性样品进行分离。

（3）毛细管等电聚焦电泳　这一分离方法的基本原理是将传统的等电聚焦电泳转移到毛细管中进行，并将其分为进样、聚焦和迁移三个不同的过程。毛细管等电聚焦电泳模式多用于对肽和蛋白质的分析。

（4）毛细管凝胶电泳　毛细管凝胶电泳是一种区带电泳，其使用凝胶作为支持物同时形成分子筛，通过精确控制凝胶孔径，使样品按电荷量、分子质量以及分子大小进行分离并被检测，它的柱效是各种毛细管电泳模式中最高的。在生物大分子的各种分离检测仪器当中，激光诱导荧光毛细管凝胶电泳仪最为广泛。

3.6.2　激光诱导荧光毛细管电泳仪的应用

1. Sanger 法测序

激光诱导荧光毛细管电泳仪被大量用于 Sanger 法测序。Sanger 法测序由 Sanger

于 1977 年发明，DNA 测序的双脱氧终止法通过引入 2′，3′ - 双脱氧核苷酸作为底物终止 DNA 链进一步延伸，当双脱氧核苷酸加入到 DNA 链的 3′ 末端时，DNA 链的延长被选择性地终止于 A、C、G 或 T。这是因为一旦引入双脱氧核苷酸，它比单脱氧核苷酸缺少一个 3′ - 羟基，无法结合下一个组分，因此 DNA 链进一步的延伸被终止。四种双脱氧核苷酸各自用不同的荧光染料标记，每个染料在被激光激发时发出不同波长的光，通过扩增产物的荧光染料鉴定 3′ 末端双脱氧核苷酸，然后在一次毛细管电泳中检测和区分四种颜色代表的 A、T、C 或 G 四种碱基，如图 3-29 所示。由此可见，Sanger 法测序要求激光诱导荧光毛细管电泳仪能够满足单个双脱氧核苷酸的分辨率。

Sanger 法测序被称为 DNA 测序技术的"金标准"，曾在人类基因组计划中发挥了关键推动作用，并且在现在仍然是准确度最高且最可信赖的测序方法。

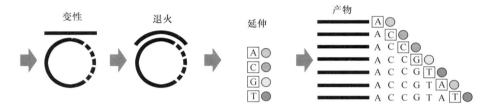

图 3-29　Sanger 法测序技术（GB/T 34265—2017）

2. 核酸检测

更广义的核酸检测分析包括了基因突变分析、基因多态性分析、基因重排分析，以及各种外源性核酸检测。在生殖健康领域，激光诱导荧光毛细管电泳主要应用于 Y 染色体微缺失、染色体非整倍体检测、脆性 X 染色体等；在感染性疾病领域，无论是细菌、病毒或其他更多病原体，激光诱导荧光毛细管电泳通过荧光种类和分子大小的二维分析赋予了较高的检测通量。病原体种类繁多，其感染引起的症状又很相似，基于多重聚合酶链式反应（PCR）结合激光诱导荧光毛细管电泳的新诊断技术，可以更快、更准确地识别病原体，实现病原体的早期准确诊断。在感染疾病诊治过程中需要进行分型，如丙型肝炎病毒（HCV）基因分型检测、人乳头瘤病毒（HPV）核酸检测及基因分型等。抗病毒治疗用药过程中耐药突变检测，决定了特定病毒感染个体的治疗用药选择与更换选择，如乙型肝炎病毒耐药基因突变检测、结核分枝杆菌利福平耐药基因检测、人类免疫缺陷病毒 1 型（HIV - 1）耐药基因型检测。在肿瘤领域，针对实体瘤治疗有 EGFR 基因突变检测、KRAS 基因突变检测、UGT1A1 基因多态性检测、微卫星不稳定性检测等；针对血液病治疗有 HLA 基因分型、骨髓移植后嵌合体检测、基因克隆性重排、融合基因检测等。

3. 亲和检测

亲和毛细管电泳（ACE）所研究的亲和相互作用最常见的场景是蛋白质 - 药物、蛋白质 - 金属离子、蛋白质 - 蛋白质、蛋白质 - DNA、蛋白质 - 碳水化合物、碳水化合物 - 药物、肽 - 肽、DNA - 药物和抗原 - 抗体。

亲和毛细管电泳可用于量化抗体－抗原相互作用，将毛细管电泳应用在免疫分析领域，形成了一种新型的免疫分析技术，即毛细管电泳免疫分析（CEIA）。该技术集合了毛细管电泳的高效分离能力和免疫分析的特异选择性，包括从简单的分离预混合的抗体和抗原样品，以允许分离复合物、游离的抗体和游离的抗原，到更复杂的系统，在有抗体或抗原的情况下注入复合物的样品；甚至是依次注入抗体和抗原，在临床化学分析、药物检测等领域显示出巨大的优势。王清刚等以牛血清白蛋白（BSA）和其单克隆抗体为样品，采用异硫氰酸荧光素（FITC）对 BSA 进行荧光标记，在激光诱导荧光检测条件下研究了二者的结合常数，考察了反应时间、缓冲液 pH 值、运行电压对分离和结合的影响，12min 内完成分离，检测限达 5nm。

4. 糖学及糖组学表征

传统的糖类分析技术包括基于 LC 的分离和 MALDI － TOF － MS 鉴定。然而，目前最先进的方法缺乏通量和结构信息，包括费力的样品制备程序，并需要大量的样品。毛细管电泳由于其速度、灵敏度和与标准糖类分析技术的互补性，正在成为学术界和工业界最通用和最适应的糖类分析方法之一。

在糖组学分析中，N － 聚糖以酶促方式释放聚糖，最常见的是使用糖基肽酶（肽 N 糖苷酶 F，PNGaseF），而 O － 聚糖以化学方式释放。因为聚糖缺乏可促进其检测的天然荧光团或发色团，释放后还需要进行必要的衍生化。此外，除唾液酸外，大多数聚糖是中性的，因此通过适当的电荷添加标记技术提高了它们的电泳迁移率。1 － 氨基芘 － 3，6，8 － 三磺酸三钠盐（APTS）是一种广泛使用且经过充分研究的荧光染料，通常与 LIF 检测一起使用。基于 CE 的方法还被应用于表征糖工程化抗体。PNGaseF 消化的抗体的分离显示了迁移时间的转变，这表明在相应的亚单位上存在 N － 连接糖基化。

3.6.3　激光诱导荧光毛细管电泳仪计量特性及计量方法

激光诱导荧光毛细管电泳仪的计量特性　主要包括激光波长示值误差、基线漂移、基线噪声、重复性、通道差异、再现性、检测限、分辨率、信噪比、片段长度准确率。

（1）激光波长示值误差　启动仪器，使用光谱仪检测激光启动稳定后的波长，重复测量 3 次，取其平均值。测量波长平均值与设定波长之差为激光波长示值误差，一般性能要求为 ±2nm。

（2）基线漂移　基线漂移定义为一定时间内基线信号值相对起始值的偏移量。将仪器各部分连接好，装入耗材，以超纯水（电阻率为 $18M\Omega \cdot cm$，25℃）作为样本进行电泳。连续记录每一种荧光检测波长下的信号（RFU），记录时间为 45min。该时间内偏离起始位置的最大信号值 H_{max}（RFU）减去起始信号值 H_0（RFU）为基因漂移 δH（RFU）。基因漂移计算公式为

$$\delta H = H_{max} - H_0$$

激光诱导荧光毛细管电泳仪的基线漂移在每种荧光通道内均会发生，一般情况

下仪器能够自动将其校正，δH 不会超过信号线性范围的 1%，基线漂移形态如图 3-30 所示。

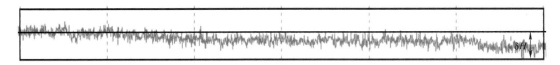

图 3-30　基线漂移形态

（3）基线噪声　基线噪声定义为基线稳定无偏移的条件下，某个时间段内基线信号值中最大值（最高值）与最小值（最低值）的差，如图 3-31 所示。

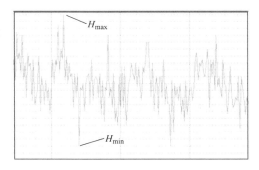

图 3-31　基线噪声

基线噪声应在基线没有明显偏移的条件下计算。选取基线上部最大极值点 H_{max}（RFU）与基线下部最大极值点 H_{min}（RFU），按照式（3-29）计算基线噪声 N_d。

$$N_d = H_{max} - H_{min} \tag{3-29}$$

（4）重复性　在相同的毛细管及相同的其他条件下，将一定浓度的荧光标准物质作为样本进行进样，运行仪器，用仪器自身分析软件导出并记录每个毛细管通道中荧光标准物原始测量图谱的相对迁移时间和峰面积，连续测量 5 次，分别计算各泳道中荧光标准物质的相对迁移时间和峰面积的标准偏差，以相对迁移时间标准偏差最大的一组作为仪器定性测量重复性，以峰面积标准偏差最大的一组作为仪器定量测量重复性。

荧光标准物质应根据使用需求进行确定，应设计并包含适用仪器线性范围内的多个荧光信号和分子量的内容。例如，在 Sanger 法测序或核酸检测的使用场景下，荧光标准物质应为包含不同荧光标记且多种分子大小的 DNA 片段，分别计算各个分子信号的相对迁移时间和峰面积，以达到评估重复性的目的。

激光诱导荧光毛细管电泳仪在核酸类的使用需求下，相对迁移时间的标准差能够换算为分子片段大小，标准偏差不超过 0.15bp（注：1bp = 0.01%）。重复性计算公式为

$$\delta = \sqrt{\frac{\sum\limits_{i=1}^{n}(X_i - \overline{X})^2}{n-1}} \tag{3-30}$$

式中　δ——标准偏差；

X_i——第 i 次测得得迁移时间或峰面积；

$\overline{X}$——n 次测量结果的算术平均值；

　i——测量序号；

　n——测量次数。

（5）通道差异　对于多通道（通道数为 n）的仪器，相同的其他条件下平行测量所有毛细管，将一定浓度的荧光标准物质作为样本进行进样，运行仪器，用仪器自身分析软件导出并记录每个毛细管通道中荧光标准物原始测量图谱的相对迁移时间和峰面积，分别计算各泳道中荧光标准物质的相对迁移时间和峰面积的标准偏差，以相对迁移时间标准偏差最大的一组作为迁移时间通道差异，以峰面积标准偏差最大的一组作为峰面积通道差异。计算方法同重复性。

（6）再现性　对仪器在不同的条件下进行重复性的测量，如不同的环境问题、不同的试剂批号、不同的操作人员等，一般考虑仪器所处的实际环境进行设计，以达到评估再现性的目的。计算方法同重复性。

（7）检测限　在激光诱导荧光毛细管电泳仪的应用中，荧光分子数与待检物质质量不一定构成正比例关系，具体应以荧光分子与待检物质的偶联情况确定。因此，应以荧光分子数摩尔单位（mol）量化检测限。检测限定义为 3 倍基线噪声强度对应的荧光分子浓度。

以一定摩尔浓度荧光标准物质为样本，连续进样 3 次，用仪器自身分析软件导出并记录原始谱图的峰高，计算峰高的算术平均值。检测限计算公式为

$$D = \frac{3H_{\mathrm{N}}\rho}{H} \tag{3-31}$$

式中　D——检测限（mol/L）；

　H_{N}——噪声峰高（RFU）；

　ρ——样品的摩尔浓度（mol/L）；

　H——样本峰高（RFU）。

（8）分辨率　用于基因分析的激光诱导荧光毛细管电泳仪中，分辨率是分辨两个相邻片段大小的能力，可以以某 DNA 片段峰高 50% 处的峰宽度（简称：半高宽）表示，记为 $W_{1/2}$。是否可以区分单个碱基，达到 0.01% 以下的分辨率是其核心指标之一，一般认为长度越长的 DNA 片段越难达到单碱基分辨率。

检测包含已知长度片段的 DNA 溶液（如 40bp、500bp），重复三次试验，计算已知长度的 DNA 片段的半高宽，以半高宽最大的一组作为仪器的分辨率。在基因分析的使用需求下，40bp 至 500bp 范围内，其 DNA 片段的分辨率应小于 1bp。

（9）信噪比　用于基因分析的激光诱导荧光毛细管电泳仪中，信噪比是待测 DNA 片段峰的信号强度 S 与噪声（或背景信号）N 的比值，用 S/N 表示。不同品牌的仪器往往会采用不同的感光元件，对于荧光强度值的定义也不相同。对于相同品牌的仪器，也会通过归一化等方式修正荧光强度值，因此 DNA 片段峰高绝对值不能代表仪器的检测水平。信噪比不是一个固定的数值，它应该随着待测 DNA 片段的浓度变化而变化，作为检测仪器的一个参数，信噪比被定义为在仪器最大不饱

和信号时信号与噪声的比值。$S/N \geqslant 3$ 时的 DNA 片段的浓度被定义为检出限。

由于不同仪器可检测的饱和浓度不同，很难把浓度调整成最大不饱和信号浓度。通常的方法是，检测标准浓度 DNA 片段，重复三次试验，计算信噪比。以信噪比最小的一组作为仪器的信噪比。

（10）片段长度准确率　用于基因分析的激光诱导荧光毛细管电泳仪中，片段长度准确率是指检测已知长度 DNA 片段时，其检出长度与理论长度的偏差。

检测包含已知长度片段的 DNA 溶液，重复三次试验，计算已知长度的 DNA 片段的长度，以偏差最大的一组作为仪器的片段长度偏差。在基因分析的使用需求下，40bp 至 500bp 范围内，其 DNA 片段的偏差应小于 ±0.5bp。

3.6.4　激光诱导荧光毛细管电泳仪核查方法及应用实例

1. 激光诱导荧光毛细管电泳仪的核查方法

首先应该明确对于激光诱导荧光毛细管电泳仪的期间核查要求。激光诱导荧光毛细管电泳仪的期间核查要求如下。

1）体系文件：实验室的质量管理体系文件中应规定激光诱导荧光毛细管电泳仪期间核查的相关要求，或制定专门的期间核查程序，并按照相关要求或程序对需要进行期间核查的设备开展期间核查。

2）年度期间核查计划：实验室要根据需要制定年度期间核查计划，明确需要进行期间核查的设备名称、设备唯一性标识、设备检定/校准时间、设备检定/校准周期、评价依据、核查频次、核查内容、核查方法和判定准则等。

3）核查频次：核查频次分为定期核查和不定期核查，定期核查一般应在两次检定（校准）之间进行一至两次期间核查。实验室可根据仪器的使用情况、使用者、仪器本身质量等因素确定检定（校准）周期，并在两次检定（校准）周期之内，进行至少一次期间核查。

4）作业指导书：作业指导文件通常应包括被核查对象、制定依据、核查频次、核查的环境要求、核查标准、核查内容、核查方法、核查步骤、核查结果的判据及采取的应对措施、结果评价和结论、核查的记录表格。

5）期间核查的环境要求：应与计量的环境条件一致。

2. 激光诱导荧光毛细管电泳仪期间核查的应用实例

按照说明书或操作规程启动仪器。

（1）核查项目及判断指标

1）重复性：激光诱导荧光毛细管电泳仪在核酸类的使用需求下，相对迁移时间的标准差换算为分子片段大小，标准偏差不超过 0.15bp。重复性实测数据见表 3-46。

2）分辨率：检测包含已知长度片段的 DNA 溶液（如 40bp、500bp），重复三次试验，计算已知长度的 DNA 片段的半高宽，以半高宽最大的一组作为仪器的分辨率。在基因分析的使用需求下，40bp 至 500bp 范围内，其 DNA 片段的分辨率应小于1bp。分辨率实测数据见表3-47。

表3-46　重复性实测数据

序号	样本1（bp）	样本2（bp）	样本3（bp）	样本4（bp）	样本5（bp）	样本6（bp）	样本7（bp）	样本8（bp）	样本9（bp）	样本10（bp）	标准偏差（bp）
片段1	112.1	112	112	112.1	112	112	112.1	112.1	112.1	112	0.05
片段2	118	118	118	118	118.1	118	118	118	118.1	118	0.04
片段3	236	236	236	236.1	236.1	236.1	236	235.9	236	236.1	0.06
片段4	238	237.9	237.9	238	238	238	237.9	237.8	238	238	0.07
片段5	83.1	83.1	83.1	83.1	83.2	83.1	83.2	83.1	83.1	83.1	0.04
段段6	95.2	95.1	95.2	95.2	95.2	95.1	95.1	95.2	95.1	95.1	0.05
段片7	215.5	215.4	215.4	215.4	215.5	215.4	215.5	215.4	215.5	215.5	0.05
片段8	217.5	217.4	217.4	217.4	217.5	217.4	217.5	217.4	217.5	217.5	0.05
片段9	136.4	136.3	136.4	136.3	136.4	136.3	136.4	136.4	136.4	136.4	0.05
片段10	144.2	144.1	144.1	144.1	144.2	144.1	144.2	144.1	144.1	144.1	0.05
片段11	302.2	302	302.1	302.1	302.2	302.1	302	302	302.1	302.1	0.07
片段12	171.1	171	171.1	171.1	171.1	171.1	171	171	171.1	171	0.05
片段13	173.1	173	173	173	173.1	173	172.9	172.9	173.1	173	0.07
片段14	336.3	336.2	336.3	336.3	336.3	336.3	336.3	336.3	336.4	336.3	0.04
片段15	338.2	338.2	338.2	338.3	338.3	338.2	338.1	338.2	338.2	338.3	0.06

表3-47　分辨率实测数据

位置	样本1（bp）	样本2（bp）	样本3（bp）	平均值（bp）	最大值（bp）
40bp半高左侧	39.5	39.6	39.6	—	—
40bp半高右侧	40.4	40.4	40.5	—	—
40bp半高宽	0.9	0.8	0.9	0.87	0.9
500bp半高左侧	499.6	499.6	499.6	—	—
500bp半高右侧	500.3	500.4	500.3	—	—
500bp半高宽	0.7	0.8	0.7	0.77	0.8

3）信噪比：检测标准浓度DNA片段，重复三次试验，计算信噪比。信噪比实测数据见表3-48。

表3-48　信噪比实测数据

参数	样本1/RFU	样本2/RFU	样本3/RFU	最小值/RFU
信号	4069	4037	3712	—
噪音	39	44	36	—
信噪比	104	92	103	92

4）片段分析准确率：检测包含已知长度片段的 DNA 溶液，重复三次试验，计算已知长度的 DNA 片段的长度，以偏差最大的一组作为仪器的片段长度偏差。在基因分析的使用需求下，40bp 至 500bp 范围内，其 DNA 片段的偏差应小于 ±0.5bp。片段分析准确率实测数据见表 3-49。

表 3-49 片段分析准确率实测数据

序号	理论片段长度（bp）	样本 1（bp）	偏差（bp）	样本 2（bp）	偏差（bp）	样本 3（bp）	偏差（bp）	最大偏差（bp）
片段 1	112.0	111.8	−0.2	111.9	−0.1	111.9	−0.1	−0.2
片段 2	118.0	117.8	−0.2	117.9	−0.1	117.8	−0.2	−0.2
片段 3	236.0	235.6	−0.4	235.6	−0.4	235.6	−0.4	−0.4
片段 4	238.0	237.5	−0.5	237.6	−0.4	237.5	−0.5	−0.5
片段 5	83.0	82.8	−0.2	83	−0.0	83	−0.0	−0.2
片段 6	95.0	94.8	−0.2	95.1	0.1	95	0.0	−0.2
片段 7	215.0	215.3	0.3	215.3	0.3	215.3	0.3	0.3
片段 8	217.0	217.2	0.2	217.2	0.2	217.2	0.2	0.2
片段 9	136.0	136	0.0	136.1	0.1	136.1	0.1	0.1
片段 10	144.0	143.7	−0.3	143.9	−0.1	143.8	−0.2	−0.3
片段 11	302.0	301.8	−0.2	301.8	−0.2	301.7	−0.3	−0.3
片段 12	171.0	170.8	−0.2	170.8	−0.2	170.9	−0.1	−0.2
片段 13	173.0	172.7	−0.3	172.7	−0.3	172.8	−0.2	−0.3
片段 14	336.0	336	0.0	336.1	0.1	336	0.0	0.1
片段 15	338.0	337.9	−0.1	338	0.0	338	0.0	−0.1

（2）核查结果的处理

1）若核查结果符合要求，该仪器可继续正常使用，按计划进行下一次核查。

2）若核查参数不能达到性能指标要求，分析纠正可能的错误因素后重新核查，如果连续出现超出指标范围的情况，应立即停用该测量设备，并评估对前期测量结果造成的影响，必要时追回检测结果。

3）若核查结果符合要求但数据靠近临界值，应进行原因分析查找，并采取适当的预防措施，可按照有关规定进行更换部件、维修保养等，并修订年度期间核查计划，加大核查频次，必要时进行再校准，对设备的计量性能做进一步验证。

3.7 自动化核酸提取纯化仪

3.7.1 自动化核酸提取纯化仪的原理与组成

核苷酸单体聚合而成的生物大分子，是生物细胞最基本和最重要的成分。一般认为，生物进化即始于核酸，因为在所有生命物质中只有核酸能够自我复制。目前已知核酸是生物遗传信息的贮藏所和传递者。核酸分为核糖核酸（RNA）和脱氧核糖核酸（DNA）两大类。

核酸纯化技术路径主要可以分为两大类：使用介质的和不使用介质的。使用介质的，主要通过核酸与介质吸附使其与其他所有杂质分离，常用的介质主要有离子交换介质和经修饰的磁珠颗粒等；不使用介质的，一般是首先将核酸和盐与大分子杂质分离，再通过沉淀核酸使核酸与盐分离。自动化核酸提取纯化仪一般依托于使用磁珠颗粒介质的核酸纯化技术路径实现。

1. 自动化核酸提取纯化仪原理与组成

（1）自动化核酸提取纯化仪的基本原理

1）裂解。将样本加入到裂解液中，通过仪器控制耗材对样本裂解混合物进行充分混合，并提供符合试剂裂解核酸需要的温度，通过裂解破坏包裹核酸结构，实现核酸从样本中释放。

2）吸附。在样本裂解液中加入磁珠，充分混合，提供一定温度和混合速度使核酸充分与磁珠接触，使核酸吸附到磁珠表面的特异修饰介质上。

3）洗涤。将结合了核酸的磁珠收集并转移到洗涤缓冲液中，反复洗涤，除去杂质。

4）洗脱。将磁珠转移到洗脱缓冲液中充分混合，加热提供合适的洗脱温度，核酸即从磁珠表面洗脱到洗脱缓冲液中。

使用磁珠颗粒介质的核酸纯化技术路径还可以分为内磁法（转移磁珠）与外磁法（转移液体）两种，原理一致。

（2）自动化核酸提取纯化仪的组成　自动化核酸提取纯化仪包含三个部分，分别是运动系统、温度系统和空气系统。

1）运动系统。主要包括移动磁棒部件或者移动移液部件，通常需要实现二维或三维的运动。在裂解、洗涤和洗脱等环节中，运动系统需要实现混匀或移液的功能，其中裂解溶液体积为 $500\,\mu L \sim 7mL$，洗脱溶液体积为 $20\,\mu L \sim 100\,\mu L$；两个环节之间存在较大的体积差异，均须实现充分混合。常见介质磁珠颗粒粒径为 $20nm \sim 1000nm$。

2）温度系统。主要为核酸提取溶液提供合适的温度，如在裂解过程中常用 $56\,^{\circ}\!C$ 和 $65\,^{\circ}\!C$，也有用 $80\,^{\circ}\!C$ 的情况。温度的使用与待提取的样本性质相关，同时与所用的蛋白酶 K 工作温度与半衰期相关，根据核酸提取试剂与仪器配合的情况确定。需要注意的是，核酸提取的时间和效果与仪器温度控制的水平相关，在执行核酸提取时，例如裂解过程设置为 $65\,^{\circ}\!C$ 进行 20min，升温时间及计时方式将对实际的裂解效果产生影响；导热模块温度与溶液温度存在温差，一般需要根据工作环境进行温度补偿；温度系统过冲是自动化核酸提取纯化仪的常见问题，必须考虑过冲温度可能会对溶液的生物特性产生影响。

3）空气系统。核酸提取会产生核酸气溶胶，因此自动化核酸提取纯化仪中还需要包含空气系统以控制风道。无论是哪种方式的运动，均会产生气溶胶，气溶胶污染与运动参数有关，包括混匀的方式、频率；也与温度有关，温度越高，产生气溶胶污染的概率越高。空气系统能够使含有气溶胶的空气被迅速排出，必要时可以降解核酸的试剂结合实现气溶胶的清除。

2. 自动化核酸提取纯化仪的工作模式

基于磁珠介质的工作模式，作为主流自动化核酸提取纯化仪技术路径，又具体分为内磁法（转移磁珠）与外磁法（转移液体）。

（1）内磁法　使用内磁法的自动化核酸提取纯化仪通常需要配套的耗材磁针套和深孔板，有圆底和尖底的区别，并无明显的区别。内磁法通过转移磁珠实现裂解—洗涤—洗脱多个步骤，试剂预封装或预分装在深孔板内，提取过程无液体的转移。使用内磁法的自动化核酸提取纯化仪常见的通道数有32、48和96，通常32和48通道会在一个96孔深孔板上完成多个提取步骤，灵活性更高；96通道会在一个96孔深孔板上完成一个提取步骤，样本更加集中，效率高，但气溶胶污染风险相应增加。

（2）外磁法　磁体一般设在容器底部，容器可以是各种规格离心管，在磁珠被磁体固定后通过更换液体的方式实现裂解—洗涤—洗脱多个步骤，提取过程无磁珠的转移。使用外磁法的自动化仪器多见于移液工作站，灵活性高。

3.7.2　自动化核酸提取纯化仪的应用

自动化核酸提取纯化仪需要与核酸提取试剂配套，无论是内磁法还是外磁法，仪器与试剂配套时均须进行验证确认，找到两者配合的最优参数。

从使用者的角度，核酸提取是样本处理过程的一个关键环节，最终目标是获得满足下游使用的核酸样本。一般而言，对于核酸提取的产物，评价标准包括单位产量或浓度、纯度及完整性等，其中单位产量是指一定体积或质量的样本产出的核酸总量，其在单位体积的分布即为浓度；纯度指标关注产物中是否含有其他非核酸（如蛋白或盐类）的污染；完整性指标关注基因组核酸的完整性，是否在提取过程中发生严重断裂。单位产量及纯度指标通常采用紫外 – 可见分光光度计进行检测，而完整性指标通常会采用凝胶电泳的方式进行分析。

1. 医疗方面的核酸提取应用

医疗方面的核酸提取，是医学检验中分子检测的一部分，是核酸检测或基因分析的上游环节，主要处理医疗来源的人类样本，如血液、手术组织、石蜡包埋的病理组织，口腔、鼻咽或宫颈黏膜脱落细胞等。血液样本核酸提取主要是提取血液中有核细胞的基因组核酸，同时由于红细胞、胆红素、脂类等复杂成分的存在，一般需要较为剧烈的裂解条件，即较高的温度和较高的混合速度，同时配合蛋白酶K使用。组织样本往往是手术切除出来的新鲜组织或过去手术后保存的石蜡包埋病理组织。新鲜组织通常经过消化处理可将其从固体转换为液体，即可进行自动化核酸提取；石蜡包埋病理组织则需要脱蜡的步骤，石蜡不溶于水，使用有机溶剂将其溶解并从组织样本中分离,然后进行核酸提取。口腔或宫颈黏膜脱落细胞则需要从采样拭子上将细胞或核酸释放到溶液中,然后进行自动化核酸提取。病原微生物通常以人类某类细胞作为宿主存在,因此当提及病原体的核酸提取时,并非指单独针对病原体的本身,而是针对其宿主细胞的处理及病原体核酸分离过程。总之,医疗方面的样本类型非常多,各类积液、腔体液、分泌物均可进行核酸提取处理。

2. 法庭科学等方面的应用

法庭科学领域有一类基因分析需求是身份识别,因此需要对人群中个体样本进行核酸提取,微量样本获得的核酸即可完成基因数据的分析,因此形成一类对核酸提取的特殊需求。法庭科学中的核酸提取处理对象通常为案发现场获得的证据样本,或者生产场景中人体在各类物件上的脱落细胞,或者陈旧腐败的组织样本等,包括毛发、精斑、指甲、骨头等。法庭科学中的样本多样性大,样本核酸含量低,降解程度高,因此核酸提取标准化程度低,导致自动化程度低。

3. 农业及畜牧业样本核酸提取

农业及畜牧业中,动物类样本核酸提取与医疗方面用于人类的核酸提取方法相似,而植物类核酸提取在试剂方面有较大的区别。根据植物或作物样本的特性,通常需要先对样本进行前处理,包括破碎、匀浆等,然后再进行核酸提取。

3.7.3　自动化核酸提取纯化仪计量特性及计量方法

自动化核酸提取纯化仪的计量特性主要包括的内容有温度示值误差、温度均匀性、温度稳定性、振动频率重复性、振动频率稳定性、生物性能孔间一致性、交叉污染率等。

(1)温度示值误差　启动仪器,将多通道测温仪的温度传感器与测温系统主机相连,使其处于正常工作状态。将温度传感器分别固定在自动化核酸提取纯化仪的加热模块裂解列(或洗脱列或板位)上,温度传感器的分布应考虑边缘及中心,设置为 n 个检测点,传感器与加热模块贴合紧密,设置目标温度,一般为 55℃、65℃、80℃。待仪器温度稳定后(一般加热 15min 以上),根据式(3-32)和式(3-33)计算温度的示值误差。

$$\Delta \overline{T}_a = T_s - \overline{T}_c \tag{3-32}$$

$$\overline{T}_c = \frac{\sum\limits_{i=1}^{n} T_i}{n} \tag{3-33}$$

式中　$\Delta \overline{T}_a$——温控工作区域内温度示值误差(℃);

　　　T_s——温控工作区域内设定温度值(℃);

　　　$\overline{T}_c$——所有测温点温度传感器测量值的平均值(℃);

　　　T_i——第 i 个温度传感器测定值(℃)。

(2)温度均匀性　设置方式与温度示值误差相同。待仪器温度稳定后(加热15min 以上),考查时间为 10min,每隔 1min 记录一个温度值。根据式(3-34)计算温度均匀性。

$$\Delta T_u = T_{max} - T_{min} \tag{3-34}$$

式中　ΔT_u——温度均匀性（℃）；

　　　T_{max}——所有测温点温度传感器测量值的最大值（℃）；

　　　T_{min}——所有测温点温度传感器测量值的最小值（℃）。

（3）温度稳定性　设置方式与温度示值误差相同。待仪器温度稳定后（加热15min 以上），考查时间为10min，每隔1min记录一个温度值。根据式（3-35）计算温度稳定性。

$$\Delta T_w = \pm \frac{(\overline{T}_{max} - \overline{T}_{min})}{2} \tag{3-35}$$

式中　ΔT_w——温度稳定性（℃）；

　　　$\overline{T}_{max}$——每个测温点温度传感器测量平均值中的最大值（℃）；

　　　$\overline{T}_{min}$——每个测温点温度传感器测量平均值中的最小值（℃）。

（4）振动频率重复性　将转速表开机使其处于稳定状态，把感应反光片固定于核酸提取仪的振动模块上，把转速表的光斑对准感应反光片，确保混匀过程中振动模块位移最大时光斑能完全移出感应反光片。对于其他形式的振动频率测定仪，也可以把振动感应探头固定在核酸提取仪的振动模块上进行测定。待测定仪读数稳定后读取振动频率数值。

分别考查低、中、高振动频率情况下的仪器混匀振动频率的重复性。仪器开机振动稳定后，每隔15s检测一次振动频率，重复检测10次，根据式（3-36）计算振动的重复性。

$$RSD = \sqrt{\frac{\sum_{i=1}^{n}(F_i - \overline{F})^2}{n-1}} \frac{1}{\overline{F}} \times 100\% \tag{3-36}$$

式中　RSD——振动频率重复性；

　　　F_i——第 i 次振动频率测定值（Hz）；

　　　$\overline{F}$——n 次测量振动频率的平均值（Hz）；

　　　n——测量次数。

（5）振动频率稳定性　考查中等振动频率情况下的仪器振动的稳定性。待振动稳定后，考察时间为10min，每隔60s检测一次振动频率，10min 之内检测到的振动频率的极差表示振动的稳定性。根据式（3-37）计算振动的稳定性。

$$\Delta F_w = F_{max} - F_{min} \tag{3-37}$$

式中　ΔF_w——振动频率稳定性（Hz）；

　　　F_{max}——振动频率测定值的最大值（Hz）；

　　　F_{min}——振动频率测定值的最小值（Hz）。

（6）生物性能孔间一致性（精密度）　自动化核酸提取纯化仪为样本提供自动化提取，其生物性能效果的体现依赖于下游检测的方法学，不同方法学之间无绝对优劣区别。因此，生物性能评估更适用于使用者根据具体生物性能的需求进行使用前确认。自动化核酸提取纯化仪的生物性能是综合反映提取仪器、提取试剂及提取耗材总性能的一种手段，对于生产者而言，建议建立一套生物性能评价方案用于保证仪器的每个工作位置之间、仪器的批与批之间的相对一致。一致性的定义不局限于方法，一般而言，使用同样的样本、同样的试剂、同样的耗材以及同样的评价方法则可比较，通常用精密度表示。

对于基因组核酸提取，可采用紫外 – 可见分光光度计检测浓度和纯度。对于微量（病毒类）核酸提取，可采用实时荧光定量 PCR 进行检测。孔间精密度采用计算平均值（Mean）、标准偏差（SD）进行计算，即孔间精密度 = SD/Mean；台间精密度 = 样机精密度 – 对照精密度；板间精密度（如有）= 左侧板位精密度 – 中间板位精密度；板内精密度（如有）= A 列精密度 – B 列精密度。

（7）交叉污染率　核酸处理最令人头痛的问题是气溶胶污染。自动化核酸提取纯化仪是集约式的核酸处理，因此气溶胶问题不可避免，应对自动化核酸提取纯化仪的交叉污染率进行检测。

对于不同型号的自动化核酸提取纯化仪，交叉污染的检测可以采取同样的原则，即一半数量的空白对照（0）和一半数量的阳性对照（1）交错分布进行同时核酸提取及下游检测。对于 96 孔深孔板，则可以设计分布如图 3-32 所示。

对于空白对照（0）和阳性对照（1）应在下游检测方法学进行明确定义，如空白对照的 Ct 值应大于 35，阳性对照的 Ct 值应小于 35 等，具体的定义还应考虑所使用的样本。一般情况下，应先对样本进行标定，不宜使用浓度过高的样本，参考实际应用场景的样本浓度范围选择合适浓度的样本。交叉污染率计算公式为

1	0	1	0	1	0	1	0	1	0	1	0
0	1	0	1	0	1	0	1	0	1	0	1
1	0	1	0	1	0	1	0	1	0	1	0
0	1	0	1	0	1	0	1	0	1	0	1
1	0	1	0	1	0	1	0	1	0	1	0
0	1	0	1	0	1	0	1	0	1	0	1
1	0	1	0	1	0	1	0	1	0	1	0
0	1	0	1	0	1	0	1	0	1	0	1

图 3-32　96 孔深孔板分布

$$交叉污染率 = \frac{阳性孔数量 - 阳性对照数量}{空白对照数量} \times 100\%$$

3.7.4　自动化核酸提取纯化仪核查方法及应用实例

1. 自动化核酸提取纯化仪的核查方法

首先应该明确对于自动化核酸提取纯化仪的期间核查要求。

自动化核酸提取纯化仪的期间核查要求如下。

1）体系文件。实验室的质量管理体系文件中应包括自动化核酸提取纯化仪期

间核查的相关要求，或制定专门的期间核查程序，并按照相关要求或程序对需要进行期间核查的设备开展期间核查。

2）年度期间核查计划。实验室要根据需要制定年度期间核查计划，明确需要进行期间核查的设备名称、设备唯一性标识、设备检定/校准时间、设备检定/校准周期、评价依据、核查频次、核查内容、核查方法和判定准则等。

3）核查频次。核查频次分为定期核查和不定期核查，定期核查一般应在两次检定（校准）之间进行一至两次。实验室可根据仪器的使用情况、使用者、仪器本身质量等因素确定检定（校准）周期，并在两次检定（校准）周期之内，进行至少一次期间核查。在日常使用时，也要对设备的技术指标（如生物性能孔间一致性、交叉污染率等）进行运行检查，做好记录，保证仪器处于良好状态。

4）作业指导书。作业指导文件通常应包括以下内容：被核查对象、制定依据、核查频次、核查的环境要求、核查标准、核查内容、核查方法、核查步骤、核查结果的判据及采取的应对措施、结果评价和结论、核查的记录表格。

5）期间核查的环境要求应与计量的环境要求一致。

2. 自动化核酸提取纯化仪期间核查的应用实例

1）按照说明书或操作规程启动仪器。

2）仪器自检通过。

3）样本分布设计。标准核酸（10^5copies/mL）与空白对照（纯化水）的数量分别为核酸提取仪提取孔位的一半，标准核酸与空白对照间隔分布，标准核酸提取后进行孔间一致性数据统计，空白对照进行交叉污染数据统计，见表3-50。

表3-50　样本分布

序号	1	2	3	4	5	6	7	8	9	10	11	12
A	阳性	WB+磁珠	洗脱液	阴性	WB+磁珠	洗脱液	阳性	WB+磁珠	洗脱液	阴性	WB+磁珠	洗脱液
B	阴性	WB+磁珠	洗脱液	阳性	WB+磁珠	洗脱液	阴性	WB+磁珠	洗脱液	阳性	WB+磁珠	洗脱液
C	阳性	WB+磁珠	洗脱液	阴性	WB+磁珠	洗脱液	阳性	WB+磁珠	洗脱液	阴性	WB+磁珠	洗脱液
D	阴性	WB+磁珠	洗脱液	阳性	WB+磁珠	洗脱液	阴性	WB+磁珠	洗脱液	阳性	WB+磁珠	洗脱液
E	阳性	WB+磁珠	洗脱液	阴性	WB+磁珠	洗脱液	阳性	WB+磁珠	洗脱液	阴性	WB+磁珠	洗脱液
F	阴性	WB+磁珠	洗脱液	阳性	WB+磁珠	洗脱液	阴性	WB+磁珠	洗脱液	阳性	WB+磁珠	洗脱液
G	阳性	WB+磁珠	洗脱液	阴性	WB+磁珠	洗脱液	阳性	WB+磁珠	洗脱液	阴性	WB+磁珠	洗脱液
H	阴性	WB+磁珠	洗脱液	阳性	WB+磁珠	洗脱液	阴性	WB+磁珠	洗脱液	阳性	WB+磁珠	洗脱液

4）分别吸取10μL蛋白酶K，200μL标准核酸于裂解液1、4、7、10对应孔位。将预分装核酸提取试剂深孔板放入待检自动化核酸提取纯化仪中和对照机中，装上磁针套。确认表3-51中步骤1至步骤5的提取参数，确认完成后选择步骤1，点击全部运行。不同型号提取仪器流程相似，设置可能不同。

5）自动化提取结束后，单击确认按钮，取出磁针套和预封板。

6）荧光定量PCR对提取结果进行分析。按表3-52配制PCR反应体系，模板分别加入提取后的洗脱液，共94个样本，阴性对照2个。

表3-51 核酸提取的步骤和设置

步骤	工作位置	步骤名称	工作体积/μL	运动模式	运动延迟	温度/℃	混匀次数	混匀速度	混匀时间/s	磁吸次数	磁吸时间/s	漂洗次数
1	2	MB	500	2	—	75	—	—	—	2	15	—
2	1	LB	500	3	—	75	1	快	180	2	5	—
3	2	W1	500	3	—	75	1	快	45	2	5	—
4	3	EB	50	3	90	75	1	快	180	2	10	—
5	1	END	500	5	—	—	—	—	—	—	—	—

表3-52 荧光定量PCR反应体系的配置

荧光定量PCR反应总液配置	体系用量/μL
2×荧光PCR反应液	10
检测上游引物（10μM）	1
检测下游引物（10μM）	1
检测探针（10μM）	0.5
无核酸酶水	2.5
模板	5

离心混匀后放置于荧光定量PCR仪中，按照表3-53设置PCR反应条件。

表3-53 PCR反应条件的设置

反应条件	循环数（cycles）
95℃，1min	1
95℃，10s	40
60℃，30s（采集信号，FAM）	

7）核查结果判断见表3-54。阴性对照应全部检测为阴性。

表3-54 核查结果统计

项 目	结果	结果判定
板内精密度1（板1）	2%	合格
板内精密度2（板2）	2.80%	合格
板内精密度3（板3）	3.00%	合格
板间差1	0.05	合格
板间差2	0.60	合格
板间差3	0.50	合格
板内差1（板1）	0.11	合格
板内差2（板2）	0.65	合格
板内差3（板3）	0.17	合格
交叉污染	0	合格

① 生物性能孔间一致性：板内精密度、板间差、板内差。

计算每个板位平均 Ct 值、标准偏差（SD）。

板内精密度 = 标准偏差（SD）/平均 Ct 值。

板间差 1 = 左侧板位平均 Ct 值 − 中间板位平均 Ct 值。

板间差 2 = 左侧板位平均 Ct 值 − 右侧板位平均 Ct 值。

板间差 3 = 右侧板位平均 Ct 值 − 中间板位平均 Ct 值。

板内差 = （3/6 列预封板平均 Ct 值） − （9/12 预封板平均 Ct 值）。

板内精密度｜CV 值｜≤5%，板间差｜Ct 值｜均≤1，板内差｜Ct 值｜均≤1。

② 交叉污染：空白对照孔位 Ct 值大于 35 时判断为阴性。

8）核查结果的处理如下：

① 若核查结果符合要求，该仪器可继续正常使用，按计划进行下一次核查。

② 若核查参数不能达到性能指标要求，应分析纠正可能的错误因素后重新核查。如果连续出现超出指标范围的情况，应立即停用该测量设备，并评估对前期测量结果造成的影响，必要时追回检测结果。

③ 若核查结果符合要求但数据靠近临界值，应进行原因分析查找，并采取适当的预防措施，可按照有关规定进行更换部件、维修保养等，并修订年度期间核查计划，加大核查频次。必要时进行再校准，对设备的计量性能做进一步验证。

3.8 冰点渗透压仪

3.8.1 冰点渗透压仪的原理与组成

溶液的渗透压大小是由溶液中含有的离子和分子总数决定的，与溶液中溶质的化学性质无关，也与溶质的形状和尺寸无关，因此，所有含有相同数量渗透压活性粒子的溶液都表现出相同的渗透压，如图 3-33 所示。例如，2mol 蔗糖溶液与 1mol 氯化钠盐溶液具有相同的渗透压。

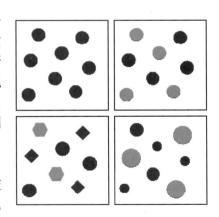

图 3-33　溶解粒子总数相同的溶液具有相同的渗透压

1. 冰点渗透压仪的测量原理

冰点渗透压仪又称渗透压摩尔浓度测定仪，是用于测定溶液渗透压大小的专用仪器。它是基于冰点下降的方法来间接测定溶液的渗透压摩尔浓度。

冰点下降 ΔT 计算公式为

$$\Delta T = KC$$

式中　K——冰点下降常数（℃·kg/mol），溶剂为水时，$K = 1.858$℃·kg/mol；

　　　C——溶液的质量摩尔浓度（mol/kg）。

从上式可知，1mol非解离溶质溶解在1L水中时，冰点下降1.858℃。而渗透压p计算公式为

$$p = kC$$

式中　k——渗透压常数（kPa·kg/mol）；

　　　C——溶液的质量摩尔浓度（mol/kg）。

由于上述两式中的浓度等同，故可以用冰点下降法间接测定溶液的渗透压摩尔浓度。

2. 冰点渗透压仪的组成

冰点渗透压仪的组成包括制冷系统、测温热敏探头、振荡器（或金属探针），如图3-34所示。

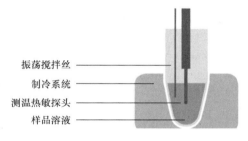

图3-34　某种采用振荡诱导结晶方式的仪器原理示意图

制冷系统通常由一个微处理器控制的珀耳帖元件构成，用于控制仪器中冷却模块的快速降温，最低温度可冷却至－18℃。冷却模块上设有一个锥形的槽，称为样品槽，样品即在该位置被冷却和测温。

测温热敏探头用于样品溶液内部温度的实时测定，探头需要具有非常高的精度和温度分辨率，温度分辨率为0.001℃。

振荡器或金属探针的作用是诱导溶液的结冰。

目前市面上所有品牌的冰点渗透压仪均采用聚丙烯材质的1.5mL透明离心管作为样品管，样品管的内壁须平整光滑，底部为锥形。样品管只有底部的锥形部分没入冷却模块的样品槽中，样品管的底部须与样品槽严密贴合，不得有缝隙。因为缝隙会导致样品管内部温度不均匀，从而影响仪器测定样品内部温度时的稳定性和重复性。尽管不同供应商的样品管外形上看起来无差别，但在实际应用中，如果使用非冰点渗透压仪厂商提供的样品管时，须对其他来源的样品管做验证测试，测试通过后方可使用。

3. 冰点渗透压仪的测量过程

测量时，将测温热敏探头插入样品管至样品溶液的中心，并将样品管置于冷却槽中。启动制冷系统快速冷却样品溶液。在这个过程中，溶液的温度下降至纯水的

冰点（0℃）以下过度冷却时，此时仍然是液体状态。当冷却到达一定的温度时（如－8℃），仪器启动振荡器（或金属探针）开始溶液的结冰冻结过程，此时样品溶液由于热能释放，使得溶液的温度升高。经过一个短时间冰晶的溶融达到平衡，从而使得样品溶液的温度保持不变，这个温度就是样品溶液真实的冰点。

如图 3-35 所示，纯水和溶解了溶质的溶液先被过度冷却，到达预定温度后启动振荡器开始结冰，热能释放使得温度回升，在一个高点达到温度平衡，这个平衡的温度即为纯水和溶液的冰点。

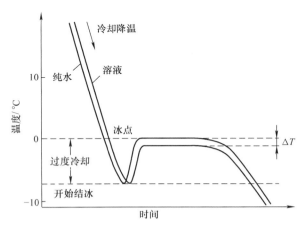

图 3-35　冰点渗透压仪的测量过程

3.8.2　冰点渗透压仪的应用

目前，冰点渗透压仪被广泛应用于临床、医药等领域。

在临床上，体液（如血浆、尿液等）的渗透压是反映人体机体内环境状况的重要指标之一。当机体内部的渗透压发生紊乱或破坏时，会引起各种体液之间及细胞内外之间水的移动，引起体液中水、电解质和有机物含量的变化，最后导致人体机体功能活动的紊乱。

在医药领域，渗透压是注射剂质量控制的一个关键指标。《中国药典》中收录的渗透压摩尔浓度测定法即采用冰点渗透压仪，被用于指导静脉输液、滴眼液、营养液、电解质或渗透利尿药等制剂的渗透压摩尔浓度测定。任何的药用注射剂在临床使用前，临床医生都需要根据制剂厂商实际说明书上标明的渗透压值对制剂进行适当的处置（如稀释），以确保注射时药物溶液的渗透压值必须接近血清的渗透压值，以便减少注射给药时的不适感。

3.8.3　冰点渗透压仪计量特性及计量方法

1. 冰点渗透压仪的计量特性

冰点渗透压仪的各项计量性能指标见表 3-55。

表 3-55　冰点渗透压仪的各项计量性能指标

计量性能	计量性能指标
示值误差	浓度 ≤400mol/kg 时，不超过 ±6mol/kg；浓度 >400mol/kg 时，不超过 ±1.5%
重复性	≤2mol/kg
稳定性	≤2mol/kg

2. 冰点渗透压的计量方法

（1）计量条件

1）环境条件。温度为 10℃ ~ 35℃，核查期间温度变化不超过 1℃；相对湿度为 20% ~ 80%；冰点渗透压仪应放置于无振动、温度稳定、无阳光直射、无空气对流、无腐蚀性介质干扰的环境中；电源电压为 220V ± 22V；频率为 50Hz ± 1Hz。

2）有证标准物质和校准设备。计量所使用的摩尔浓度标准物质应为国家有证标准物质，校准设备须经计量检定合格。标准物质浓度及其不确定度见表 3-56。移液器或移液管的量程范围为 100μL 或 200μL，B 级及以上。

表 3-56　标准物质浓度及其不确定度

标准物质浓度标示值/（mol/kg）	扩展不确定度（$k = 2$）
100	优于 1.5%
200	优于 1.5%
300	优于 1.5%
400	优于 1.9%
500	优于 2.3%
600	优于 2.8%
700	优于 3.2%

（2）计量项目和计量方法

1）外观检查。检查仪器铭牌上标示仪器的名称、型号、制造厂名、产品序列号、出厂日期等内容。

2）开机检查。仪器通电开机后，所有按键、开关等均能正常工作，屏幕显示内容完整。

3）性能指标检查如下：

① 示值误差。仪器开机后，预热 10min ~ 30min，按照厂家说明书对仪器进行校准标定。

仪器的校准标定采用三点法建立校正曲线，即零点（去离子水）和其他任意两个渗透压摩尔浓度的标准物质，校正曲线须覆盖实际的样品的浓度值。

用移液器或移液管量取适量体积的待测标准物质，然后分别对标示浓度为 100mol/kg、200mol/kg、300mol/kg、400mol/kg、500mol/kg、600mol/kg、700mol/kg 标准物质进行测量并记录其测量值。

每个浓度点的标准物质须连续测量6次（不可重复测量同一样品管，须使用6个样品管），6次的测量值分别记为 X_1，X_2，…，X_6，按式（3-38）计算算术平均值为 $\overline{X}_E$：

$$\overline{X}_E = \frac{X_1 + X_2 + \cdots + X_n}{n} = \frac{\sum\limits_{i=1}^{n} X_i}{n} \qquad (3\text{-}38)$$

式中　X_i——第 i 次的测量值（mol/kg）；

　　　n——测量次数，$n=6$。

每个浓度点的标准物质的示值误差见式（3-39）或式（3-40）。

$$\delta = \overline{X}_E - X_S \qquad (3\text{-}39)$$

$$\Delta\delta = \frac{\overline{X}_E - X_S}{X_S} \times 100\% \qquad (3\text{-}40)$$

式中　X_S——标准物质的浓度标示值（mol/kg）；

　　　δ——绝对示值误差（mol/kg）；

　　　$\Delta\delta$——相对示值误差（%）。

当浓度 $\leqslant 400$ mol/kg 时，须按式（3-39）计算示值误差 δ；当浓度 >400 mol/kg 时，须按用式（3-40）计算示值误差的 $\Delta\delta$。

② 测量重复性。测量渗透压摩尔浓度标示为 300mol/kg 的标准物质，记录其测量值。重复测定6次（不可重复测量同一样品管，须使用6个样品管），按式（3-41）计算标准偏差（SD），即为仪器的重复性。

$$SD = \sqrt{\frac{\sum\limits_{i=1}^{n}(X_i - \overline{X}_E)^2}{n-1}} \qquad (3\text{-}41)$$

式中　X_i——第 i 次的测量值；

　　　$\overline{X}_E$——连续6次测量的算数平均值，计算方法见式（3-38）；

　　　n——测量次数，$n=6$。

③ 稳定性。测量渗透压摩尔浓度标示为 300mol/kg 的标准物质，记录其测量值。然后每隔10min测量一次，共测量7次，按式（3-42）计算7次测量值中最大值 X_{max} 与最小值 X_{min} 之差，即为仪器在1h内的稳定性 ΔX。

$$\Delta X = X_{max} - X_{min} \qquad (3\text{-}42)$$

（3）计量结果的处理　计量结果应在计量证书或计量报告上直观、详细地反映。计量合格的仪器，发放计量证书；计量不合格的仪器，发放计量结果通知书，并注明不合格项目。

（4）计量周期　计量周期一般不超过1年。送检单位须根据实际情况自主决定计量间隔，当发生维修、更换部件或重新安装，或对渗透压仪的计量性能产生怀疑时，应随时计量。

3.8.4　冰点渗透压仪核查方法及应用实例

1. 冰点渗透压仪的期间核查

（1）冰点渗透压仪的核查要求　冰点渗透压的期间核查分为定期核查和不定期核查。

定期核查一般应在两次计量检定之间进行一至两次期间核查。JJG 1089—2013《渗透压摩尔浓度测定仪》中建议冰点渗透压仪的计量检定周期为 1 年，实验室可根据仪器的情况，在两次计量检定周期之内，进行至少一次期间核查。

在日常使用中，也应对关键技术指标（如示值误差、重复性、稳定性等）进行运行检查，做好记录，确保仪器处于良好状态。遇下列情况时，有必要对设备进行不定期期间核查：

1）日常使用中仪器试验结果可疑或对其性能产生怀疑，如示值误差偏大、重复性和稳定性不佳等，应及时核查。

2）使用的环境条件（温度、湿度等）发生较大变化时，应及时核查。

3）遇到因错误操作、过载、运行中突然断电、死机等情况时，应及时核查。

4）更换部件、维修、搬运、借出较长时间归还时，应及时核查。

（2）期间核查的环境要求　核查时的环境条件应与计量的环境条件保持一致。

（3）期间核查的标准　采用标准物质作为冰点渗透压仪期间核查标准，在 JJG 1089—2013 中使用的是渗透压摩尔浓度国家有证标准物质。

在日常核查中，也可以选择该台设备常检测项目的标准物质作为核查标准，但要注意的是所使用的标准物质必须为国家有证标准物质，性质稳定，具有参考值和测量不确定度，存储条件要满足要求，并且应在有效期内使用。

（4）期间核查的内容　期间核查参照 JJG 1089—2013 及该仪器使用说明书中的核查参数或日常检测方法确认的技术要求，并根据本实验室的日常检测要求来选择重要的技术指标进行核查。在日常检测方法范围内选择 2～3 个浓度标准物质即可，不必使用全部浓度的标准物质进行核查。

涉及冰点渗透压仪的核查参数有：

1）仪器测量功能核查。检查仪器外观整洁，标识清晰完整；检查仪器电源线、信号线插接紧密，无破损、漏电等现象；检查仪器各按键、开关、指示灯、配套软件及计算机功能正常，仪器通信自检通过，无报错；检查冷却系统、测温热敏探头、振荡器或金属探针能否正常启动并工作。

2）仪器计量特性核查。主要有示值误差、重复性和稳定性。

（5）期间核查结果的判定及处理　期间核查结果应以 JJG 1089—2013、所检测项目的标准方法，以及仪器设备使用说明书的要求为判据。

核查结果的处理如下：

1）若核查结果符合要求，可继续使用。

2）若核查的示值误差、重复性、稳定性（任意一个）接近最大允许误差，应加大核查频次或采取其他有效措施（如校准）做进一步验证以规避风险。

3）若示值误差、重复性、稳定性（任意一个）不满足要求，应分析可能的原因，重新进行仪器校准后，再次进行性能核查。若仍不能满足性能要求，仪器应立刻停止使用，追溯之前报告有效性可能受到影响的结果，并采取相应措施。

（6）期间核查的记录　期间核查结果应及时做记录并存档，历史的核查记录应具有可追溯性，且应满足以下条件：

1）准确性。使用规范的术语、数据和计量单位。

2）原始性。记录实时、直接观察或读取的数据。

3）完整性。记录应包含足量的信息，如被核查对象、核查项目、环境条件、核查标准、核查地点、核查数据及处理、核查结果判据、结果评价和结论、核查人员、核查时间等信息。

2. 冰点渗透压仪的期间核查方法

（1）外观检查　检查仪器铭牌上标示仪器的名称、型号、制造厂名、产品序列号、出厂日期等内容。

（2）仪器开机及功能性检查　检查仪器电源线、信号线完整、无破损，插接紧密，无漏电等现象；检查仪器开关，能正常开关仪器；检查仪器各按键、指示灯工作情况；检查仪器配套软件及计算机，硬件和软件通信自检通过，无报错；检查仪器冷却系统工作情况，能正常执行快速降温操作；检查测温热敏探头外观，无破损，能正常读取温度；检查诱导结冰功能模块振荡器或金属探针工作情况，振荡器能正常振动，或冷却系统正常降温且金属探针能正常伸缩；检查仪器的日常校准操作，能完整校准仪器。

（3）示值误差　选择具有渗透压摩尔浓度国家有证标准物质或仪器自带标准物质，建议选择2~3个渗透压摩尔浓度标准物质即可。用该仪器设备对选定的标准物质进行连续6次测量，并记录6次的测量值，由式（3-39）或式（3-40）计算示值误差，见表3-57。

表3-57　绝对示值误差测量结果　　　　　（单位：mol/kg）

项目	浓度300mol/kg 的标准物质	浓度400mol/kg 的标准物质
第1次测量值	300	399
第2次测量值	300	399
第3次测量值	299	401
第4次测量值	300	400
第5次测量值	301	399
第6次测量值	300	401
算数平均值	300	399.8
示值误差	0	−0.2

结果判定：依据JJG 1089—2013，对于浓度在400mol/kg以内的标准物质，示

值误差绝对值不得大于 2mol/kg；浓度大于 400mol/kg 的标准物质，相对示值误差的绝对值不得大于 1.5%。

（4）测量重复性 选择浓度为 300mol/kg 的标准物质作为重复性测定的标准样品，用该仪器设备对标准物质进行连续 6 次测量，并记录 6 次的测量值，由式（3-41）计算标准偏差，作为仪器的重复性结果，见表 3-58。

表 3-58 浓度 300mol/kg 的标准物质的测量重复性 （单位：mol/kg）

项　目	浓度 300mol/kg 的标准物质
第 1 次测量值	300
第 2 次测量值	300
第 3 次测量值	299
第 4 次测量值	300
第 5 次测量值	301
第 6 次测量值	300
重复性标准偏差（%）	0.63

结果判定：依据 JJG 1089—2013，300mol/kg 的标准样品，测量重复性不得超过 2mol/kg。

（5）稳定性 稳定性测试是考察仪器在 1h 内测量结果的稳定性。选择浓度为 300mol/kg 的标准物质作为稳定性测试的标准样品，用该仪器设备对标准物质进行连续 7 次测定，每 10min 测定一次，由式（3-42）计算 7 次测量中的最大值与最小值之差，即为仪器 1h 内的稳定性数据，见表 3-59。

表 3-59 仪器测量稳定性数据 （单位：mol/kg）

测量时间点	浓度 300mol/kg 的标准物质
0min	301
10min	299
20min	300
30min	301
40min	301
50min	301
60min	299
稳定性	2

结果判定：依据 JJG 1089—2013，300mol/kg 的标准样品，在测试仪器稳定性时，稳定性结果不得大于 2mol/kg。

（6）核查结果处理

1）若核查结果在允许范围内，仪器可以继续使用。

2）若示值误差、重复性、稳定性任意一个超出允许范围值，应对仪器重新校准后进行重新核查。若再次核查结果仍不满足要求，应对仪器做停用处理，并追溯之前报告有效性可能受到影响的结果。

3. 冰点渗透压仪的期间核查实例

（1）冰点渗透压仪的期间核查规程　实验室应制定一份冰点渗透压仪的期间核查规程，具体内容如下：

1）职责：检测人员按照本规程对冰点渗透压仪进行核查及记录，核实其有效性。部门负责人负责监督检查，保证检测结果的准确性。

2）核查范围：冰点渗透压仪。

3）核查目的：确保冰点渗透压仪在符合计量要求的状态下正常工作。

4）核查频次：在两次检定周期之内，进行至少一次期间核查。

5）核查标准：带有国家认证证书的渗透压摩尔浓度标准物质或该台设备常检测项目的标准物质。

6）核查内容：测量功能核查、仪器计量特性核查（示值误差、重复性、稳定性）。

7）核查方法及步骤：测量功能核查及仪器计量特性核查。

测量功能核查内容如下：

① 开启仪器，仪器所有按键、开关等均能正常工作，屏幕显示内容完整。

② 配套软件及计算机能与仪器正常通信连接。

③ 检查仪器的冷却系统、测温热敏探头及振荡器（或金属探针）是否正常。

仪器计量特性核查内容如下：

① 示值误差。选择 2~3 个渗透压摩尔浓度标准物质，用该仪器设备对标准物质进行连续 6 次测量，并记录 6 次的测量值，计算示值误差。对于 400mol/kg 以内的标准物质，由式（3-39）计算示值误差结果；而大于 400mol/kg 的标准物质，用式（3-40）计算的相对示值误差来表示示值误差的结果。

② 重复性。对选定的渗透压摩尔浓度标样进行连续测量，记录连续进样 6 次的测量值，由式（3-41）计算测量值的标准偏差。

③ 稳定性。对选定的渗透压摩尔浓度标样进行连续 1h 测量，每次测量间隔为 10min，记录连续进样 7 次的测量值，由式（3-42）计算稳定性结果。

8）核查结果的判定依据见表 3-60。

表 3-60　核查结果判定依据

核查项目	技 术 指 标
示值误差	浓度≤400mol/kg，示值误差不超过 ±6mol/kg；浓度 >400mol/kg，示值误差不超过 ±1.5%
重复性	≤2mol/kg
稳定性	≤2mol/kg

9）核查结果的处理：

① 若核查结果符合要求，该仪器可继续使用。

② 若核查的示值误差、重复性、稳定性（任何一个）接近最大允许误差，应做好风险防范，加大核查频次或采取其他有效措施（如校准）做进一步验证以规避风险；有必要时，应对仪器进行维修、更换部件等操作，重新校准仪器，并对设备的计量性能做进一步验证。

③ 若示值误差、重复性、稳定性（任意一个）不满足要求，分析可能的原因，重新校准仪器后，再次核查，如果仍不满足要求，应立刻停止使用该仪器。

（2）冰点渗透压仪期间核查报告实例　根据冰点渗透压仪的期间核查规程编制期间核查表，其中包括核查对象、核查时间、核查人员、环境条件、核查标准、核查依据、核查内容、核查方法、测定结果、结果评价和核查结论等信息。冰点渗透压仪期间核查记录见表3-61。

表3-61　冰点渗透压仪期间核查记录

被核查设备	型号		序列号	测量范围		
	K－7400S		＊＊＊	0mol/kg ~ 2000mol/kg		
	所在单位及科室			×××制药公司×××部		
核查地点	×××实验室		核查时间	20××年××月××日		
环境温度	21.0℃ ~ 21.3℃		环境湿度	50% 相对湿度		
核查依据	JJG 1089—2013《渗透压摩尔浓度测定仪》					
核查用标准样品	名称	编号	型号规格	生产商	最大允许误差	
	标准物质	×××	300mol/kg	×××	≤1.2%	
	标准物质	×××	400mol/kg	×××	≤1.2%	
	标准物质	×××	800mol/kg	×××	≤1.2%	

核查项目1：外观及开机检查

1）仪器开关、按键、指示灯等均能正常工作，屏幕显示内容完整
2）软件及计算机能与仪器通信并实现功能控制

核查项目2：示值误差　（单位：mol/kg）

浓度	测量示值						平均值	示值误差
300	301	299	300	299	299	301	299.8	－0.2
400	401	399	398	400	401	398	399.5	－0.5
800	795	806	801	794	802	810	801.3	0.16%

核查项目3：重复性　（单位：mol/kg）

浓度	测量示值						标准偏差
300	300	301	299	300	299	299	0.98

核查项目4：稳定性　（单位：mol/kg）

浓度	0min	10min	20min	30min	40min	50min	60min	稳定性
300	301	300	299	299	300	301	299	2

（续）

核查结果判定	$\mid \delta \mid \leqslant \pm 2\,mol/kg$ （0mol/kg ~ 400mol/kg）	结论：☑符合 □不符合
	$\mid \Delta\delta \mid \leqslant 1.5\%$ （400mol/kg ~ 2000mol/kg）	
	重复性：≤ 2mol/kg	结论：☑符合 □不符合
	稳定性：≤ 2mol/kg	结论：☑符合 □不符合
核查结果的处理		
☑继续使用　　□停止使用，查找原因		
核查员：×××		复核：×××

3.8.5　生物医药企业对冰点渗透压仪 3Q 验证方法及要求

冰点渗透压仪在生物医药企业实验室正式启用之前，必须对其进行 3Q 验证，即安装确认（IQ）、操作确认（OQ）、性能确认（PQ）。IQ 和 OQ 文件作为仪器交付的一部分，由制造商提供验证文件和服务。PQ 通常由制药企业的使用部门准备验证文件及执行确认过程。

安装确认的内容主要涉及：①仪器型号、序号检查；②仪器到货状态检查；③仪器安装检查；④仪器通电及指示功能检查。安装确认过程中发现的异常以及异常可能造成的影响，须详细记录在 IQ 文件中，应对措施及解决方案也一并在文件中做说明。冰点渗透压仪 IQ 内容及方法（示例）见表3-62。

表3-62　冰点渗透压仪 IQ 内容及方法（示例）

B.1　设备信息

设备名称	冰点渗透压仪	设备型号	K－7400S
设备序列号	××××××××	固件版本	V01.18
安装地点	×××楼×××实验室		
制造商及供应商	KNAUER Wissenschaftliche Geräte GmbH Hegauer Weg 38，14163 Berlin	电话：+49 30 809727－111 邮箱：support@ knauer.net	

B.2　用户信息

用户部门	质量一部	用户编号	××××××
公司名称	×××药业有限公司		
联系人及联系方式	××××××		
地址	××省××市××区××××路××××号		

B.3　安装确认过程

步骤	确认的内容	结果	通过	失败	备注
1	设备型号确认	设备型号正确	□	□	
2	检查设备外包装的完整性	外包装无损坏	□	□	

（续）

B.3　安装确认过程

步骤	确认的内容	结果	通过	失败	备注
3	检查发货内容	发货完整	☐	☐	
4	连接设备电源	电源连接正常	☐	☐	
5	连接测量头和样品管	设备随时可以使用	☐	☐	
6	打开设备开关	设备启动正常，显示屏点亮	☐	☐	

　　操作确认主要是针对冰点渗透压仪的主要出厂技术性能进行确认检查，如准确度和精密度。操作确认过程中发现的异常，以及异常可能对分析结果造成的影响，须详细记录在 OQ 文件中，应对措施及解决方案也一并在文件中做说明。冰点渗透压仪 OQ 内容及方法（示例）见表 3-63。

表 3-63　冰点渗透压仪 OQ 内容及方法（示例）

B.1　验证所需材料

材料/溶剂	描述		备注
去离子水（浓度为 0mol/kg）	生产商		
校正标样	浓度/（mol/kg）	货号	
	400	A01241	
	850	A01250	
样品管	货号：A0272		
移液管和移液枪头	样品体积为 50μL～150μL		
数据采集	☐	打印机（型号：××××货号：××××）	
	☐	EuroOsmo 7400-CN 软件（货号：A3705-CN）	
	驱动版本		

B.2　OQ 结果确认

测量	数据		指标	结果		
				通过	失败	N/A
测量 1 浓度为 400mol/kg	$X_1=$	$R_1=$	±2%	☐	☐	☐
	$X_2=$	$R_2=$		☐	☐	☐
	$X_3=$	$R_3=$		☐	☐	☐
	$X_4=$	$R_4=$		☐	☐	☐
	$X_5=$	$R_5=$		☐	☐	☐
	$\bar{R}=$		±1.5%	☐	☐	☐
	$RSD=$		≤1.5%	☐	☐	☐

（续）

B.2 OQ 结果确认

测量	数据		指标	结果		
				通过	失败	N/A
测量 2 浓度为 850mol/kg	$X_1 =$	$R_1 =$	±2%	□	□	□
	$X_2 =$	$R_2 =$		□	□	□
	$X_3 =$	$R_3 =$		□	□	□
	$X_4 =$	$R_4 =$		□	□	□
	$X_5 =$	$R_5 =$		□	□	□
	$\overline{R} =$		±1.5%	□	□	□
	RSD =		≤1.5%	□	□	□

性能确认开始前，由使用部门根据日常检测的实际样品和 SOP 方法，并参考《中国药典》的要求和仪器的使用手册，编写性能确认文件，由培训合格的人员执行验证过程。冰点渗透压性能确认（示例）见表 3-64。

表 3-64　冰点渗透压性能确认（示例）

材料/方法	描述		备注
冰点渗透压仪	生产商：KNAUER	型号：K – 7400S	
	序列号：××× ×	软件：EuroOsmo 7400 – CN	
校正标样	浓度/（mol/kg）	描述	
	0	自制去离子水（日期：20× ×年× ×月× ×日）	
	400	货号：A01241（供应商 KANUER）	
	850	货号：A01250（供应商 KANUER）	
样品管	货号：A0272（供应商 KANUER）		
移液管	最大量程为 200μL		
测试样品	×× ×滴眼液（25mL），渗透压标值：310mol/kg		
	批次：××× ××，生产日期：20× ×年× ×月× ×日		
测试方法	使用 3 个浓度的校正标样 100μL 对 K – 7400S 冰点渗透压仪进行校正，校正通过后方可样品测定 取 100μL 滴眼液样品于 6 个样品管中，使用 K – 7400S 冰点渗透压仪进行测定		
仪器参数设定	Freezing level：– 5.5℃ Cooling limit：– 12℃		
评判依据	RSD ≤ 1%（400mol/kg 以内） 偏差 $|\Delta X| \leqslant 2$mol/kg		

（续）

材料/方法	描述	备注
测试结果	$X_1 = 308\text{mol/kg}$	
	$X_2 = 310\text{mol/kg}$	
	$X_3 = 310\text{mol/kg}$	
	$X_4 = 309\text{mol/kg}$	
	$X_5 = 308\text{mol/kg}$	
	$X_6 = 308\text{mol/kg}$	
	平均值 $= 308.83\text{mol/kg}$	
	重复性 RSD $= 0.32\%$	
	测量偏差 $\lvert \Delta X \rvert = 1.17\text{mol/kg}$	
	原始	
结论	重复性通过，偏差在允许范围内，达到预定的要求，该仪器可正式投入使用	
检验者/日期	李×× 　20×××年××月××日	
复核者/日期	田×× 　20×××年××月××日	

第4章 生物医药产业过程控制设备 4

4.1 环氧乙烷灭菌设备

4.1.1 概述

1. 环氧乙烷气体

（1）简介 环氧乙烷（EO），又名氧化乙烯，分子式 C_2H_4O，化学结构式 $-CH_2-CH_2-O-$，分子量 44.05。环氧乙烷的这种小分子、不稳定三元环结构，使它具有很强的化学活泼性和穿透性。在 4℃ 时比重为 0.884，沸点 10.8℃，因此环氧乙烷在常温常压下是气态，比空气重，密度为 $1.52g/cm^3$，挥发时具有芳香的醚味，可闻出的气味阈值为 0.05% ~ 0.07%。环氧乙烷液体无色透明，可与任何比例的水混溶，也可溶于常用的有机溶剂或油脂。环氧乙烷易燃易爆，空气中浓度超过 3% 时遇明火即可燃烧爆炸，故环氧乙烷应保存在特制的安瓿或耐压金属罐中。

（2）作用 环氧乙烷是一种广谱低温灭菌剂，可在常温下杀灭各种微生物，包括芽孢、结核杆菌、细菌、病毒、真菌等。

（3）适用范围 环氧乙烷几乎可用于所有医疗用品的灭菌，但不适用于食品、液体、油脂类、滑石粉和动物饲料等的灭菌。适用于环氧乙烷灭菌的包装材料有纸、复合透析纸、布、无纺布、通气型硬质容器、聚乙烯等；不适用于环氧乙烷灭菌的包装材料有金属箔、聚氯乙烯、玻璃纸、尼龙、聚酯、聚偏二氯乙烯、不能通透的聚丙烯。

环氧乙烷穿透性很强，可以穿透微孔，达到产品内部相应的深度，从而大大提高灭菌效果，目前大多数无菌医疗器械生产企业普遍采用环氧乙烷灭菌。环氧乙烷残留物是经环氧乙烷处理后，残留、吸附在物品中环氧乙烷的量。不同的物品环氧乙烷残留量要求不同，目前对一次性医疗用品出厂时环氧乙烷残留量的要求为不大于 $10\mu g/g$；灭菌环境中环氧乙烷的浓度应低于 $2mg/m^3$。

影响环氧乙烷残留量的因素很多，主要与材料的组成、包装、灭菌时的环氧乙烷浓度、作用时间及解析方法、季节等因素有关。

影响环氧乙烷灭菌效果的主要因素包括温度、压力、相对湿度、环氧乙烷浓度、环氧乙烷作用时间等。

1）温度。在密闭空间内，温度升高可使气体分子活动加剧，有利于环氧乙烷分子渗透到本来难以到达的部位，从而提高环氧乙烷的灭菌效率。据测算，温度每升高 10℃，芽孢杀灭率提高 1 倍。然而，在超过一定温度以后，灭菌效率上升不明显，且过高的温度也可能对产品造成损害，因此环氧乙烷灭菌温度通常为 40℃~60℃。在环氧乙烷作用期间，温度必须保持在设定温度的 ±3℃ 范围内。

2）压力。预真空度的大小决定残留空气的多少，而残留空气可直接影响环氧乙烷气体、热量、湿气到达被灭菌物品的内部，所以灭菌过程尤其是加湿前真空度对灭菌效果影响巨大。

3）相对湿度。一定的湿度是环氧乙烷灭菌的重要条件，因为水在环氧乙烷灭菌过程中起着非常关键的作用：

① 水是烷基化反应的反应剂，能打开环氧乙烷的环氧基团使其与微生物发生作用，达到灭菌目的。

② 水能够加速环氧乙烷的穿透，提高环氧乙烷穿透速率。

③ 一定的湿度还可缩短被灭菌物品达到所设定温度的时间。比较理想的相对湿度范围是 40%~80%，如果相对湿度低于 30%，则容易导致灭菌失败。在抽真空后、加药前，此时灭菌器内的相对湿度应控制在 30%~80%。

4）环氧乙烷浓度。在一定温度和湿度条件下，适当提高环氧乙烷浓度可以提高灭菌效率。但环氧乙烷浓度与灭菌效率之间并不存在固定的比例关系。试验表明，环氧乙烷浓度达到 500mg/L 后，再继续提高环氧乙烷浓度时，灭菌效率的提高已不明显。通常实际环氧乙烷浓度一般须高于理想环氧乙烷浓度，因为在实际环氧乙烷灭菌过程中，还应考虑到环氧乙烷的损失（如环氧乙烷的水解、被灭菌物品对环氧乙烷的吸附等）。300mg/L~1000mg/L 是常用的浓度条件，灭菌浓度选择600mg/L 是比较经济有效的，可以在保证灭菌效果的同时，降低环氧乙烷的消耗与灭菌物品上的残留，节约了灭菌成本。

5）环氧乙烷作用时间。环氧乙烷作用时间是影响灭菌效果的关键因素。因为环氧乙烷灭菌是气体灭菌，而气体灭菌并非快速灭菌，需要经历足够的时间才能达到灭菌效果。环氧乙烷作用时间采用半周期法在进行微生物性能验证时确认，在除时间外所有其他过程参数不变的情况下，确定无存活菌的环氧乙烷最短有效作用时间（半周期）。灭菌工艺规定的作用时间应至少为半周期的 2 倍。它与温度、湿度、环氧乙烷浓度相关联，同时还受到被灭菌物品生物负载、包装材料、装载方式等多种因素的影响。

2. 环氧乙烷灭菌设备的分类

（1）大型环氧乙烷灭菌器 一般用于大量处理物品的灭菌，用药量为 $0.8kg/m^3~1.2kg/m^3$，在 55℃~60℃ 下作用 6h。标准环氧乙烷灭菌器（100m³）如图 4-1 所示。

（2）中型环氧乙烷灭菌器 一般用于一次性使用诊疗用品的灭菌。这种灭菌设备完善，自动化程度高，可用纯环氧乙烷或环氧乙烷和二氧化碳混合气体。一般要求灭菌条件为：浓度 800mg/L ~ 1000mg/L，温度 55℃ ~ 60℃，相对湿度 60% ~ 80%，作用时间 6h。灭菌完成须抽真空。灭菌物品常用可透过环氧乙烷的塑料薄膜密封包装，如果在小包装上带有可过滤空气的滤膜，则灭菌效果更好。

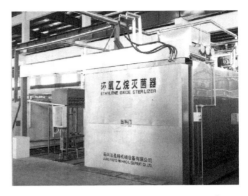

图 4-1 标准环氧乙烷灭菌器（100m³）

（3）小型环氧乙烷灭菌器 小型环氧乙烷灭菌器如图 4-2 所示，多用于医疗卫生部门处理少量的医疗器械和用品，目前有环氧乙烷或环氧乙烷和二氧化碳混合气体。

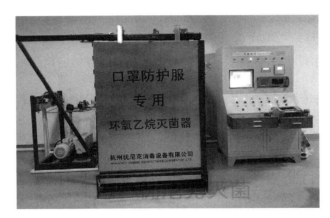

图 4-2 小型环氧乙烷灭菌器

对中型和小型环氧乙烷灭菌器的要求：有较好的耐压性能和密闭性能，应能承受 1.25 倍工作压力的水压试验，无变形和渗漏，真空度可以达到 53.3kPa 以上；加药量准确，保温性能好，可以调节消毒器内的温度和相对湿度；消毒后用外环境空气冲洗时，输入的空气经过高效过滤器，可滤除直径 ≥0.3μm 粒子的 99.6% 以上；排出的参与环氧乙烷经过无害化处理，灭菌物品中的残留环氧乙烷应低于 15.2mg/m³；灭菌环境中环氧乙烷的浓度应低于 2mg/m³。

4.1.2 环氧乙烷灭菌设备工作原理及使用方法

1. 工作原理

环氧乙烷可与蛋白质上的羧基（—COOH）、氨基（—NH2）、巯基（—SH）和羟基（—OH）发生烷基化作用，使微生物蛋白质失去反应基，阻碍其正常化学反应和新陈代谢，从而导致微生物死亡。

2. 灭菌前准备

（1）灭菌前物品准备与包装 需要灭菌的物品必须彻底清洗干净，注意不能用生理盐水清洗，灭菌物品上不能有水滴或者太多水分，以免造成环氧乙烷的稀释和水解。

（2）灭菌物品装载 灭菌柜内装载物品应放于金属网状篮框内或金属网架上，上下左右均应留有空隙，不能接触柜壁；装载量不应超过柜内总容积的80%。

（3）灭菌处理 灭菌处理应按照灭菌器生产厂家的操作使用说明书的规定执行，根据灭菌物品种类、包装、装载量与方式的不同，选择合适的灭菌参数。

3. 灭菌程序

环氧乙烷灭菌程序包括预热、预湿、抽真空、通入汽化环氧乙烷达到预定浓度、维持灭菌时间、清除灭菌柜内环氧乙烷气体、解析以去除灭菌物品内环氧乙烷的残留。

环氧乙烷灭菌时可采用100%纯环氧乙烷或环氧乙烷和二氧化碳混合气体，禁止使用氟利昂。

解析可以在环氧乙烷灭菌柜内继续进行，也可以放入专门的通风柜内，不应采用自然通风法。反复输入的空气应经过高效过滤，可滤除直径$\geq 0.3\mu m$粒子的99.6%以上。

环氧乙烷残留主要是指环氧乙烷灭菌后留在物品和包装材料内的环氧乙烷和它的两个副产品氯乙醇乙烷和乙二醇乙烷；接触过量环氧乙烷残留可引起灼伤和刺激。环氧乙烷残留的多少与灭菌物品材料、灭菌的参数、包装材料和包装大小、装载量、解析参数等有关。聚氯乙烯导管在60℃时，解析8h；50℃时，解析12h。有些材料可缩短解析时间，如金属和玻璃可立即使用；有些材料须延长解析时间，如内置起搏器。灭菌物品中残留环氧乙烷应低于$15.2mg/m^3$；灭菌环境中环氧乙烷的浓度应低于$2mg/m^3$。

4. 注意事项

（1）环氧乙烷灭菌器的安装要求 环氧乙烷灭菌器必须安装在通风良好的地方，切勿将它置于接近火源的地方。为方便维修及定期保养，环氧乙烷灭菌器各侧（包括上方）应预留51cm空间。应安装专门的排气管道，且与建筑物内其他排气管道完全隔离。

（2）环氧乙烷安全防护原则及注意事项 保证环氧乙烷灭菌器及气瓶或气罐远离火源和静电。环氧乙烷存放处应无火源，无转动电动机，无日晒，通风好，温度低于40℃，但不能将其放入冰箱内。严格按照国家制定的有关易燃易爆物品储存要求进行处理。投药及开瓶时不能用力过猛，以免药液喷出。每年对环氧乙烷工作环境进行空气浓度的监测。

应对环氧乙烷工作人员进行专业知识和紧急事故处理的培训，过度接触环氧乙烷以后，迅速将患者转移出中毒现场，立即吸入新鲜空气；皮肤接触后，应用水冲洗接触处至少15min，同时脱去脏衣服；眼接触液态环氧乙烷或高浓度环氧乙烷气体后，应至少冲洗眼10min。遇前述情况，均应尽快就医。

按照生产厂商的要求定期对环氧乙烷灭菌设备进行清洁维修和调试。

环氧乙烷遇水后可形成有毒的乙二醇，故不可用于食品的灭菌。

4.1.3 环氧乙烷灭菌设备计量特性及计量方法

1. 校准条件

（1）环境条件 温度5℃~40℃；相对湿度≤85%。

（2）负载条件 建议在空载条件下校准，根据客户需求可以在负载条件下进行，但应说明负载情况。堆放总装载量应≤80%，装载物品不能接触柜壁。

2. 测量准备及其他设备

温度、相对湿度、压力标准器由带有记录功能的无线传感器和读数设备组成。

温度标准器测量范围37℃~63℃，分辨力优于0.1℃，最大允许误差±（0.15℃+0.002t），t为校准温度，单位为℃。

湿度标准器测量范围30%RH~80%RH，分辨力优于0.1%RH，最大允许误差±2.0%RH。

压力标准器测量范围-20kPa~100kPa，分辨力优于0.1kPa，最大允许误差±1.0kPa。

3. 校准项目及方法

（1）外观检查 外表面应平整光洁、色泽均匀，无毛刺、锋棱和破裂。不得有明显的划痕或凹凸等缺陷。外表面上的文字、图形、符号等应清晰、准确。各紧固件应安装牢固，各控制开关、调节旋钮、按键应灵活可靠，无阻滞现象。

（2）真空速率 在空柜、密封、温度恒定的条件下，用计时器分别记录预真空至-15kPa的时间t_1和预真空至-50kPa的时间t_2。预真空至-15kPa的时间≤6min；预真空至-50kPa的时间≤20min。

（3）压力泄漏 在空载、密封、温度恒定的条件下，加压至+50kPa，保持60min，正压泄漏速率为0.003kPa/min，灭菌器在正压状态下的密封性符合要求。压力泄漏速率≤0.1kPa/min。

（4）温度均匀性 温度校准点的选择根据用户需要确定。

1）校准点的选择包括布点位置与布点数量。

① 布点位置。校准前，依据灭菌室容积大小确定温度传感器数量。采用水平分层布点的方式，将无线传感器布置于设备工作区域内的三个校准面上，建议分为上、中、下三层，中层为通过工作区域几何中心且平行于地面的校准工作面。布点情况应在原始记录和校准证书中予以说明。

② 布点数量。温度布点用数字1、2、3……表示。

a）有效工作区域≤2m³时，布点数为9个，其中温度布点5位于中层几何中心的位置，如图4-3所示。

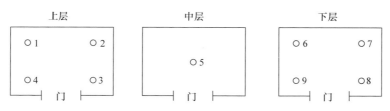

图 4-3　有效工作区域 ≤2m³ 时的布点图

b）有效工作区域 >2m³ 且 ≤15m³ 时，布点数为 15 个，其中温度布点 10 位于中层几何中心的位置，如图 4-4 所示。

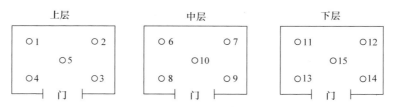

图 4-4　有效工作区域 >2m³ 且 ≤15m³ 时的布点图

c）有效工作区域 >15m³，布点数量应适当增加。

2）校准步骤如下所示。

① 设置标准器。将传感器记录时间设置为 2min。

② 传感器布点。将各个无线传感器固定放置于被校设备有效工作区域内，并确保舱门完全关闭。

③ 设置被校设备标称温度点，进行抽真空和加气操作。

④ 待被校设备稳定后，至少运行 30min，抽出设备舱废气，待压力恢复，读取温度传感器读数。选取各布点稳定后的有效数据段读数，每隔 2min 记录一次，读取 16 组数据。

3）数据处理。温度偏差可用式（4-1）计算。

$$\Delta T = \overline{T}_c - T_d \tag{4-1}$$

式中　ΔT——温度偏差（℃）；

　　　T_d——标称温度值（℃）；

　　　$\overline{T}_c$——中心点位置各时刻温度平均值（℃）。

（5）湿度均匀性　湿度校准点的选择根据用户需要确定。

1）校准点的选择包括布点位置与布点数量。

① 布点位置。校准前，依据灭菌室容积大小确定湿度传感器数量。采用水平分层布点的方式，将无线传感器布置于设备工作区域内的三个校准面上，建议分为上、中、下三层，中层为通过工作区域几何中心且平行于地面的校准工作面。布点情况应在原始记录和校准证书中予以说明。

② 布点数量。湿度布点用字母 O、A、B……表示。

a）有效工作区域≤2m³时，布点数为3个，其中布点 O 位于中层几何中心的位置，如图4-5所示。

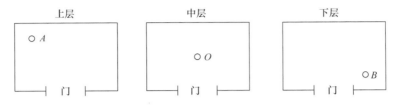

图4-5　有效工作区域≤2m³时的布点图

b）有效工作区域 >2m³ 且 ≤15m³ 时，布点数为4个，其中湿度布点 O 位于中层几何中心的位置，如图4-6所示。有效工作区域 >15m³ 时，布点数量应适当增加。

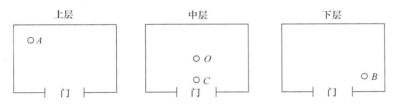

图4-6　有效工作区域 >2m³ 且 ≤15m³ 时的布点图

2）校准步骤如下所示。

① 设置标准器。将传感器记录时间设置为 2min。

② 传感器布点。将各个无线传感器固定放置于被校设备有效工作区域内，并确保舱门完全关闭。

③ 设置被校设备标称温度点，进行抽真空和加气操作。

④ 待被校设备稳定后，至少运行 30min，抽出设备舱废气，待压力恢复，读取温度传感器读数。选取在布点稳定后的有效数据段读数，每隔 2min 记录一次，读取 16 组数据。

3）数据处理。相对湿度均匀度可用式（4-2）计算。

$$\Delta H_n = \max(|H_{nc} - H_{nj}|) \tag{4-2}$$

式中　ΔH_n——第 n 时刻中心点位置与其他各分布点位置的湿度之差绝对值最大值（%RH）；

H_{nc}——第 n 时刻中心点位置的湿度值（%RH）；

H_{nj}——第 n 时刻、第 j（j = A、B、C）布点位置的湿度值（%RH）。

相对湿度均匀度可用式（4-3）计算。

$$\Delta H_u = \max(\Delta H_n) \tag{4-3}$$

式中　ΔH_n——第 n（n = 1，2，…，16）时刻中心点位置与其他各分布点位置的湿度之差绝对值最大值（%RH）。

（6）计时器的误差　计时器相对误差的最大允许误差为 ±2.5% 。

4. 不确定度评定

（1）温度偏差校准结果不确定度评定　温度偏差是指中心布点各时刻温度平均值与被校设备标称温度值的差值，被校设备标称温度值为 50℃。

1）测量模型。温度偏差按照式（4-1）计算。

2）不确定度评定的相关内容。

① 不确定度来源。不确定度来源主要包含被校设备测量重复性引入的不确定度分量和分辨力引入的不确定度分量，取二者中的较大者为 u_1，标准器引入的不确定度分量为 u_2。

② 不确定度传播公式。令

$$\begin{cases} u_c = u(\Delta T) \\ u_1 = u(\overline{T}_c) \\ u_2 = u(T_d) \end{cases} \tag{4-4}$$

式中　u_c——合成不确定度（℃）。

由式（4-4）得到不确定度传播公式为

$$u_c^2 = c_1^2 u_1^2 + c_2^2 u_2^2 \tag{4-5}$$

式中　c_1、c_2——灵敏系数，即

$$c_1 = \frac{\partial(\Delta T)}{\partial \overline{T}_c} = 1$$

$$c_2 = \frac{\partial(\Delta T)}{\partial T_d} = -1$$

3）不确定度分量如下。

① 测量重复性引入的不确定度分量。在 50℃校准点重复测量 10 次，标准偏差 s 为

$$s = \sqrt{\frac{\sum\limits_{i=1}^{10}(x_i - \overline{x})^2}{10 - 1}} = 0.05℃ \tag{4-6}$$

式中　s——单次测得值的试验标准偏差；

　　　　x_i——第 i 次测得值；

　　　　$\overline{x}$——n 次独立测得值的算数平均值。

实际工作中取 16 次测量值的平均值，则

$$s_P = \frac{s}{\sqrt{16}} = 0.012℃$$

被校设备分辨力 $d = 1℃$ 时，被校设备引入的不确定度分量为

$$u = \frac{d}{2\sqrt{3}} = 0.29℃$$

被校设备分辨力 $d = 0.1℃$ 时，被校设备引入的不确定度分量为

$$u = \frac{d}{2\sqrt{3}} = 0.029℃$$

对于测量重复性和分辨力引入的不确定度，取其较大者为 u_1，所以

当被校设备分辨力为 1℃ 时，有

$$u_1 = 0.29℃$$

当被校设备分辨力为 0.1℃ 时，有

$$u_1 = 0.029℃$$

② 标准器引入的不确定度分量。标准器在 50℃ 的最大允许误差为 ±0.25℃，所以

$$u_2 = \frac{0.25}{\sqrt{3}}℃ = 0.15℃$$

4）合成标准不确定度如下。

① 温度偏差不确定度分量见表 4-1。

表 4-1　温度偏差不确定度分量

不确定度分量	不确定分量来源	标准不确定度	
		被校设备分辨力为 1℃	被校设备分辨力为 0.1℃
u_1	被校设备分辨力	0.29℃	0.029℃
u_2	标准器最大允差	0.15℃	0.15℃

② 合成不确定度计算。

当被校设备分辨力为 1℃ 时，有

$$u_c = \sqrt{c_1^2 u_1^2 + c_2^2 u_2^2} = 0.33℃$$

当被校设备分辨力为 0.1℃ 时，有

$$u_c = \sqrt{c_1^2 u_1^2 + c_2^2 u_2^2} = 0.15℃$$

5）扩展不确定度。当被校设备分辨力为 1℃ 时，取包含因子 $k = 2$，温度偏差的扩展不确定度为 $U = ku_c = 0.7℃$。当被校设备分辨力为 0.1℃ 时，取包含因子 $k = 2$，温度偏差的扩展不确定度为 $U = ku_c = 0.3℃$。

（2）相对湿度偏差校准结果不确定度评定　相对湿度偏差是指中心布点各时刻相对湿度平均值与被校设备标称相对湿度值的差值，被校设备标称相对湿度值为 60%RH。

1）测量模型。相对湿度偏差按照式（4-7）计算：

$$\Delta H = \overline{H}_c - H_d \tag{4-7}$$

式中　ΔH——相对湿度偏差（%RH）；

$\overline{H}_c$——标称湿度值（%RH）；

H_d——中心点位置各时刻湿度平均值（%RH）。

2）不确定度评定的相关内容

① 不确定度来源。不确定度来源主要包含被校设备测量重复性引入的不确定度分量和分辨力引入的不确定度分量，取二者中的较大者为 u_1，标准器引入的不确定度分量 u_2。

② 不确定度传播公式。令

$$\begin{cases} u_c = u(\Delta H) \\ u_1 = u(\overline{H}_c) \\ u_2 = u(H_d) \end{cases} \tag{4-8}$$

由式（4-8）得到不确定度传播公式为

$$u_c^2 = c_1^2 u_1^2 + c_2^2 u_2^2 \tag{4-9}$$

式中　c_1、c_2——灵敏系数，即

$$c_1 = \frac{\partial(\Delta H)}{\partial \overline{H}_c} = 1$$

$$c_2 = \frac{\partial(\Delta H)}{\partial H_d} = -1$$

3）不确定度分量如下。

① 测量重复性引入的不确定度分量。在 60% RH 校准点重复测量 10 次，标准偏差 s 为

$$s = \sqrt{\frac{\sum_{i=1}^{10}(x_i - \overline{x})^2}{10 - 1}} = 0.23\% \text{ RH}$$

实际工作中取 16 次测量值的平均值，则

$$s_P = \frac{s}{\sqrt{16}} = 0.06\% \text{ RH}$$

被校设备分辨力为 $d = 1\%$ RH 时，被校设备引入的不确定度分量为

$$u = \frac{d}{2\sqrt{3}} = 0.29\% \text{ RH}$$

对于测量重复性和分辨力引入的不确定度，取其较大者为 u_1，所以当被校设备分辨力为 1℃时，有

$$u_1 = 0.29\% \text{ RH}$$

② 标准器引入的不确定度分量。标准器在 50℃的最大允许误差为 ±2.0% RH，所以

$$u_2 = \frac{2.0}{\sqrt{3}}\% \text{ RH} = 1.16\% \text{ RH}$$

4）合成标准不确定度如下。

① 相对湿度偏差不确定度分量见表 4-2。

表 4-2　相对湿度偏差不确定度分量

不确定度分量	不确定分量来源	标准不确定度
u_1	被校设备分辨力	0.29% RH
u_2	标准器最大允差	1.16% RH

② 合成不确定度计算。结合上述计算数据，有

$$u_c = \sqrt{c_1^2 u_1^2 + c_2^2 u_2^2} = 1.19\% \, \text{RH}$$

5) 扩展不确定度。取包含因子 $k = 2$，温度偏差的扩展不确定度为 $U = ku_c = 2.4\% \, \text{RH}$。

4.1.4　环氧乙烷灭菌设备核查方法

1. 核查方案的确定

按照环氧乙烷灭菌器技术资料（使用说明书、操作说明书等）进行操作，设备应能正常运行，能达到 GMP 要求，满足生产需要。

2. 核查参数的确定

按照设备操作说明书对设备进行试运行，检查运行情况是否良好，过程参数及检测结果能否达到预定要求。核查参数主要有辅助系统的核查、电气控制系统的核查、报警系统的核查、计算机系统的核查、正压泄漏速率核查、空载真空速率核查、空载加湿系统有效性核查、空载温度有效性核查。

3. 核查方法

（1）辅助系统的核查　在空载情况下（不进行加药、灭菌），依次测试各按钮、旋钮，查看加热系统、真空系统、加湿系统等各系统对应的设备/部件运转情况是否正常。

（2）电气控制系统的核查　在空载情况下，对水箱温度、灭菌压力、灭菌温度、汽化器温度等控制系统进行测试，核查设定参数与实际运行参数是否一致（允许偏差范围内）。

（3）报警系统的核查　在空载情况下，对灭菌室超高温报警、汽化器超高温报警、灭菌室超低湿报警等关键报警系统进行测试，核查设定参数与实际运行参数是否一致（允许偏差范围内）。

（4）计算机系统的核查　在空载情况下，环氧乙烷灭菌器系统开机后，依次测试控制系统的各个设置、运行情况是否正常。

（5）正压泄漏速率核查　在空载情况下，环氧乙烷灭菌器系统开机后，对灭菌器注入正压至 50（±1）kPa，保压时间最少为 60min，查看灭菌器泄漏情况。可接受标准：灭菌器正压泄漏速率≤0.1kPa/min。

（6）空载真空速率核查　在空载情况下，环氧乙烷灭菌器系统开机后，设置预真空至 -75（±1）kPa，查看灭菌器空载真空速率。可接受标准：灭菌器预真空至 -50kPa 的时间≤30min，预真空至 -70kPa 的时间≤50min。

（7）空载加湿系统有效性核查　将规定数量的湿度记录仪按布点图放置于灭菌室的空间中，在空载状态下，运行一个周期，查看并记录加湿阶段湿度分布情况。可接受标准：灭菌器经加湿作用后湿度应明显变化。

（8）空载温度有效性核查　将规定数量的温度记录仪按布点图放置于灭菌室的空间中，在空载状态下，运行一个周期，查看并记录加热阶段温度分布情况，可接受标准：灭菌器经加热作用后温度应明显变化，且最大温差≤±3℃。

4.2　压力蒸汽灭菌器

4.2.1　压力蒸汽灭菌器分类及适用范围

压力蒸汽灭菌器是一种采用物理灭菌方法的设备，主要是利用湿热杀灭微生物的原理而设计的。高温对细胞壁和细胞膜的损伤以及对核酸的作用，均可导致微生物的死亡，而湿热主要是使微生物蛋白质发生凝固而导致其死亡。湿热灭菌方法拥有较强的杀菌效果，能够加速微生物的死亡过程。压力蒸汽灭菌器按照体积可分为大型压力蒸汽灭菌器（见图 4-7）和小型压力蒸汽灭菌器（见图 4-8）两类。大型压力蒸汽灭菌器是指可装载一个或者多个灭菌单元、容积大于60L 的压力蒸汽灭菌器；小型压力蒸汽灭菌器是指灭菌室容积不超过 60L，只能装载一个灭菌单元 [600mm（长度）×300mm（宽度）×300mm（高度）]的压力蒸汽灭菌器。

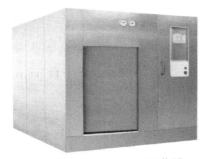

图 4-7　大型压力蒸汽灭菌器

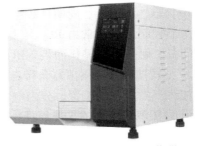

图 4-8　小型压力蒸汽灭菌器

1. 小型压力蒸汽灭菌器的分类及适用范围

小型压力蒸汽灭菌器按特定灭菌负载范围和灭菌周期可分为 N、B、S 三种类型，见表 4-3。按工作原理的不同，小型压力蒸汽灭菌器可分为下排气式、预真空式和正压脉动排气式。

表 4-3　小型压力蒸汽灭菌器类型

类型	灭菌负载范围	灭菌周期
N 类	仅用于无包装的实心负载的灭菌	只有 N 类灭菌
B 类	适用于有包装的和无包装的实心负载、A 类空腔负载[①]和多孔渗透性负载的灭菌	至少包含 B 类灭菌周期

（续）

类型	灭菌负载范围	灭菌周期
S 类	用于制造商规定的特殊灭菌物品，包括无包装实心负载和至少以下一种情况：多孔渗透性物品、小量多孔渗透性混合物、A 类空腔负载①、B 类空腔负载②、单层包装物品和多层包装物品的灭菌	至少包含 S 类灭菌周期

① A 类空腔负载：单端开孔负载的长度（L）与孔直径（D）之比 $L/D = 1 \sim 750$ 且 $L \leq 1500mm$，或者两端开孔负载的长度与孔直径之比 $L/D = 2 \sim 1500$ 且 $L \leq 3000mm$，而且不属于 B 类空腔负载。

② B 类空腔负载：单端开孔负载的长度（L）与孔直径（D）之比 $L/D = 1 \sim 5$ 且 $D \geq 5mm$，或者两端开孔负载的长度与孔直径之比 $L/D = 2 \sim 10$ 且 $D \geq 5mm$。

2. 大型压力蒸汽灭菌器的分类

1）按蒸汽供给方式，大型压力蒸汽灭菌器可分为自带蒸汽发生器和外接蒸汽两类。

2）按灭菌器门的结构，大型压力蒸汽灭菌器可分为单门和双门两类。

4.2.2 压力蒸汽灭菌器主要结构和原理

1. 压力蒸汽灭菌器主要结构

（1）灭菌器主体　灭菌器主体主要包括腔体和门两个部分。

（2）管路系统　管路系统主要包括管路、阀门、过滤器、真空泵、换热器、压力表和传感器等。

（3）指示控制系统　指示控制系统除了指示仪表之外，装载侧的指示装置应包含工作状态、声信号、周期计数器、空气泄露指示、记录装置。

灭菌器控制系统通常由 PLC 控制器、数字量输入和输出模块、模拟量输入模块、打印机、触摸屏及操作面板等组成。

（4）蒸发器系统　灭菌器自带蒸发器，是利用电或蒸汽作为加热源，将纯净水进行加热产生蒸汽的装置，分为电加热和红外蒸汽加热两种类型。

2. 压力蒸汽灭菌器的工作原理

压力蒸汽灭菌器利用湿热杀灭微生物的原理设计。灭菌前将灭菌室的冷空气排除，以饱和的湿热蒸汽作为灭菌因子，在一定温度、压力和时间下，对可被蒸汽穿透的物品进行加热，蒸汽冷凝释放出大量潜热和湿度，使被灭菌物品处于高温、高压状态，经过设定的恒温时间，使微生物的蛋白质及核酸变性，导致微生物死亡，最终达到对物品进行灭菌的目的。

3. 压力蒸汽灭菌器的灭菌工作流程

（1）小型压力蒸汽灭菌器的灭菌工作流程

1）脉动真空灭菌器灭菌工作流程如图 4-9 所示。

第一步：负脉冲阶段。所谓负脉冲，即使灭菌室内压力从接近标准大气压（100kPa）抽至接近真空。这一阶段控制电路启动水环真空泵，通过灭菌室腔体底部的冷凝水排放口把腔体抽至接近真空（15kPa），接着控制灭菌室蒸汽阀打开，

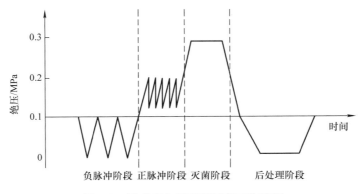

图 4-9　脉动真空灭菌器灭菌工作流程

使蒸汽进入其中。当灭菌室内压力达到 80kPa 左右时，真空泵再次启动将其抽至接近真空。如此反复抽放三次可基本抽空灭菌室内原有的空气，降低其不冷凝气体含量，提高灭菌效果。从灭菌室腔体排出的冷凝水温度较高，必须经过热交换器由冷却水冷却后方可进入真空泵，否则将在真空泵形成气穴，影响真空泵的工作寿命。此阶段后，冷空气的体积分数将不超过 0.33%。

第二步：正脉冲阶段。这一阶段初始状态即是负脉冲阶段的终末状态，即灭菌室腔内充满了蒸汽，压力恢复到 100kPa 左右。灭菌室蒸汽阀持续打开直到腔内压力上升至 185kPa 左右，接着水环真空泵启动，抽取灭菌室内蒸汽，直至压力降到 120kPa 左右停止；此时灭菌室蒸汽阀再次打开，进入蒸汽使腔内压力达到 185kPa，此后再抽至 120kPa，如此反复抽放五次。这一阶段的目的一方面是进一步去除灭菌腔内残余的空气及其他不冷凝气体，另一方面是为了使腔内物品受热更加均匀。

第三步：灭菌阶段。经过正脉冲阶段后，蒸汽持续进入灭菌室腔体，腔内压力和温度同时上升，完成预设的程序，在 121℃ 处保持 16min 或者在 134℃ 处保持 4min 的灭菌时间。在此过程中，腔中蒸汽不断放热并凝结成水，高温高压的蒸汽通过灭菌室蒸汽阀补充进去，以维持腔内温度和压力，包括芽孢在内的所有菌体将被杀灭。

第四步：后处理阶段。该阶段灭菌室内蒸汽排放，水环真空泵启动，将灭菌室腔压力抽至 10kPa 左右，附着在器械包上的水分因压力和沸点降低而蒸发成蒸汽，器械包得到充分的干燥。真空泵停止工作后，空气阀打开，外界空气经过无菌空气过滤器后通过该阀进入灭菌室腔体，使腔体压力与外界压力平衡，到此整个灭菌过程完毕，可以打开腔门。

2）预真空灭菌工作流程如图 4-10 所示。

预热期：通入蒸汽进行预热。

真空期：利用真空泵将灭菌室内抽至 −80kPa，然后再通入适量蒸汽直到气压达到 49kPa，循环三次。

灭菌期：继续通入高温蒸汽，让灭菌室的温度和压力分别达到 121℃、110kPa

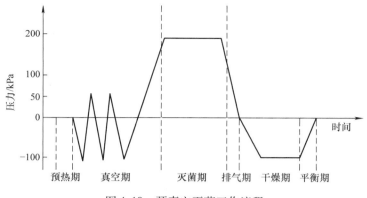

图 4-10　预真空灭菌工作流程

（或 134℃、210kPa），保温保压 18min（或 4min）。

排气期：开启真空泵排气。

干燥期：真空泵和加热圈同时工作，进行抽真空和干燥，并持续一段时间。

平衡期：空气经过过滤器进入灭菌室，待室内压力为零时，灭菌过程结束。

（2）大型压力蒸汽灭菌器的灭菌工作流程　大型预真空压力蒸汽灭菌器的灭菌程序通常分为预处理阶段、灭菌阶段和灭菌后处理阶段。具体灭菌工艺包括预排气、升温、灭菌、后排气、干燥、平衡，如图 4-11 所示。

预处理阶段：预处理阶段包括预排气、升温过程。在灭菌室导入蒸汽前，利用机械抽真空系统，预先将灭菌室和物品包内 98% 以上的冷空气强制排除，达到预真空状态。在实际应用中，为充分实现预真空的目的和效果，可采用负压脉动、跨压脉动、正压脉动等多种脉动方式组合，对灭菌室进行多次抽真空。即抽完一次真空，向灭菌室导入一定量的蒸汽，使剩余冷空气与蒸汽混合达到一定压力，再进行第二次抽真空，如此反复，尽可能排除冷空气，从而有利于蒸汽迅速穿透灭菌物品。达到真空状态后，持续注入蒸汽，对灭菌物品加热至灭菌温度。

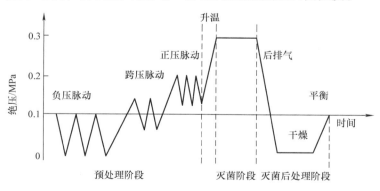

图 4-11　大型预真空压力蒸汽灭菌器灭菌程序

灭菌阶段：使用大型预真空压力蒸汽灭菌器对器械及敷料进行灭菌，灭菌设定温度为 132℃或 134℃，最短灭菌时间为 4min。当灭菌温度为 132℃时，压力参考范围为 184.4kPa～201.7kPa；当温度为 134℃时，压力参考范围为 201.7kPa～229.3kPa。在灭菌阶段，当达到灭菌温度后，将灭菌器内相对稳定的温度保持一定时间，直至灭菌结束，达到灭菌目的，灭菌时间为平衡时间与维持时间之和。关键灭菌参数包括温度范围、平衡时间、维持时间及温度均匀度。灭菌温度范围下限为灭菌温度，上限不应超出灭菌温度 +3℃。灭菌室容积小于 800L 的灭菌器，平衡时间应不多于 15s；灭菌室容积大于或等于 800L 的灭菌器，平衡时间应不多于 30s。维持时间内，灭菌室参考点温度、包内所有点的温度及灭菌室压力计算所得对应饱和蒸汽的温度应在灭菌温度范围内，且同一时刻各点之间的温度差值不超过 2℃。

灭菌后处理阶段：灭菌后处理阶段包括排气和干燥。该阶段夹套持续加热，以保持温度。抽真空压力越低，水沸点越低，水分蒸发越快，利于干燥效果。对于产生冷凝水较多的器械，可在干燥阶段多次注入空气，以稀释此阶段的蒸汽含量，提高干燥效果。

4.2.3 压力蒸汽灭菌器质量控制相关标准和技术规范

1. 灭菌设备相关标准和技术规范说明

蒸汽灭菌设备技术指标和质量管控的相关标准主要有国际标准（ISO）、欧洲标准（EN），中国国家标准、行业标准和计量技术规范等。不同的标准侧重点不同，内容有所差异，规定的适用范围和基本要求区别较大，使用中应根据使用目的和要求参照相应的标准。

2. 我国相关标准和技术规范及内容简介

（1）WS 310—2016《医院消毒供应中心》 该标准为国家卫生行业标准，由原中华人民共和国国家卫生和计划生育委员会于 2016 年 12 月 27 日发布，2017 年 6 月 1 日起实施。从诊疗器械相关医院感染预防与控制的角度，对医院消毒供应中心的管理、操作、监测予以规范的标准，适用于医院和为医院提供消毒灭菌服务的消毒服务机构。它包括以下三个部分：

1）WS 310.1—2016《医院消毒供应中心 第 1 部分：管理规范》规定了医院消毒供应中心管理要求、基本原则、人员要求、建筑要求、设备设施、耗材要求及水与蒸汽质量要求。

2）WS 310.2—2016《医院消毒供应中心 第 2 部分：消洗消毒及灭菌技术操作规范》规定了医院消毒供应中心的诊疗器械、器具和物品处理的基本要求、操作流程。

3）WS 310.3—2016《医院消毒供应中心 第 3 部分：消洗消毒及灭菌效果监测标准》规定了医院消毒供应中心的消毒与灭菌效果监测的要求、方法、质量控制过程的记录和可追溯要求。

（2）YY/T 0646—2015《小型蒸汽灭菌器 自动控制型》 该标准规定了小型蒸汽灭菌器自动控制型的分类与基本参数、要求、试验方法和检验规则等。该标准适用于由电加热产生蒸汽或外接蒸汽，其灭菌室容积不超过60L，且不能装载一个灭菌单元（300mm×300mm×600mm）的自动控制型小型蒸汽灭菌器；不适用于密闭性液体的灭菌，不适用于立式蒸汽灭菌器和手提式蒸汽灭菌器。

（3）GB/T 30690—2014《小型压力蒸汽灭菌器灭菌效果监测方法和评价要求》该标准规定了小型压力蒸汽灭菌器的分类与用途、验证方法、监测方法及评价指标，适用于容积不超过60L的小型压力蒸汽灭菌器。

1）该标准介绍了相关的术语及定义，包括小型压力蒸汽灭菌器、B类灭菌周期、N类灭菌周期、S类灭菌周期、满载、B-D测试物、灭菌过程验证装置（PCD）、管腔型灭菌过程验证装置。

2）该标准将小型压力蒸汽灭菌器分为三类：下排气式小型压力蒸汽灭菌器、预排气式小型压力蒸汽灭菌器和正压脉动排气式小型压力蒸汽灭菌器，并介绍了不同类别小型压力蒸汽灭菌器的用途。

3）该标准的"验证"部分包括验证原则、灭菌参数的验证、生物验证、排气口生物安全性验证、验证结果评价五部分内容。

（4）GB 8599—2008《大型蒸汽灭菌器技术要求 自动控制型》 该标准规定了大型蒸汽灭菌器技术要求，包括了术语与定义、分类与基本参数、要求和试验方法。该标准适用于可以装载一个或多个灭菌单元、容积大于60 L的大型蒸汽灭菌器，该灭菌器主要用于医疗保健产品及其附件的灭菌；该标准不适用于手动控制型的大型蒸汽灭菌器。该标准主要内容包括以下三个方面。

1）基本参数。额定工作压力不大于0.25MPa；灭菌工作温度为115℃～138℃。压力和温度覆盖了大型蒸汽灭菌器常用灭菌温度范围，如灭菌温度超过138℃，应予以确定是否达到灭菌需求和灭菌参数要求，并对灭菌程序进行确认，尤其是物理参数的监测。

2）要求。规定了大型蒸汽灭菌器正常工作条件、外观与尺寸、材料、仪表、控制等要求。温度参数包括小负载和满负载灭菌器腔体内部温度应达到的技术条件和要求内容。

3）试验方法。根据该标准具体的要求内容给出了相应的试验方法，是对大型蒸汽灭菌器性能指标综合评价的重要手段。

GB 8599—2008与EN 285：2006的一致性程度为非等效，说明GB 8599—2008与EN 285：2006只有相应的对应关系，在技术内容和文本结构上都有不同。

（5）JJF 1308—2011《医用热力灭菌设备温度计校准规范》 该规范是计量行业人员进行灭菌设备校准时依据的技术文件。该规范适用于医用饱和蒸汽热力灭菌设备温度计计量性能的校准，其他湿热灭菌设备温度计校准可以参照此规范。主要内容为计量特性、校准项目、校准方法、数据处理、复校间隔时间等。

JJF 1308—2011可作为灭菌设备校准时参照的依据，针对灭菌设备温度计，校准项目为温度示值误差，对于灭菌设备腔体内的温度均匀度、温度波动度和灭菌时间等没有涉及。文本的项目和内容相对有较大局限性，实际工作中应按照设备主要要求和使用目的予以区别。

4.2.4　压力蒸汽灭菌器计量校准

1. 小型压力蒸汽灭菌器计量校准

（1）适用范围　灭菌器的计量校准适用于基于饱和蒸汽热力灭菌原理，且容积不大于 60L 的小型压力蒸汽灭菌器的温度、压力、时间参数的校准。

（2）计量特性　小型压力蒸汽灭菌器灭菌参数一般技术要求见表 4-4。

表 4-4　小型压力蒸汽灭菌器灭菌参数一般技术要求

参数名称		技术指标要求
温度偏差	温度上偏差	≤3℃
	温度下偏差	≥0℃
温度均匀度		≤2℃
温度波动度		±1℃
灭菌保持时间		不小于灭菌设定时间，且不大于设定值 10%
灭菌压力值		121℃时，102.8kPa～122.9kPa
		132℃时，184.4kPa～210.7kPa
		134℃时，201.7kPa～229.3kPa

注：表中指标不适用于合格性判别，仅供参考。

（3）校准条件

1）环境条件。环境温度 10℃～30℃；相对湿度 15%～85%。设备附近应无明显的机械振动和腐蚀性气体存在。应避免其他冷、热源影响。一般在空载条件下校准；根据灭菌器使用方的需求，也可以在负载条件下校准，但应说明负载情况。

2）测量标准及主要技术指标见表 4-5。

表 4-5　测量标准及主要技术指标

序号	名称	测量范围	主要技术指标
1	无线温度记录仪	0℃～150℃	分辨力：≥0.01℃ 最大允许误差：±0.1℃ 采样时间间隔：≤1s
2	无线压力记录仪	0kPa～400kPa	分辨力：≥0.1 kPa 最大允许误差：±1 kPa 采样时间间隔：≤1s
3	时间测量标准	—	采用无线温度压力记录仪内的 时间测量标准

注：1. 测量标准应具备耐腐蚀、耐湿，且整体具有全封闭防水性能。

2. 测量标准应不破坏小型压力蒸汽灭菌器整体密封性及其正常运行条件。

3. 测量标准应具有数据记录功能。

4. 也可选用其他满足要求的测量标准。

（4）校准项目和校准方法

1）校准项目。小型压力蒸汽灭菌器的校准项目包括温度偏差、温度均匀度、温度波动度、灭菌保持时间和灭菌压力值。

2）校准方法。小型压力蒸汽灭菌器的温度校准点应选择用户常用灭菌程序的灭菌温度。如图4-12所示，温度测量点位应布放在灭菌器的灭菌室内，每层隔离筐设定3个温度布放点，各层间按对角线位置布放。温度测量点位与灭菌内壁的距离应和样品架内壁到工作室内壁的距离一致。

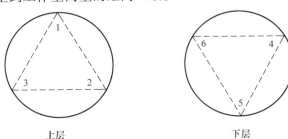

上层　　　　　　　　　　　下层

图4-12　小型压力蒸汽灭菌器温度测量点放置位置示意图

压力测量点应布放在灭菌室底层几何中心位置。

温度、压力的校准：小型压力蒸汽灭菌器应在空载条件下进行校准，若在负载条件下进行校准应说明负载情况。按要求放置温度、压力测量点位，按灭菌时间设置温度、压力测量标准的采样时间间隔。开启灭菌器电源，按照灭菌器的使用要求进行操作，运行灭菌程序并记录完整的灭菌过程。

（5）数据处理

1）温度偏差按式（4-10）计算。

$$\Delta t_{max} = t_{max} - t_s \tag{4-10}$$
$$\Delta t_{min} = t_{min} - t_s$$

式中　Δt_{max}——灭菌器的温度上偏差（℃）；

　　　Δt_{min}——灭菌器的温度下偏差（℃）；

　　　t_{max}——灭菌维持时间内各测量点测得的最高温度（℃）；

　　　t_{min}——灭菌维持时间内各测量点测得的最低温度（℃）；

　　　t_s——设定的灭菌温度值（℃）。

2）温度均匀度按式（4-11）计算。灭菌器在维持时间内，各测量点每次测量的温度均匀度的平均值为温度均匀度校准结果。

$$\Delta t_u = max(t_{imax} - t_{imin}) \tag{4-11}$$

式中　Δt_u——温度均匀度（℃）；

　　　t_{imax}——灭菌保持时间内所有温度测量点在第i次测量时的最高温度（℃）；

　　　t_{imin}——灭菌保持时间内所有温度测量点在第i次测量时的最低温度（℃）。

3）温度波动度按式（4-12）计算。灭菌器在维持时间内，各测量点实测最高温度与最低温度之差的一半，冠以"±"号，取全部测量点中变化量的最大值作为温度波动度校准结果。

$$\Delta t_{\mathrm{f}} = \pm \max \frac{(t_{j\max} - t_{j\min})}{2} \qquad (4\text{-}12)$$

式中　Δt_{f}——温度波动度（℃）；

　　　$t_{j\max}$——测量点 j 在 n 次测量中的最高温度（℃）；

　　　$t_{j\min}$——测量点 j 在 n 次测量中的最低温度（℃）。

　　4）灭菌保持时间按式（4-13）计算。

$$\Delta \tau_{\mathrm{e}} = \tau_2 - \tau_1 \qquad (4\text{-}13)$$

式中　$\Delta \tau_{\mathrm{e}}$——灭菌保持时间（s）；

　　　τ_1——读取灭菌器内所有温度测量标准达到灭菌温度的时刻（s）；

　　　τ_2——读取灭菌器内任意一点温度测量标准低于灭菌温度的时刻（s）。

　　5）灭菌压力按式（4-14）计算。

$$p_{\mathrm{s}} = \frac{1}{n} \sum_{i=1}^{n} p_{si} - p_0 \qquad (4\text{-}14)$$

式中　p_{s}——灭菌压力（MPa 或 kPa）；

　　　p_{si}——实测压力（MPa 或 kPa）；

　　　p_0——实测大气压力（MPa 或 kPa）。

2. 大型压力蒸汽灭菌器计量校准

（1）适用范围　适用于可以装载一个或多个灭菌单元、容积大于 60L 的大型压力蒸汽灭菌设备温度、压力、时间参数的校准。

（2）计量特性　灭菌器的技术要求见表 4-6。

表 4-6　灭菌器的技术要求

校准项目	技术要求
灭菌温度带	不低于灭菌温度，不超过灭菌温度 +3℃
灭菌温度范围	下限为灭菌温度，上限不超过灭菌温度 +3℃
温度均匀度	≤2.0℃
平衡时间	灭菌室容积不大于 800L 的，平衡时间不超过 15s； 大于 800L 的，平衡时间不超过 30s
维持时间	不少于被灭菌物品规定的灭菌时间
定时器	误差不超过 1%
压力表	范围：-100kPa ~ 300kPa，准确度等级不低于 1.6 级

注：1. 表中指标不用于合格性判别，仅供参考。

　　2. 对应下排气灭菌器灭菌温度为 121℃，敷料类保持时间不少于 30min，器械类灭菌维持时间不少于 15min；预真空灭菌器灭菌温度为 132℃、134℃，维持时间不少于 3.5min。

（3）校准条件

1）环境条件。温度为 15℃ ~ 35℃；湿度 ≤85% RH；气压为 70kPa ~ 106kPa。设备周围应无强烈振动及腐蚀性气体存在，应避免其他冷、热源影响。实际校准工作中，如灭菌器不能满足上述条件时，只要环境条件满足测量标准正常使用和被校设备正常工作即可进行校准。

2）负载条件。校准是在小负载下进行的，小负载为标准测试包。根据用户需要或实际情况也可在其他负载条件下进行，但应说明负载的情况。

3）测量标准及其他设备如下。

① 温度测量标准。通常采用无线温度记录器作为温度测量标准，数量不少于 7 个，采样频率应不小于 1 个读数/s。

② 压力测量标准。压力测量标准通常采用无线压力（或温度/压力）记录器，数量不少于 1 个，采样频率应不小于 1 个读数/s。

③ 技术指标要求。温度、压力记录器的数量应满足校准布点要求，各通道应采用同种型号规格的温度传感器。测量标准技术指标与小型压力蒸汽灭菌器相同。

④ 标准测试包。测试包用于测试灭菌器达到灭菌程序设定值时，蒸汽是否能快速均匀穿透测试包。标准测试包可用于 B–D 测试、小负载测试，可与其他材料一起组成满负载。

（4）校准项目和校准方法

1）校准项目。校准项目包括灭菌温度范围、温度均匀度、灭菌压力、平衡时间和维持时间。大型压力蒸汽灭菌器按照设定灭菌工艺，在标准测试包负载条件下进行校准。

2）校准方法如下。

① 测量点位置和数量。传感器布放位置为灭菌器校准的测量点，温度传感器数量为 7 个，用数字 1～7 表示，压力传感器数量为 1 个，用数字 8 表示。7 个温度传感器，其中 5 个传感器放在标准测试包中（位置 1、2、3、4、6），1 个放置于标准测试包上表面 50mm 的垂直中心处（位置 7），另一个放置于参考测量点（位置 5），压力传感器放置于温度参考测量点或附近位置（位置 8），如图 4-13 所示。传感器布放完成后应将标准测试包重新进行包装。

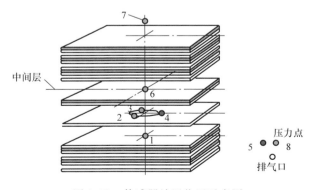

图 4-13　传感器放置位置示意图

② 测试包位置。将布放传感器的标准测试包放置在灭菌器腔体内水平面的几何中心，距离灭菌器底部水平面高度为 100mm～200mm。对只能处理一个灭菌单元的灭菌器，标准测试包放置于灭菌器腔体内底部水平面上。

③ 温度参数校准。设定温度记录器、压力（或温度/压力）记录器采样时间间隔，采样时间间隔为 1 个/s，自动记录各测量点的温度值。

将完成布放传感器的标准测试包放入灭菌器腔体内，开机运行灭菌程序。观察并记录灭菌过程各个阶段的时间、温度、压力等，灭菌阶段应每 30s 记录一次灭菌器的温度、压力显示或指示值，其他阶段可参考灭菌器打印机打印的温度、压力和时间参数。

④ 压力参数校准。灭菌器压力参数校准与温度参数校准同时进行。压力记录器设置完成后在校准环境中至少保持 2min～3min，以自动测量得到环境大气压力值 p_0。在灭菌器工作过程中，实时监测灭菌器压力表的变化情况，确定压力表是否正常工作。

⑤ 时间参数校准。时间参数校准与温度参数校准同时进行，通过各通道温度记录器记录是否达到灭菌温度，计算灭菌过程的平衡时间和维持时间并给出结果。

（5）数据处理

1）灭菌温度范围按式（4-15）计算。

$$t_r = t_{min} \sim t_{max} \tag{4-15}$$

式中　　t_r——灭菌温度范围（℃）；

t_{max}——灭菌维持时间内各测量点测得的最高温度（℃）；

t_{min}——灭菌维持时间内各测量点测得的最低温度（℃）。

2）温度均匀度按式（4-16）计算。灭菌器在维持时间内，各测量点每次测量的温度均匀度的平均值为温度均匀度校准结果。

$$\Delta t_u = \frac{\sum_{i=1}^{n} (t_{imax} - t_{imin})}{n} \tag{4-16}$$

式中　　Δt_u——温度均匀度（℃）；

n——测量次数；

t_{imax}——各测量点在第 i 次测得的最高温度（℃）；

t_{imin}——各测量点在第 i 次测得的最低温度（℃）。

3）灭菌压力按式（4-17）计算。

$$p_s = \frac{1}{n} \sum_{i=1}^{n} p_{si} - p_0 \tag{4-17}$$

式中　　p_s——灭菌压力（MPa 或 kPa）；

p_{si}——实测压力（MPa 或 kPa）；

p_0——实测大气压力（MPa 或 kPa）。

4）平衡时间按式（4-18）计算。

$$\Delta \tau_e = \tau_2 - \tau_1 \tag{4-18}$$

式中　　$\Delta \tau_e$——平衡时间（s）；

τ_1——温度测量标准任一点达到灭菌温度的时刻（s）；

τ_2——温度测量标准全部测量点达到灭菌温度的时刻（s）。

5）维持时间按式（4-19）计算。

$$\Delta \tau_h = \tau_3 - \tau_2 \qquad\qquad (4\text{-}19)$$

式中　$\Delta \tau_h$——维持时间（s）；

　　　τ_3——温度测量标准任一点低于灭菌温度的时刻（s）。

4.2.5　压力蒸汽灭菌器的验证

1. 小型压力蒸汽灭菌器的验证

（1）验证的意义和原则　对小型压力蒸汽灭菌器进行科学、合理、有效的验证，是使灭菌能达到预期效果的基本保证，如何对灭菌设备进行验证以及采用的验证方法和灭菌程序，对灭菌效果和试验结果都至关重要。每年应对小型压力蒸汽灭菌器的灭菌参数、灭菌效果和排气口生物安全性进行验证。针对不同类型灭菌周期，选择相应灭菌负载类型进行验证。B 类灭菌周期用相应的管腔型 PCD 进行验证，N 类灭菌周期用裸露实体进行验证，S 类灭菌周期，根据其灭菌负载类型，选择相对应的负载进行验证。

（2）灭菌参数的验证

1）验证方法。将温度记录仪放入灭菌器，每层设定 3 个点，各层间按对角线布点；将一个压力记录仪放入灭菌器底部中心；再放入模拟的常规处理物品至满载。经过一个灭菌周期后，取出温度记录仪和压力记录仪，读取温度、压力和时间等参数的实测值。

2）评价指标如下。

① 整个灭菌循环中，灭菌温度范围的实测值不低于设定值，且不高于设定值 3℃，灭菌室内任意 2 点差值不得超过 2℃。

② 实测压力范围应与实测温度范围相对应。

③ 灭菌时间实测值不低于设定值，且不超过设定值的 10%。

上述三项要求全部符合，则为合格；三项要求中任意一项不符合要求，则为不合格。

（3）灭菌效果验证

1）测试包的制备。生物验证用指示菌为嗜热脂肪杆菌芽孢，按不同灭菌负载分别制备，制备方法如下。

① 灭菌无包装裸露物品时，将生物指示物装入小型压力蒸汽灭菌器专用纸塑包装袋中，即为生物测试包。

② 灭菌有包装物品时，选取该灭菌程序下，常规处理物品中最难灭菌的物品包，将生物指示物放入包中心，即为生物测试包。

③ 灭菌管腔型物品时，选择相应管腔型 PCD 将其制备成生物 PCD，即为生物测试包。

④ 灭菌特殊物品时，按照不同负载类型选择相对应的负载制备生物测试包。

2）验证方法。灭菌器每层中间、排气口和近灭菌器门处各放置一个生物测试包，在灭菌器内放入模拟的常规处理物品至满载。经一个灭菌周期后，取生物测试包中的生物指示物，经 56℃ ±2℃ 培养 7 天，观察培养基颜色变化，同时设阳性对照和阴性对照；自含式生物按说明书执行，并设阳性对照。

3）评价指标如下。

① 自含式生物指示物按产品说明书的要求进行评价，按要求培养至规定时间后，试验组、阳性对照组和阴性对照组颜色变化均符合产品说明书规定，则灭菌合格，反之则不合格。

② 菌片培养 7 天后，阳性对照组由紫色变成黄色，试验组和阴性对照组不变色，则灭菌合格，反之则不合格。

（4）排气口生物安全性验证　　用于生物安全Ⅲ级（BSL‑3）实验室和生物安全Ⅳ级（BSL‑4）实验室时，须检查小型压力蒸汽灭菌器排气口处是否有防止病原微生物排入环境的措施，并对其效果进行验证，确保排出的空气中没有相应的病原微生物。

1）试验材料。试验所需器材和试剂如下。

① 采样器：Andersen 六级采样器。

② 培养基：选择性培养基。

③ 培养箱：恒温培养箱。

④ 封口膜。

2）验证方法。按照所需检测的病原微生物特性，选择相应的选择性培养基，培养基制备完成后，分装 Andersen 六级采样器配套培养皿中，冷却后备用。

具体采样方法如下：

① 将制备好的培养皿装入 Andersen 六级采样器，采样器与排气口连接，用封口膜将两者密封。

② 装载灭菌器所需灭菌的物品，开启灭菌器，同时开启采样器。

③ 待灭菌器排冷空气结束后，取下采样器，将培养皿放入培养箱中，培养至规定时间后取出观察。

3）评价指标。观察选择性培养基上是否有相应病原微生物。

2. 大型压力蒸汽灭菌器的验证

（1）验证的意义　　对大型压力蒸汽灭菌器进行科学、合理、有效的验证，是使灭菌能达到预期效果的基本保证，如何对灭菌设备进行验证以及采用的验证方法和灭菌程序，对灭菌效果和试验结果都至关重要。

（2）国内外大型压力蒸汽灭菌器的验证标准介绍　　世界卫生组织发布的 GMP 将验证定义为一个文件证明过程，其证明任何程序生产过程、设备、物料或活动确实能一致地导致预期的结果。世界卫生组织 GMP 将验证分为事前验证、事后验证和同步验证。灭菌过程的效能显然不能通过事后检查或测试产物的方法得到证实，需要在使用前进行验证，即事前验证，周期性地监视设备的性能，保障按照预定程序操作的灭菌设备能满足用户的需求，以达到良好的灭菌效果。

《药品生产验证指南》关于湿热灭菌设备验证中温度检测要求如下。

1）仪表校准：温度传感器误差≤0.5℃，时间计时器误差≤±1%。

2）校准过程：至少10个测点，3次空载舱室内温度分布测量各点间的温度差不超过±1.0℃（热分布的要求）。

3）再验证：定期再验证、改变性再验证。

（3）常用验证方法介绍　目前，大型压力蒸汽灭菌器效果验证一般采用化学、生物及物理验证方法。

1）化学验证方法。化学验证方法是指利用化学指示剂在一定温度、作用时间与饱和蒸汽适当的条件下受热变色的特点，用于间接指示灭菌效果或灭菌过程的验证方法。通常依据变色来判定灭菌是否合格，若灭菌后化学指示卡指示色达到或深于标准色，则表示符合灭菌条件。化学验证方法操作简单，只能显示最终结果，无法评价灭菌工艺过程及灭菌程序，灭菌温度、灭菌时间是否符合要求都不可知。

2）生物验证方法。生物验证方法是将有菌片、自含式生物指示剂和快速生物指示剂等生物指示剂放入压力蒸汽灭菌器中，经过规定的大型压力蒸汽灭菌器周期后取出培养，检测培养后的结果。

3）物理验证方法。物理验证方法是通过无线温度压力记录器监测高温蒸汽灭菌器中的温度压力等参数，间接验证高温蒸汽灭菌器灭菌效果的一种方法。近年来，温度压力记录器等逐渐发展成熟，物理验证方法由于其操作便捷，结果准确等特点逐渐成为一种常规的验证手段。物理验证一般采用温度传感器、压力传感器等，将其布置在灭菌设备的腔体内，在灭菌过程中进行温度、压力等物理参数的检测。通过验证设备灭菌过程中温度、压力随时间的变化情况来评价灭菌效果，并与高温蒸汽灭菌器的温度、压力显示仪表进行比较，以给出综合评价结果。物理验证方法能够记录灭菌器内任意位置的温度压力变化，重现整个灭菌过程，便于分析和查找问题，因此越来越受到人们的重视。物理验证方法可以清晰地再现蒸汽灭菌过程的温度压力变化，能够准确地监测高温蒸汽灭菌器的温度准确性、均匀性及波动性，对标准负载包内温度的测量可以反映蒸汽的穿透性能，通过压力和温度测试结果的相互印证可以反映蒸汽的饱和程度。物理参数的验证可以较为全面的评价高温蒸汽灭菌器的技术性能。

4.3　离心机

离心技术应用领域广泛，在生命科学和工业生产的各个领域都有相应的使用。在生物学领域，离心机用来分离化学反应后的沉淀物，天然的生物大分子、无机物和有机物。在医学领域，离心机主要用于分离和纯化细胞、病毒、蛋白质、酶和核酸。

4.3.1 离心机的原理与组成

1. 离心机的原理

离心机是利用旋转转头产生的离心力，使悬浮液或乳浊液中不同密度、不同颗粒大小的物质分离开，或在分离的同时进行分析的仪器。在电动机驱动下，工作平台（或悬臂）绕回转轴线旋转，当旋转角速度为 ω 时，离心机在工作半径为 R 处产生的向心加速度 $a = \omega^2 R$，该向心加速度就是离心机复现的标准加速度。

（1）离心过滤 使悬浮液受离心力，而对过滤介质施加压力，液体通过过滤面，固体颗粒被筛网截下，形成滤饼，从而实现液 – 固分离。

（2）离心沉降 悬浮液随转鼓高速旋转，利用悬浮液（或乳浊液）密度不同的各成分在离心力场中迅速沉降分层的原理，以达成液 – 固（或液 – 液）分离。

（3）离心分离 依据液 – 液两相的密度差，在高速离心力场作用下，使液 – 液分层，重相在外层，轻相在内层，然后分别排出，达到分离的目的。

2. 离心机的组成

离心机的组成一般包括转动装置、速度控制系统、温度控制系统、真空系统、离心室、转子（角转子、水平转子、特殊转子）、安全保护装置。

3. 离心机的分类

1）按结构型式分为台式离心机和立式离心机。结构紧凑、转头容量小，置于实验台（桌）面操作使用的称为台式离心机。结构紧凑、转头容量大，置于地面操作使用的称为立式离心机。

2）按转速分为低速离心机、高速离心机和超速离心机。额定最高转速小于10000r/min 的属于低速离心机。额定转速为 10000r/min ~ 30000r/min 的属于高速离心机。额定最高转速大于 30000r/min 的属于超速离心机。

3）按功能分为冷冻型离心机和非冷冻型离心机。具有温度控制系统且能实现冷冻功能的称为冷冻型离心机，不能实现冷冻功能的称为非冷冻型离心机。

4）按容量分为微型离心机、普通离心机和大容量离心机。最大转头容量小于20mL 的属于微型离心机。最大转头容量为 20mL ~ 3000mL 的属于普通离心机。最大转头容量大于 3000mL 的属于大容量离心机。

4.3.2 离心机的应用

1. 分离混悬在溶液中的颗粒

1）分离血液中的有形成分，浓缩体液中细胞或其他有形成分，做分析测定用。

2）分离与蛋白结合或抗体结合的配体及游离配体等。

3）分离标本中已经沉淀的蛋白质。

2. 分离两种不同密度互不相溶的液体

1）在使用有机溶剂提取体液中某些成分时，最后可以用医用离心机进行分离。

2）分离血液中的脂质成分，如分离血浆中乳糜微粒及各种脂蛋白等。

4.3.3 离心机计量特性及计量方法

1. 计量特性

（1）转速示值误差　离心机在额定电压、空载条件下，转速示值误差应符合表4-7的规定。

表4-7　转速示值误差

名称	示值误差（%）
低速离心机	±2.5
高速离心机	±1.0

（2）转速稳定性　离心机在额定电压、空载运转到最高转速稳定后，5min内的转速稳定性应不大于1.0%。

（3）定时时间误差　数字式定时器定时时间误差应不大于±1%；机械式定时器定时时间误差应不大于±5%。

（4）温度偏差　具有温度控制功能的离心机，其温度偏差应不大于±2℃。

（5）运转噪声　运转噪声应不大于70dB（A）。

（6）试液温升　非冷冻型离心机在最高转速对应最大载荷下，运转规定时间后，离心管内试液温升应符合表4-8的要求。

表4-8　试液温升要求

名称	运转时间/min	试液温升/℃
低速离心机	15	≤12
高速离心机	20	≤10
低速大容量离心机	20	≤10

2. 计量方法

（1）校准条件

1）环境条件。温度为20℃±10℃；湿度≤80% RH；额定交流电压为220V±22V或380V±38V，频率为50Hz±1Hz；周围无爆炸性气体和腐蚀性气体；无强烈振动和气流存在。

2）校准用仪器设备。

① 转速标准器。可选用光电转速表、频闪仪等转速测量设备，其测量范围应为300r/min～30000r/min或覆盖被校准离心机转速范围，准确度等级不低于0.1级；对于无法直接测量的离心机可选用高精度振动式转速测量仪，其示值误差应不大于离心机最大允许误差的1/3。

② 秒表。最大允许误差为±0.1s/h的秒表。

③ 声级计。测量范围 30dB（A）~130dB（A），2 级。

④ 数字温度计。测量范围 0℃ ~ 150℃，分度值 0.1℃，最大允许误差为 ±0.5℃。

（2）校准项目和校准方法

1）转速示值误差。使用光电转速表或频闪仪等转速标准器能够直接测量的离心机，校准前应在离心机转动轴或旋转臂上选择合适的位置以粘贴反射标识、刻画标线等方式做好测量标记。离心机转动后所做标记标识应有利于标准转速的获取。常规方法不能直接测量的离心机，可选用高精度振动式转速测量仪测量离心机的转速。

额定电压下离心机空载运转，均匀选取 3 ~ 4 个校准点（含上限值和下限值以及使用单位常用转速值，对于血型血清学等固定转速的离心机以出厂设定值为校准点），当转速达到校准点，稳定 2min 后，每隔 30s 读取转速标准器测量值，共读取 3 次，其示值误差按式（4-20）计算。

$$\delta = \frac{n_0 - \overline{n}}{\overline{n}} \times 100\% \qquad (4-20)$$

式中　δ——离心机的转速示值误差（%）；

　　　n_0——离心机的标称值（r/min）；

　　　$\overline{n}$——转速标准器 3 次测量结果的平均值（r/min）。

2）转速稳定性。额定电压下离心机空载运行达到最大转速，稳定 5min 后，每隔 1min 读取转速标准器测量值，共读取 5 次，其稳定性按式（4-21）计算，取计算结果的最大值作为离心机转速稳定性校准值。

$$s_i = \frac{|m_i - \overline{m}|}{\overline{m}} \times 100\% \qquad (4-21)$$

式中　s_i——第 i 次转速稳定性（%）；

　　　m_i——第 i 次转速实测值（r/min）；

　　　$\overline{m}$——转速标准器 5 次测量的平均值（r/min）；

　　　i——测量序数，取值为 1、2、3、4、5。

3）定时时间误差。选择定时 5min 或 10min（客户有定时要求的按客户要求设定），离心机达到额定转速启动定时功能的同时启动秒表计时；离心机定时结束时停止秒表计时。按式（4-22）计算定时时间误差。

$$\Delta t = \frac{t_0 - t}{t} \times 100\% \qquad (4-22)$$

式中　Δt——定时时间误差（%）；

　　　t_0——离心机设定的定时时间（s）；

　　　t——秒表计时时间（s）。

4）运转噪声。将装至满载转头的离心机调至最高转速。在距离离心机上、左、右、前、后各 1m 处，用声级计 A 级计权进行测量，读取 5 个点的测量值。在启动离心机前，在上述 5 个位置上测量并记录背景噪声 A 级计权声级计的测量值。每个位置测得的声级计 A 级计权测量值与背景噪声 A 级计权测量值的差值如小于 3dB（A），则测量结果无效。如大于 10dB（A），则无须修正。如在 3dB（A）至 10dB（A）之间，则按式（4-23）计算各位置的背景噪声修正值。

$$K = -10\lg(1 - 10^{-0.1\Delta L}) \tag{4-23}$$

式中　K——背景噪声修正值［dB（A）］；

　　　ΔL——声级计 A 级计权测量值与背景噪声 A 级计权测量值的差值［dB（A）］。

5）温度偏差。分别设置离心腔温度为 5℃、10℃ 和 15℃。额定电压下离心机空载运行达到最大转速和温度设置值，稳定 2min 后开始读数，每间隔 30s 读取温度测量仪的测量值，共测量 3 次，取其平均值为实测温度。实测值与设定值之间的差值为离心机温度偏差，其按式（4-24）计算，取最大差值作为离心机的温度偏差。

$$\Delta k_j = k_{aj} - k_{bj} \tag{4-24}$$

式中　Δk_j——第 j 次测量时离心机温度偏差（℃）；

　　　k_{aj}——第 j 次测量离心机稳定设定值（℃）；

　　　k_{bj}——第 j 次测量离心机空腔内实测稳定值（℃）。

6）试液温升。取与环境温度相同的蒸馏水放入离心管中，用数字温度计测量离心管中蒸馏水的温度，然后让离心机在最高转速下运行 15min，停机后迅速测量离心管中蒸馏水的温度，计算两测量值之差即为试液温升。

（3）校准结果　离心机经校准后应出具校准证书。

（4）复校时间间隔　复校时间间隔的长短由离心机的使用情况、使用者、离心机本身质量等因素所决定。使用单位可根据实际使用情况自主决定复校时间间隔。一般复校时间间隔不超过 1 年。

4.3.4　离心机转速示值误差的测量不确定度评定示例

1. 概述

1）测量依据为 JJF 2004—2022《医用离心机校准规范》。

2）测量环境：温度为 21℃，湿度为 70% RH。

3）测量标准：转速测量仪，测量范围为 100r/min～20000r/min；准确度等级为 0.1 级。

4）测量对象：离心机，测量范围为 500r/min～14000 r/min。

5）测量方法。在校准前，应在离心机转动臂或轴上选择合适的位置粘贴反光标识，粘贴的位置应为转速标准器最容易照射到的位置。离心机在额定电压、空载和规定转速范围内，均匀选取 4 个校准点（含上限值和下限值），当转速达到校准点，稳定 2min 后，每隔 30s 读取转速标准器的示值，共读取 3 次。下面以选取常用转速 4000r/min 为例。

2. 测量模型

建立测量模型见式（4-25）。

$$\delta = \frac{x_0 - \bar{x}}{\bar{x}} \times 100\% \qquad (4\text{-}25)$$

式中　δ——离心机的转速示值误差（%）；

　　　x_0——离心机的标称值（r/min）；

　　　$\bar{x}$——转速标准器3次测量结果的平均值（r/min）。

3. 不确定度来源

不确定度来源包括转速测量重复性引入的相对标准不确定度$u_{1\text{rel}}$和转速测量仪引入的相对标准不确定度$u_{2\text{rel}}$。

4. 不确定度分量计算

（1）转速测量重复性引入的相对标准不确定度$u_{1\text{rel}}$　可以通过连续测量得到测量列，利用贝塞尔公式，即式（4-26）计算单次试验标准偏差。

$$s = \sqrt{\frac{\sum_{i=1}^{n} (x_i - \bar{x})^2}{n-1}} \qquad (4\text{-}26)$$

实际取3次测量的平均值作为结果数据，转速实测数据见表4-9，所以有

$$u_1 = \frac{s}{\sqrt{3}}$$

$$u_{1\text{rel}} = \frac{u_1}{\bar{x}}$$

表 4-9　转速实测数据　　　　　　　　　　（单位：r/min）

序号	1	2	3	4	5	6	7	8	9	10	s
4000r/min 测量结果	4022.2	4031.5	4035.1	4033.6	4031.8	4032.4	4036.1	4035.7	4033.6	4032.5	3.94

经计算可得

$$u_1 = \frac{s}{\sqrt{3}} = 2.27\text{r/min}$$

$$u_{1\text{rel}} = \frac{u_1}{\bar{x}} = 0.056\%$$

（2）转速测量仪引入的相对标准不确定度$u_{2\text{rel}}$　转速测量仪引入的相对标准不确定度采用B类方法评定，转速测量仪为0.1级，服从均匀分布，则可得相对标准不确定度$u_{2\text{rel}}$为

$$u_{2\text{rel}} = \frac{0.1\%}{\sqrt{3}} \times 100\% = 0.058\%$$

5. 合成相对标准不确定度

由于上述分量各自独立，互不相关，故合成相对标准不确定度u_{crel}为

$$u_{crel} = \sqrt{u_{1rel}^2 + u_{2rel}^2} = 0.08\%$$

6. 相对扩展不确定度

取包含因子 $k = 2$，因此离心机转速示值误差的相对扩展不确定度 U_{rel} 为

$$U_{rel} = k \cdot u_{crel} = 2 \times 0.08\% = 0.16\%$$

4.3.5 离心机期间核查

1. 目的

进行离心机期间核查的目的是在两次校准之间的时间间隔内保持测量仪器校准状态的可信度。实质是核查系统效应对离心机示值的影响是否有较大的变化，其目的与方法同 JJF 1033—2016《计量标准考核规范》中的稳定性考核是相似的。利用期间核查以保持离心机校准状态的可信度，指利用期间核查的方法提供证据，证明离心机的转速示值误差保持在规定的状态，可以有足够的信心认为其对转速校准值的偏离在现在和规定的周期内可以保持在允许范围内。

2. 期间核查计划的策划

当需要进行期间核查以保持离心机校准状态的可信度时，应按照规定的程序进行。期间核查方案应包括以下内容。

（1）选择核查标准　选择核查标准的一般原则如下。

1）核查标准应具有需要核查的参数和量值，可以由被核查仪器、计量基准或计量标准测量。

2）核查标准应具有良好的稳定性，某些仪器的核查还要求核查标准具有足够的分辨力和良好的重复性，以便核查时能观察到被核查仪器及计量标准的变化。

3）必要时，核查标准应可以提供指示，以便再次使用时可以重复前次核查试验时的条件。

4）由于期间核查是本实验室自己进行的工作，不必送往其他实验室，因此核查标准可以不考虑便携和搬运问题。

5）核查标准主要是用来观察测量结果的变化，因此不一定要求其提供的参考量值。

（2）核查点　期间核查不是重新校准或再校准，不需要对离心机的所有参数和所有测量范围进行核查，实验室可根据自身的实际情况和工作需要进行选择。一般选择关键参数、基本测量范围和常用测量点进行期间核查。

（3）核查程序　在确定了采用的核查标准、核查点及其计量要求后，应根据离心机的使用条件、频度和可靠性资料，编制期间核查作业指导书。

（4）核查频次　期间核查的频次一般分为定期核查和不定期核查两种。

1）定期的期间核查。应根据被核查离心机的状况和工作需要确定两次核查之间的最长时间间隔，如为了充分反映实际工作中各种影响因素的变化，在规定的最长时间间隔内可以随机选择时间进行。如果要了解离心机的变化情况，则核查时必须保持所有试验条件的复现，以保证数据变化只反映离心机状态的变化。

离心机刚完成溯源时做首次核查，有利于确定初始校准状态，以便于对比后续

的数据变化，是首次核查的最佳时机。

（2）不定期的期间核查。不定期的期间核查的核查时机一般包括以下情况。

① 离心机即将用于非常重要的测量或非常高准确度的测量，测量对仪器的准确度要求已经接近离心机的极限时，测量前应进行核查。

② 即将用于外出的测量时。

③ 刚刚从外出测量回来时。

④ 环境温、湿度或其他测量条件发生了大的变化，刚刚恢复。

⑤ 离心机发生了碰撞、跌落、电压冲击等意外事件后。

⑥ 对离心机性能有怀疑时。

（5）期间核查记录的方式　期间核查记录是证明离心机在某个时刻是否处于校准状态的证据，也是用于数据分析和为下次期间核查提供对比数据的依据。期间核查记录的信息应该充分，记录内容应完整，对核查中所有可能影响结果数据的环节均应记录，以便多次测量的数据具有可比性。期间核查的记录形式应便于判断校准状态是否发生变化及便于分析离心机的变化趋势。

（6）核查结论的判定原则　离心机期间核查结论的判定原则是其校准值的偏离是否保持在允许范围内，这个允许范围就是根据离心机核查点参考值和示值最大允许误差确定的核查上下限。

（7）发现问题时可能采取的措施以及核查时的其他要求等　发现与所期望的状态有所偏离时，应及时采取纠正措施或预防措施。

核查方案应经过评审后实施。

3. 核查内容及方法

离心机期间核查的内容根据用户工作需要确定，一般对转速示值误差进行核查。期间核查的常用方法是由被核查的对象适时地测量一个核查标准，记录核查数据，必要时画出核查曲线图，以便及时检查测量数据的变化情况，以证明其所处的状态满足规定的要求，或与所期望的状态有所偏离，采取纠正措施或预防措施。

4.4　恒温干燥箱

4.4.1　恒温干燥箱的构成

恒温干燥箱由箱体、温控系统、热风循环系统组成。

1. 箱体的构成（见图 4-14）

（1）外壳　干燥箱的外壳采用钢板冲压折制、焊接成形，外壳表面采用高强度的静电喷塑涂装处理，漆膜光滑牢固，防锈，抗腐蚀。为便于观察，通常在干燥箱的箱门上镶嵌有钢化玻璃窗，箱门四周有用于密封的抗老化硅橡胶条。

（2）内胆　干燥箱室内工作区域即为内胆，内胆表面由镀锌板或镜面不锈钢制成，内胆中有隔板，用于放置物品。内胆底部、顶部、侧面均可布置加热装置及送风通道。

（3）隔层　外壳与内胆之间填充的保温材料称之为隔层。干燥箱的保温材质主要采用聚氨酯、玻璃纤维棉、硅酸铝纤维、石棉等，通过整体注塑或填充纤维材料到箱体隔层内，通过隔层高效绝热性能，使箱体内的温度保持稳定，减少干燥箱加热与温度控制器的工作强度，延长干燥箱的使用寿命。

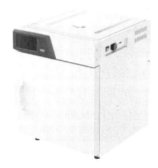

图 4-14　恒温干燥箱的箱体

2. 温控系统的构成

干燥箱工作时，温度控制仪表开始采集温度传感器的电信号，将电信号通过 A/D 转换器显示成数字温度或指针刻度，同时将电信号送到温控仪内的比较器，通过 PID 控制器或二位式控制器与设定温度值比较，自动控制箱内加热元件、风扇、继电器等的工作状态，使箱内温度通过加热并稳定在设定使用温度值。

（1）温度控制仪表　干燥箱温度控制仪表一般分为模拟式控温和数字式控温两类。

1）模拟式控温。模拟式温度指示调节仪，由指针和带温度刻度线的表盘构成，干燥箱所使用的指针式温度控制器，通常采用二位式温度控制，当箱内温度超过或低于设定温度值时，温控器通过控制继电器的开合来控制箱内温度。由于其单一的控温模式，控温过程中容易出现温度在设定点的过冲与过低。分辨力较低，控温精度较低。

2）数字式控温。数字式温度指示调节仪（见图 4-15），由液晶显示器和可编程温度控制器构成，温控仪可直观显示温度数字，可编程控制采用 PID 控制，可以调节干燥箱升温速率、恒温时间、零位修正等功能。分辨力较高，控温精度高。

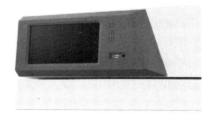

图 4-15　数字式温度指示调节仪

（2）温度传感器　干燥箱温度传感器一般分为热电偶和热电阻两类。

1）热电偶。传感器热电偶采集箱内温度，并把采集到的温度值通过电压信号传输到温度控制器，并通过控制器冷端温度补偿和信号放大后转换成温度值显示在数字仪表上或指针刻度上。热偶传感器受环境温度影响较大，测温精度较低。

2）热电阻。传感器热电阻采集箱内温度，并把采集到的温度值通过电阻信号传输到温度控制器，并通过控制器把电信号转换成温度值后显示在数字仪表上或指针刻度上。热电阻传感器与温度控制仪采用三线或四线制连接，可以消除热电阻引线电阻值对测量温度的影响，测温精度较高。

3. 热风循环系统的构成

热风循环系统由加热元件、风机、风道组成，如图 4-16 所示。工作时送风电动机带动风轮，将经过加热元件加热后的空气由风道送至箱内，再将箱内热空气吸入风道成为风源再度循环，加热使用，确保室内温度的均匀性。热风循环系统可分为水平送风、垂直送风、混合送风。

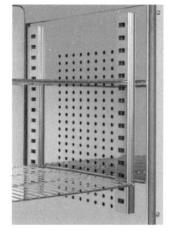

图4-16　热风循环系统

4.4.2　恒温干燥箱工作原理及使用方法

1. 工作原理

干燥箱利用温度控制仪表与温度传感器的连接来控制工作室的温度，采用热风循环送风来干燥物料，电动机运转带动送风风轮，使吹出的风吹在电热管上，形成了热风，将热风由风道送入电热鼓风烘箱的工作室，使用后的热风再次吸入风道成为风源再度循环加热。

2. 使用方法

（1）安装要求　干燥箱必须安装在水平位置，接地线。箱体四周应留20cm以上的空间距离，通风良好，便于箱体散热、人员操纵和维修，尽可能远离潮湿、易燃、腐蚀、高温环境。

（2）温度设定

1）模拟式控制仪表，转动温控仪表温度设定指针，对齐需要使用的设定温度刻度即可。

2）数字式控制仪表，数字温控仪表上"PV"显示干燥箱当前实际温度，"SV"显示位设定温度，先按＜SET＞键，"SV"显示值闪动，然后按＜▲＞键增加温度，或按＜▼＞键降低温度，设定的温度调整好以后，再次按＜SET＞键确定，"SV"显示值停止闪动即可。

（3）时间设定

1）模拟式控制仪表没有时间控制功能，若干燥箱上还配有时间继电器，需要单独在时间控制仪表上设定恒温时间。

2）常见数字式控制仪表，连续按两次＜SET＞键，"SV"栏显示"000"，即为设定所需恒温时间，随后按＜▲＞键增加时间，或按＜▼＞键减少时间，时间调整好以后，再次按＜SET＞键确定，"SV"显示值设定温度即可。例如，设置"001"表示干燥箱进入恒温程序后，在设定温度值恒温1min后停止工作。

（4）注意事项

1）恒温干燥箱恒温时，干燥箱应关闭高温开关，只留一组电热器工作，以免功率过大，影响恒温精度；工作温度小于150℃时，只需要一组加热器工作，应关闭高温开关。

2）干燥箱工作室放置试品时，不应过多、过于拥挤。每个物品之间须有10mm～20mm间隙，物品与内胆壁面距离应大于20mm，尽量摆放干燥箱工作区域几何中心位置，呈对称方式交错放置在每层隔板上，最底层隔板与干燥箱内胆底部间隔须大于 100mm。

3）严禁把易燃、易爆、易挥发的物品放入箱内，以免发生事故。

4）对玻璃器皿进行高温干热灭菌时，须等箱内温度降低之后，才能开门取出，以免玻璃骤然遇冷而炸裂。

5）如放入干燥处理的物品比较湿润，应将排气孔开度调大，以便水蒸气加速排出箱外。

6）真空恒温干燥箱应先抽真空再升温加热。

4.4.3 恒温干燥箱应用领域

1. 物质表面水分去除

洗净以后的器皿、工具、仪器等物品，放入干燥箱内进行表面水分的去除，即烘干。

2. 物质内部水分含量

质量为 m 的试样放入干燥箱中，在设定的温度下烘干一定时间，然后取出立即称量烘干后的质量，通过计算可以得出该物品损失的分水含量，即物质水分含量的测定。

3. 物质硬化及软化

干燥箱通过加热，使放入工作室内的塑料制品、油墨印刷品、涂层喷漆等物质硬化过程，以及产品预热、胶水软化、熔蜡等物质软化过程。

4. 物质老化试验

高分子材料、橡胶、电气绝缘材料等放入干燥箱，模拟热空气环境，进行老化试验。

5. 物质杀菌消毒

干燥箱利用高温干热，使工作室内微生物遇到高温，通过有氧化作用、蛋白质变性，破坏细胞原生质，在一定的时间和恒温状态下，杀死微生物，起到物质杀菌消毒作用。

4.4.4 恒温干燥箱分类

1. 按温度范围分类

（1）低温干燥箱 低温干燥箱的温度工作范围是室温 +5℃～100℃，用途为电气产品、普通料件的缓速干燥、部分食品原料、塑料产品、橡胶制品等的物质硬化、软化、老化作用。

（2）高温干燥箱 高温干燥箱的温度工作范围是 100℃～300℃，用途为物质表面水分去除、高温干燥特种材料、工件加温安装、材料高温试验、化工原料的反应处理、物质内部水分含量测定、物质杀菌消毒等作用。

2. 按体积大小分类

（1）台式干燥箱　台式鼓风干燥箱体积较小，箱体内部恒温工作区域尺寸小于50cm×50cm×50cm，放置于实验台上，采用卧式的箱体结构，箱体小巧便于试验移动。适用于生物医药、食品加工、科研、医疗机构等，玻璃器皿的干燥，试验样本、食品、化学物质的热变性、热硬性、热软化、表面水分去除，内部水分含量等应用。

（2）立式干燥箱　立式鼓风干燥箱采用长方体落地式结构，箱体内部恒温工作区域尺寸小于100cm×100cm×100cm，一般是直接放置在实验室地面上，功率和体积较大，适用于工矿、化工、机械、工程建造等领域，各种产品和原料在干燥箱模拟的环境温度下进行的温度试验。

（3）柜式干燥箱　柜式鼓风干燥箱体积巨大，箱体内部恒温工作区域尺寸大于100cm×100cm×100cm，一般采用对开门设计，直接放置在实验室地面上，适用于电子工业、汽车行业、建筑行业等的产品、配件、材料的老化试验。

3. 按控温精度分类

参照JJF 1101—2019《环境试验设备温度、湿度参数校准规范》，环境试验设备的温度偏差、温度波动度、温度均匀度技术要求，干燥箱可分为精密控温干燥箱和普通控温干燥箱，见表4-10。

表4-10　干燥箱的分类

控温精度	精密控温		普通控温	
范围	室温+5℃~200℃	200℃~300℃	室温+5℃~200℃	200℃~300℃
偏差	±2.0℃	±3.0℃	±5.0℃	±10.0℃
均匀度	2.0℃	3.0℃	5.0℃	10.0℃
波动度	±0.5℃	±1.0℃	±2.0℃	±5.0℃

注：1. 对计量特性另有要求的干燥箱，按有关技术文件规定的要求进行校准。

2. 以上指标要求不用于合格性判断，仅供参考。

4. 按工作原理分类

（1）真空干燥箱　真空干燥箱配备抽气孔、真空泵、密封门，工作时可使工作室内保持一定的真空度，并能够向内部充入惰性气体，专门用于干燥热敏性、易分解和易氧化物质进行快速干燥。如图4-17所示。

（2）鼓风干燥箱　鼓风干燥箱由热风循环系统、能在高温下连续运转的风机和合适风道组成，工作区域内温度均匀，控温精度高，如图4-18所示。

（3）电热干燥箱　电热干燥箱（见图4-19）底部配备发热元件，箱体顶部有通气孔，通过底部发热元件加热，空气受热上升，使用自然对流的传热方式，用于粉末类物品的干燥，温度均匀性较差，控温精度较低。

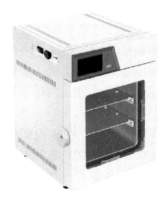

图 4-17 真空干燥箱

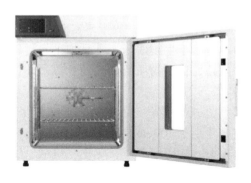

图 4-18 鼓风干燥箱

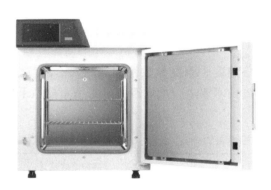

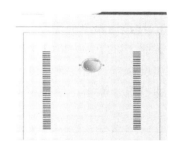

图 4-19 电热干燥箱

4.4.5 恒温干燥箱校准

1. 校准参数要求

（1）外观检查 干燥箱外观应平整光洁，接地正常，有清晰的铭牌，标有型号、制造厂名、出厂日期、出厂编号等；电源开关指示灯正常；模拟温度控制盘刻度清晰或数字温度控制仪显示正常；箱门无松动、箱门密封良好。

（2）升温速率 干燥箱正常升温速率为 2℃/min ~ 8℃/min，升温速率过快易导致箱内温度到达设定温度时产生温度过冲，由于干燥箱良好的保温性，需要很长时间才能使温度降到设定值；同时升温速率过慢会影响干燥箱使用效率。

（3）设定值温度偏差 干燥箱恒温稳定状态下，工作空间各测量点在规定时间内实测最高温度和最低温度与设定温度的上下偏差。温度偏差包含温度上偏差和温度下偏差。

（4）工作区域温度波动度 干燥箱恒温稳定状态下，在规定的时间间隔内，工作空间任意一点温度随时间的变化量。

（5）工作区域温度均匀度 干燥箱恒温稳定状态下，工作空间在某一瞬时任意两点温度之间的最大差值。

（6）恒温时间偏差　干燥箱进入恒温稳定状态时，数字温控表或时间继电器开始计时，与实际测量时间的偏差。

（7）校准标准器　温度测量标准一般应选用多通道温度显示仪表或多路温度测量装置，传感器宜选用四线制铂电阻温度计，通道传感器数量不少于9个，并能满足校准干燥箱布点要求。

温度传感器测量点用数字1，2，3…表示，干燥箱容积≤2m³时，温度测量点为9个，温度点5位于设备工作空间中层几何中心处，如图4-20所示。

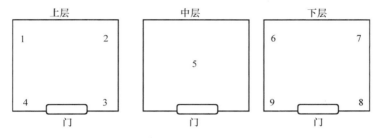

图4-20　设备容积≤2m³时的布点示意图

设备容积>2m³时，温度测量点为15个，温度点15位于设备工作空间中层几何中心处，如图4-21所示。

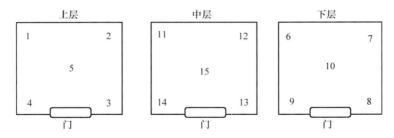

图4-21　设备容积>2m³时的布点示意图

各通道应采用同种型号规格的温度传感器。测量标准温度的技术要求见表4-11。

表4-11　测量标准温度的技术要求

名称	测量范围	技术要求
温度测量标准	-80℃~300℃	分辨力不低于0.01℃ 最大允许误差为±(0.15℃+0.002|t|)

注：1. 标准器温度测量范围为一般要求，使用中以能覆盖被校环境试验设备实际校准范围为准。

2. 测量标准技术指标为包含传感器和采集设备的整体指标。

3. 各通道的测量结果应含修正值。

4. $|t|$ 为温度的绝对值，单位为℃。

校准时可选用表 4-11 所列的测量标准，也可以选用不确定度符合要求的其他测量标准。

2. 校准条件

（1）环境条件　温度为 15℃ ~ 35℃；湿度 ≤85% RH；气压为 80kPa ~ 106kPa。干燥箱周围应无强烈振动及腐蚀性气体存在，应避免其他冷、热源影响。实际工作中，环境条件还应满足测量标准器正常使用的要求。

（2）负载条件　干燥箱一般在空载条件下校准，根据用户需要也可以在负载条件下进行，但应说明负载的情况。

3. 不确定度评定

（1）被校对象　电热恒温鼓风干燥箱，温度设定分辨力为 1℃，校准点为 105℃。

（2）测量标准　温湿度试验设备自动检定系统，温度指示分辨力为 0.01℃，测量时带修正值使用，温度不确定度为 50℃ ~ 150℃，$U = 0.2℃$，$k = 2$。

（3）校准方法　将标准器温湿度试验设备自动检定系统按要求布点。电热恒温鼓风干燥箱设定值为 105℃，开启运行。试验设备达到设定值并稳定后开始记录设备的温度示值及各布点温度，记录时间间隔为 2min，30min 内共记录 16 组数据。计算各温度测试点 30min 内测量的最高温度与设定温度的差值，即为温度上偏差；各测试点 30min 内测量的最低温度与设定温度的差值，即为温度下偏差。

（4）测量模型

1）温度上偏差按式（4-27）计算。

$$\Delta t_{max} = t_{max} - t_s \tag{4-27}$$

式中　Δt_{max}——温度上偏差（℃）；

　　　t_{max}——各测试点规定时间内测量的最高温度（℃）；

　　　t_s——设备设定温度（℃）。

2）温度下偏差按式（4-28）计算。

$$\Delta t_{min} = t_{min} - t_s \tag{4-28}$$

式中　Δt_{min}——温度下偏差（℃）；

　　　t_{min}——各测试点规定时间内测量的最低温度（℃）；

　　　t_s——设备设定温度（℃）。

（5）不确定度来源

1）被校对象测量重复性引入的标准不确定度分量 u_1。在 150℃ 校准点，用温湿度试验设备自动检定系统重复测量 10 次，从标准器上读取温度值 10 次，显示值记为 x_1，x_2，…，x_{10}。平均值记为 x，见表 4-12。

表 4-12　重复测量 10 次的读数

次数 i	$x_i/℃$	次数 i	$x_i/℃$
1	149.11	6	148.92
2	148.95	7	149.09
3	149.10	8	149.10
4	148.93	9	148.98
5	148.92	10	149.12

标准偏差 s 用式（4-29）计算。

$$s = \sqrt{\dfrac{\sum\limits_{i=1}^{n}(x - x_i)^2}{n-1}} = 0.10℃ \qquad (4-29)$$

根据式（4-29），可得 $u_1 = s = 0.10℃$。

2）标准器分辨力引入的标准不确定度分量 u_2。标准器温度分辨力为 $0.01℃$，不确定度区间半宽 $0.005℃$，服从均匀分布，则分辨力引入的标准不确定度分量为

$$u_2 = \frac{0.005}{\sqrt{3}}℃ = 0.003℃$$

3）标准器修正值引入的标准不确定度分量 u_3。标准器温度修正值的不确定度 $U = 0.20℃$，$k = 2$，则标准器温度修正值引入的标准不确定度分量：

$$u_3 = \frac{U}{k} = \frac{0.20}{2}℃ = 0.10℃$$

4）标准器的稳定性引入的标准不确定度分量 u_4。本标准器相邻两次校准温度修正值最大变化量为 $0.1℃$，按均匀分布，由此引入的标准不确定度分量为

$$u_4 = \frac{0.1}{\sqrt{3}}℃ = 0.06℃$$

（6）标准不确定度分量　标准不确定度分量汇总见表 4-13。

表 4-13　温度上偏差校准标准不确定度分量汇总

标准不确定度符号	不确定度来源	标准不确定度
u_1	温度测量重复性	0.10℃
u_2	标准器温度分辨力	0.003℃
u_3	标准器温度修正值	0.10℃
u_4	标准器温度稳定性	0.06℃

（7）合成标准不确定度　温度上偏差校准合成标准不确定度 u_c 计算。由于 u_1、u_2、u_3、u_4 相互独立，则合成标准不确定度 u_c 按式（4-30）计算。

$$u_c = \sqrt{u_1^2 + u_2^2 + u_3^2 + u_4^2} = 0.15℃ \qquad (4-30)$$

（8）扩展不确定度　取包含因子 $k = 2$，温度上偏差校准不确定度 $U = ku_c =$

0.30℃。由于温度上偏差与下偏差不确定度来源和数值相同，可得出温度下偏差校准不确定度 $U = ku_c = 0.30$℃。

（9）不确定度　电热恒温鼓风干燥箱温度偏差校准不确定度见表4-14。

表4-14　电热恒温鼓风干燥箱温度偏差校准不确定度

校准温度/℃	150
温度上偏差 Δt_{max}/℃	−0.90
温度下偏差 Δt_{min}/℃	−1.10
温度偏差扩展不确定度 U/℃（$k=2$）	0.30

4.4.6　恒温干燥箱期间核查

1. 期间核查所用标准器

期间核查所用标准器为精密水银温度计，分度值为0.1℃。

2. 期间核查方法

（1）外观核查　干燥箱接通电源，开启运行。检查箱内是否升温，风机是否正常运行，整个升温过程中，干燥箱内无异味、无异常噪声。

（2）温度偏差核查　设定好干燥箱常用恒温温度后，把精密水银温度计放置在干燥箱工作区域几何中心位置，调整精密温度计刻度面位置，确保温度计读数刻度可以通过干燥箱门的玻璃观察到。待干燥箱温度到达设定值，30min后开始记录精密温度计数据，记录时间间隔为2min，30min内共记录16组数据。16组数据中的最大值与干燥箱设定值之差，即为干燥箱温度的上偏差；16组数据中的最小值与干燥箱设定值之差，即为干燥箱温度的下偏差；当干燥箱温度的上、下偏差均处于干燥箱使用温度的最大允许误差以内，干燥箱满足使用要求。

4.4.7　恒温干燥箱使用的注意事项与维护保养

1. 恒温干燥箱的使用

1）干燥箱启动时，应根据使用温度的需要，当设定温度 <150℃时，只需打开一组加热器工作，同时当干燥箱进入恒温运行状态后，也只保留一组加热器工作，以免功率过大，发生温度过冲，影响恒温精度和恒温时间。

2）干燥箱工作区域放置样品时，每个样品之间须有10mm～20mm的间隙，同层隔板样品对称放置，不同层隔板样品交错放置。隔板定位设计如图4-22所示。放置样品时切勿过密与超载，以免影响热空气对流，导致箱内温度均匀性较差。

3）严禁把样品直接放在干燥箱恒温室底部，或把样品贴近干燥箱恒温室侧壁加热器的散热板上，样品摆放须与底部或侧壁保持100mm以上的间隔，以免烤坏或引燃样品。

4）严禁把易燃、易爆、易挥发的物品放入箱内，以免发生安全事故。

5）严禁把含酸、含碱、易腐蚀的物品放入箱内，以免损坏箱体或电子元件。

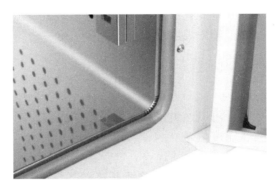

图 4-22　隔板定位设计

6）对玻璃器皿进行高温干热灭菌时，须等箱内温度降低之后，才能开门取出，避免玻璃骤然遇冷而炸裂。

7）对样品进行水分含量烘干时，如果被干燥的样品比较湿润，应将干燥箱顶部排气窗（见图 4-23）开大，以便水蒸气加速排出箱外，以免影响试验结果。

8）真空干燥箱先抽真空再升温加热。由于真空干燥箱的密封性非常好，膨胀气体会产生巨大压力，导致观察窗钢化玻璃爆裂。观察窗如图 4-24 所示，配备了双层玻璃的观察窗，内层悬浮玻璃承压，外层防爆保护人员。

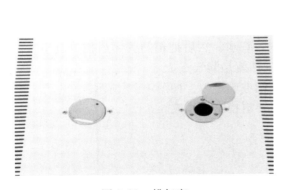

图 4-23　排气窗

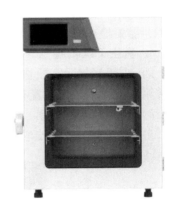

图 4-24　观察窗

2. 恒温干燥箱的维护保养

1）干燥箱加热功率比较大，所用的电源线、闸刀开关、保险丝、插头、插座等都必须有足够的容量，箱壳应接好地线。

2）干燥箱四周应留一定的空间距离（＞200mm），便于装备散热及操纵和保护。

3）干燥箱周围不能摆放易燃、易爆及易挥发腐蚀的物品。

4）每次干燥箱使用完毕，待到箱内温度冷却至室温后，应及时清洁干燥箱内胆、隔板、散热板等表面残留的样品和污渍，保持箱内表面光滑、干净，有助于提高箱内温度的均匀性，降低箱内温度的波动度。

4.4.8 恒温干燥箱常见问题

1. 温度偏差较大

箱内温度偏差较大时，可以通过修改干燥箱数字温度控制仪表零位参数，调整温控仪表的零位值，修正温度偏差。

2. 温度波动度较大

箱内温度波动度较大时，可以通过修改干燥箱数字温度控制仪表 PID 控制参数，调整温控仪表控温曲线变化，调整温度波动度。

3. 温度均匀度较大

箱内温度均匀度较大时，可以通过调整箱内样品摆放位置；减少箱内样品摆放的数量，降低干燥箱负载；增加箱内热空气循环系统，使箱内温度均匀度得到改善。

4. 加热故障

干燥箱在电源接通，开启运行一段时间后，箱内温度显示室温没有变化时，需要检查干燥箱发热元件、风扇、温控仪等控温系统是否有故障。

5. 温控仪表显示故障

干燥箱开机后，温控仪不显示温度，温控仪检测不到温度传感器信号，发出报警声，需要检查温度传感器是否损坏。

6. 真空干燥箱漏气

1）内胆漏气，需要在箱体内部倒一些水，然后把箱门关闭后抽成真空，然后翻转箱体。如果某个位置有气泡出现的话就是漏气点。

2）箱体门密封不紧，需要调整箱门玻璃定位，如图 4-25 所示。

3）排气口密封橡胶老化开裂，需要更换密封橡胶。

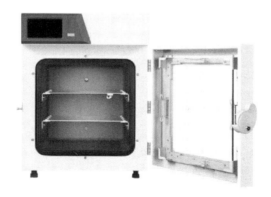

图 4-25　可调箱门悬浮玻璃

4.5 生化培养箱

生化培养箱提供精确稳定的温度场，主要用于细菌、细胞、微生物等的培养繁殖，是药物研究、生物工程、卫生防疫等领域研究和生产的主要设备。本节将从生化培养箱的组成、工作原理、应用、计量校准以及核查等方面对生化培养箱进行详细的介绍。

4.5.1 生化培养箱的组成结构与工作原理

1. 生化培养箱的组成结构

生化培养箱由箱体、温度控制系统、高低温变换系统、气体循环系统、照明系统五个主要部分组成，如图 4-26 所示。

（1）箱体 箱体由工作室、箱体外壳、箱门等组成。箱体外壳一般采用钢板表面喷塑处理。箱门采用双重门结构，隔热性能好，内门采用全钢化玻璃门，当打开外门时，观察箱内情况并不影响箱内温度。工作室一般采用镜面不锈钢制成，半圆弧四角极易清洁。室内采用不锈钢钢丝制成的隔板，而且高度层次可调。外壳与工作室之间填充保温材料，用来保证工作室内的温度。工作室与箱门的接合部位装有磁性密封圈，用来保证工作室的密封性及保温性。以往的保温层采用一般海绵、泡沫塑料，保温效果很差，目前许多产品都进行了保温层改良。保温层采用一体成型整体发泡技术，采用的材料是无氟聚氨酯。无氟聚氨酯材料极大提高了保温性能，从而大大降低能耗，比同类产品可节能 30% 以上，并且箱体整体强度更高。

（2）温度控制系统 温度控制系统由温度控制器、温度传感器、显示屏、超温保护系统等组成。温度控制器内设有偏差报警功能，用户可根据需要调整偏差报警参数；电加热器线路中串联有过热保护器（见图 4-27），当仪表超温保护功能失效使工作室内温度达到 70℃ 左右时，过热保护器将自动断开，以避免危险情况的出现。

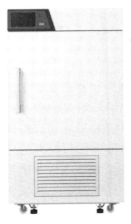

图 4-26 生化培养箱

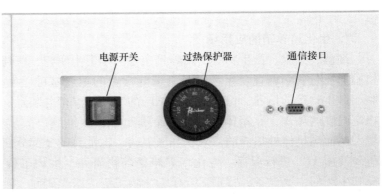

图 4-27 过热保护器

（3）高低温变换系统　高低温变换系统由加热系统、制冷系统构成。加热系统和制冷系统置于工作室后部，由温度控制系统控制其工作状态，并由气体循环系统将冷量和热量送到工作室，使工作室的温度达到均匀稳定。

加热系统常见形态有加热丝、加热管、加热板等；制冷系统根据制冷方式的不同，组成也不同。若采用半导体控温，制冷系统包括半导体制冷片、散热器、散热风机、直流供电电源等；若采用压缩机制冷方式，制冷系统包括压缩机、冷凝器、风机、蒸发器、节流装置、干燥过滤器等。

（4）气体循环系统　气体循环系统由高速循环风机、风道等组成。它能保证工作室内的空气充分循环，使工作室的温度达到均匀稳定。

（5）照明系统　照明系统由门控开关、日光灯管、电子镇流器等组成。操作简单，极方便于存取物品及对试验品的观察。

2. 生化培养箱的工作原理

生化培养箱通过制冷和加热双向调温系统，实现温度可控的功能。工作过程如下：由温度传感器测量所得温度并将信号传到温度控制器，经温度控制器做出正确的判断，输出加热信号或制冷信号，控制加热系统或制冷系统，从而得到一个温度场。加热制冷控温系统的技术，对生化培养箱的性能起到至关重要的作用。对于生化培养箱来讲，即使是微小的温度偏差也会导致箱体内试验品测试的失败。高精度加热制冷控温系统的加热制冷所需时间短，保证控温精确和重复性好的温度场。

生化培养箱的主要技术指标为温度均匀度、温度偏差、温度波动度等。温度偏差、温度波动度等参数是通过自动控制系统实现的，该自动控制系统主要由测量反馈机构，控制机构和执行机构组成。通过在培养箱内部设置温度传感器，检测到箱内实时温度后反馈给控制器，控制器根据实际值与设定值的偏差计算调整输出量，由执行机构实现加热功率的调整，并形成连续的闭环反馈控制，最终将箱内温度控制在允许的偏差和波动范围内。在该闭环控制过程中，控制机构普遍采用PID算法作为计算控制器输出功率的依据。而在温度均匀度控制方面，主要是通过硬件设计实现，大多数生化培养箱均是采用设置内部循环风扇和优化风道的方法。

4.5.2　生化培养箱的应用

1. 生化培养箱的应用场景

细菌、细胞、微生物等的培养繁殖是医学卫生研究、医药工业生产、临床细菌检验、流行病学调查及生物制品制造等行业的重要基础。生化培养箱是细菌、细胞、微生物等的培养、保存及育种试验的专用恒温培养装置。生化培养箱可以提供稳定温度的环境，在箱体内形成一个满足细菌、细胞、微生物等生长和保存的环境，从而满足体外培养的需求，如厌氧菌、霍乱弧菌及部分病原真菌等微生物菌种需要使用37℃进行保存。生化培养箱是药物研究、生物工程、卫生防疫等领域研究和生产的主要设备，特别适合作为生物工程、医学研究、农林科学、水产、畜牧等领域从事科研和生产使用的理想设备。

2. 生化培养箱的安装与准备

生化培养箱运输后须静置放正至少 12h 后才可以通电，以保护压缩机的寿命，因压缩机经搬动后由于冷却管内制冷液摇晃，须等制冷液中的杂质沉淀后才可运作，否则当压缩机送出制冷液时会堵住低压阀，从而造成制冷效果下降。

生化培养箱应安放在远离热源、不受阳光直射的位置，与墙壁必须有 10cm 以上的距离，因工作时需要与外界进行热交换，通过冷凝器向外界散热，外界环境温度越高，散热越慢，会使培养箱工作时间变长，增大耗电量，制冷效果变差。生化培养箱还应安放在湿度小且通风的位置，由于生化培养箱外壳、冷凝器和压缩机等均是金属材料，如果空气湿度太大，会使这些部件生锈，缩短培养箱的使用寿命。同时，潮湿过热环境会造成培养箱表面凝露，影响设备性能。

生化培养箱使用前应详细阅读随机附带的说明书，并按照说明书要求正确安装。安装前须为培养箱提供稳定的供电电压，供电电路中必须有可靠接地线，保证使用安全。安装培养箱时请务必从底部侧面抬起，避免使门体和电控箱等部位受力，培养箱应放置在坚实水平的表面上，箱体可用底部调节螺钉调节，使箱体安置平稳，并调整底脚高度保证机器前后和左右水平。

3. 生化培养箱的使用方法

生化培养箱正确安装后可以进行使用前的调试工作。

1）利用水平仪等设备检查培养箱是否放置水平，如需要可旋转底脚调整，因为培养箱是否水平会直接影响部分用户的培养结果。对于堆叠放置的培养箱请检查是否固定到位，以保证使用安全，堆叠使用的培养箱必须有堆叠设计，并不是把两台培养箱简单叠放起来。

2）使用乙醇等对培养箱内壁、隔板以及风道板等部位清洁消毒，请勿使用含氯消毒剂，清洁后检查安装到位。如果培养箱具备主动灭菌功能，请按说明书指导进行紫外或高温灭菌消毒过程，以保证箱内洁净。

3）打开箱门，将试验样品放入箱内隔板上，关上箱门。接通电源，将面板上的电源开关置于"开"的位置，此时仪表出现数字显示，表示设备进入工作状态。如果是初次使用或机器长时间未使用，建议试运行 24h，并请专业人员进行测试校准。

4）通过操作控制面板上的温度控制器，设定所需要的箱内温度。开始工作，箱内温度逐渐达到设定值，经过所需的处理时间后，处理工作完成。关闭电源，取出试验样品。

5）对于海尔品牌具备物联模块的培养箱，可在说明书指导或销售人员协助下连接物联服务。

6）对于一些用户需要在培养箱内安装其他的额外设备，须提前确认设备的发热量，否则可能会使箱温无法实现良好的控制。

4. 生化培养箱的日常维护与保养

生化培养箱使用过程中会产生一定的污垢以及磨损问题，对于用户的使用有很大的影响。所以对于生化培养箱的日常维护是不可缺少的，同时可以有效延长生化培养箱的使用年限。

1）生化培养箱外壳应可靠接地。在搬运、维修、保养时，应避免碰撞、摇晃及振动，最大倾斜度小于 45°。

2）可燃性和挥发性较为强烈的化学物品千万不能放入箱体内部。

3）保持实验室环境清洁，避免实验室污染物带入培养箱内污染样品。

4）生化培养箱使用过后都是需要清洗消毒的，不然会影响后期细胞的培养。定期清洁培养箱，包括培养箱外部清洁和内部清洁，培养箱内外部的清洁频率取决于细胞培养类型和实验室环境。外部定期清洁必须去除灰尘和附着在表面的污染物，避免污染物在开门时随空气流动进入箱内。清洁频率根据使用情况可以每周一次到每月一次，使用较温和的家用清洁剂或蒸馏水清洁即可。培养箱内部清洁，包括内胆、隔板、风道板、水盘等均应定期进行消毒清洁，建议使用乙醇或其他无腐蚀性消毒剂，清洁后用洁净的无绒布擦干，切不可使用含氯和其他强酸强碱性消毒剂。使用不合理的消毒剂不仅会腐蚀培养箱，还可能会对细胞培养造成影响。

5）培养箱在使用过程中如果出现异常、产生气味、烟雾等情况，应立即关闭电源或电闸，切勿盲目修理，应尽快通知修理部门，由相关技术人员查看并进行后期的修理工作。

6）生化培养箱停止使用时，要关闭总电源及培养箱后部的电源开关，同时，培养箱工作时，要避免频繁打开箱门，保持温度稳定的同时可以防止灰尘污物进入。培养结束后把电源开关关闭，如不立刻取出试验样品，请勿打开箱门。

7）定期校准核查培养箱。定期的维护保养对于试验的成功和机器的维护是必不可少的。做好培养箱的日常维护不仅可以减少对试验结果的影响，而且能延长培养箱的使用寿命，降低实验室成本。

4.5.3　生化培养箱计量特性与计量方法

1. 术语与计量单位

（1）工作空间　生化培养箱中能将规定的温度性能保持在规定偏差范围内的那部分空间。

（2）稳定状态　生化培养箱工作空间内任意点的温度变化量达到设备本身性能指标要求时的状态。

（3）温度偏差　在稳定状态下，生化培养箱工作空间各测量点在规定的时间内实测最高温度和最低温度与设定温度的上下偏差，温度偏差包含温度上偏差和温度下偏差。

（4）温度均匀度　在稳定状态下，生化培养箱工作空间在某一瞬时任意两点温度之间的最大差值。

（5）温度波动度　在稳定状态下，生化培养箱在规定时间间隔内，工作空间任意一点温度随时间的变化量。

2. 计量特性

生化培养箱的计量特性见表 4-15。

表 4-15　生化培养箱的计量特性

计量特性	校准项目技术要求
温度偏差	±0.5℃
温度均匀度	1.0℃
温度波动度	±0.5℃

注：表中指标仅供参考，不适用于合格性判别。

3. 校准条件

（1）环境条件　环境温度为 15℃~35℃，建议使用用户常用环境温度或 22℃ 附近；环境湿度不大于 85%RH；大气压强为 80kPa~106kPa。周围应无强烈振动及其他腐蚀性气体存在，应避免其他冷、热源影响。实际工作中，环境应符合生化培养箱说明书规定的使用范围，并且还应满足测量标准器具的使用要求。

（2）负载条件　一般空载条件下进行，如需要可按照用户指定负载条件进行，但应进行情况说明。

（3）测量标准及技术要求　测量标准一般应选用多通道温度显示仪表或多路温度测量装置，传感器宜选用四线制铂电阻温度计，通道传感器数量不少于9个，并能满足校准工作需求。

测量标准温度传感器的数量应满足校准布点要求，各通道应采用同种型号规格的温度传感器。测量标准温度的技术要求见表 4-16。

表 4-16　测量标准温度的技术要求

名称	测量范围	技术要求
温度测量标准	0℃~80℃	分辨力：不低于 0.01℃ 最大允许误差：$\pm(0.15℃+0.002|t|)$

注：1. 标准器测量范围为一般要求，使用中以能覆盖生化培养箱实际校准参数为准。

2. 技术指标为包含采集设备和传感器的整体指标。

3. 各通道的测量结果应含修正值。

4. $|t|$ 为温度的绝对值，单位为℃。

4. 校准项目与校准方法

（1）校准项目　校准项目包括温度上偏差、温度下偏差、温度波动度、温度均匀度。

（2）校准方法

1）校准点选择。温度校准点设置为 37℃，或根据用户需要选择实际常用点。

2）测量点位置和数量。校准点位置布置应放在设备工作室内的上、中、下三个水平校准平面上，中层为通过工作室几何中心的校准平面，测试点距工作室内壁的距离约为对应边长的 1/10，测点距隔板距离应大于 15mm。

温度校准点为9个（用 O、A、B、C…表示），O 点位于中层中心位置，如图4-28所示。

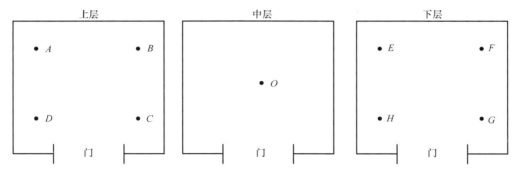

图4-28　生化培养箱校准点示意图

3）温度的校准。温度测量探头布置完成后，将生化培养箱的温度设定到校准点，使设备正常工作，待到达设定值并稳定后开始读数，每2min记录所有温度测试点的读数一次，30min内共记录16次。

5. 数据处理

温度数据处理如下。

1）温度偏差按式（4-31）计算。

$$\Delta t_{max} = t_{max} - t_s$$
$$\Delta t_{min} = t_{min} - t_s \tag{4-31}$$

式中　Δt_{max}——温度上偏差（℃）；

　　　Δt_{min}——温度下偏差（℃）；

　　　t_{max}——各测量点规定时间内测量的最高温度（℃）；

　　　t_{min}——各测量点规定时间内测量的最低温度（℃）；

　　　t_s——生化培养箱设定温度（℃）。

2）温度波动度。设备在稳定状态下，工作空间各测量点30min内（每2min测量一次）实测最高温度与最低温度之差的一半，冠以"±"号。取全部测量点中变化量最大值作为温度波动度校准结果。温度波动度按式（4-32）计算。

$$\Delta t_f = \pm \max\left(\frac{t_{jmax} - t_{jmin}}{2}\right) \tag{4-32}$$

式中　Δt_f——温度波动度（℃）；

　　　t_{jmax}——测量点 j 在 n 次测量中的最高温度（℃）；

　　　t_{jmin}——测量点 j 在 n 次测量中的最低温度（℃）。

3）温度均匀度。设备稳定状态下，工作空间各测量点30min内（每2min测量一次）每次测量中实测最高温度与最低温度之差的算术平均值，按式（4-33）计算。

$$\Delta t_{\mathrm{u}} = \frac{\sum\limits_{i=1}^{n}\left(t_{i\max} - t_{i\min}\right)}{n}\qquad(4\text{-}33)$$

式中　Δt_{u}——温度均匀度（℃）；

　　　$t_{i\max}$——各测量点在第 i 次测得的最高温度（℃）；

　　　$t_{i\min}$——各测量点在第 i 次测得的最低温度（℃）；

　　　n——测量次数。

4.5.4　生化培养箱核查方法及应用实例

1. 核查目的与周期

为了保证生化培养箱在使用过程中处于正常状态，在两次校准之间进行期间核查，验证设备是否保持校准时的状态，确保检验结果的有效性和准确性。期间核查是检测设备准确率，确保校准结果质量的重要控制手段，一般在两次校准之间进行，对于使用频繁的情况可以每季度核查一次。

2. 核查内容与方法

（1）核查内容　核查内容包括外观检查、温度上偏差、温度下偏差、温度波动度、温度均匀度。

（2）核查方法

1）外观检查。生化培养箱应保证外观良好，操作显示正常；仪器名称、型号、编号、制造商、铭牌等信息完整清晰，并贴有检定校准标签且在有效期内。

2）布点位置。温度测试点布点位置分别位于上、中、下三层的平面中心，其中中层测试点位于箱内几何中心；对于有需求的用户，可以增加温度测试点数量，布点要求参考校准规范。

3）测试点布置完成后将机器设定至核查值开始运行，待机器运行稳定后每隔2min 记录一次读数，记录持续 30min，共计 16 次。

4）数据计算方法及其他未尽事项可参考 4.5.3 节相关内容。

3. 核查结果处理评定

（1）评定标准　核查项目技术要求见表 4-17。

表 4-17　核查项目技术要求

核查内容	校准项目技术要求
温度偏差	±0.5℃
温度均匀度	1.0℃
温度波动度	±0.5℃
外观检查	外观良好，信息齐全

（2）结果处理　根据核查结果是否符合评定标准判定生化培养箱是否合格，如果不合格，则应停止使用，并通知设备管理员确认，待维护确认后重新启用。每

次核查应做好核查记录，更新《生化培养箱期间核查记录》。

4. 核查应用实例

以笔者所在实验室生化培养箱为例，生化培养箱期间核查记录见表4-18。

表4-18　生化培养箱期间核查记录

设备名称			生化培养箱					仪器编号				1132			
生产商			Memmert					型号				IF260			
核查依据			设备说明书，生化培养箱期间核查手册					核查内容				温度上偏差、温度下偏差、温度波动度、温度均匀度			
环境温度			23.5℃					环境湿度				55%			
核查数据	温度	位置	1	2	3	4	5	6	7	8	9	10	11	12	13	14	15	16
		上	28.1	28.0	28.0	28.1	28.0	28.0	28.1	28.1	28.1	28.1	28.2	28.1	28.1	28.0	28.1	28.1
		中心	28.0	27.9	27.9	28.0	28.0	28.0	28.0	28.0	28.0	28.0	27.9	28.0	28.0	27.9	28.0	28.0
		下	27.9	27.8	27.9	27.9	27.9	27.9	27.9	27.9	27.9	27.9	27.9	27.9	27.9	27.9	27.8	27.8
		显示	28.0	28.0	28.0	28.1	28.0	28.0	28.0	28.0	28.0	28.0	28.0	28.0	28.0	28.0	28.0	28.0
结果计算	温度上偏差		$\Delta t_{max} = t_{max} - t_s = 0.1℃$													
	温度下偏差		$\Delta t_{min} = t_{min} - t_s = -0.2℃$													
	温度波动度		$\Delta t_f = \pm \max\left(\dfrac{t_{jmax} - t_{jmin}}{2}\right) = \pm 0.1℃$													
	温度均匀度		$\Delta t_u = \displaystyle\sum_{i=1}^{n}\dfrac{(t_{imax} - t_{imin})}{n} = 0.2℃$													
结果评定			所有核查项目均符合要求，评定合格													

4.6　二氧化碳培养箱

二氧化碳培养箱旨在为细胞、组织和细菌培养等提供精确稳定的温度和 CO_2 水平、恒定的酸碱度以及较高的相对湿度和洁净度水平，从而模拟生物体内的生长环境，是进行免疫学、细胞治疗、药物研究和生物工程等科学领域研究和生产的必备仪器，目前已成为细胞培养、医药等行业实验室最为普及的核心关键设备。本节将从二氧化碳培养箱的原理组成、应用、计量校准以及核查等方面对其进行详细的介绍。

4.6.1　二氧化碳培养箱的原理与组成

1. 温度控制原理与组成

在进行体外细胞培养等研究时，精确稳定的温度是细胞健康快速生长的前提，以业内最常用的37℃为例，温度过高或过低时都会对细胞生长速度和细胞形态造成显著影响。而加热方式、控制算法和换热方式是二氧化碳培养箱提供精确稳定的温度控制的关键。

（1）加热方式　加热方式一般分为电阻式加热和半导体加热。

1）电阻式加热即利用焦耳热效应的加热器件，当电流流过导体时，由于焦耳热效应，使导体温度升高，在温差作用下热量传入培养箱内，使培养箱内温度升高。电阻式加热方式广泛应用于生产生活的各个方面，是最为普遍和成熟的加热方式，常见的加热器形态有加热丝、加热管、加热板等。二氧化碳培养箱普遍采用电阻式加热方式，其中加热丝是最为常见的加热器形态。为了保证加热丝正常工作，通常会在加热丝表面覆盖绝缘材料，二氧化碳培养箱根据其耐热设计不同，绝缘材料主要有 PVC、硅胶、玻璃纤维及陶瓷环等。采用电阻式加热的培养箱，通常会要求高于环境温度（至少3℃）的设定温度。

2）半导体加热是指利用半导体材料的珀耳帖效应，当直流电通过两种不同半导体材料联结成的电偶时，热量会从电偶的一端转移到另一端，从而形成温差，实现制冷或加热的目的。半导体加热是一种热泵形式，可同时实现制冷和加热功能，通过改变电流方向即可实现冷、热端的工况切换，并且可以通过调整电流的大小实现加热功率的调节。正是因为可兼顾制冷和加热需求，以及可调节的功率输出，在一些要求实现跨环温控制的培养箱上，经常采用半导体加热器件。

（2）控制方法　二氧化碳培养箱温度控制水平的评价是多方面的，主要体现在温度均匀度、温度偏差、温度波动度等。温度偏差、温度波动度等参数是通过自动控制系统实现的，该自动控制系统主要由测量反馈机构、控制机构和执行机构组成。通过在培养箱内部设置温度传感器，检测到箱内实时温度后反馈给控制器，控制器根据实际值与设定值的偏差计算调整输出量，由执行机构实现加热功率的调整，并形成连续的闭环反馈控制，最终将箱内温度控制在允许的偏差和波动范围内。在该闭环控制过程中，控制机构普遍采用 PID 算法作为计算控制器输出功率的依据。PID 算法，即根据系统的误差，通过比例、积分、微分的有效组合纠正被控对象的偏差，使其达到一个稳定的状态，因其原理简单、稳定性好、易于实现、适用面广、容易调整等诸多优点，在二氧化碳培养箱温度控制方面得到普遍使用。而在温度均匀度控制方面，主要是通过硬件设计实现，大多数培养箱均是采用设置内部循环风扇和优化风道的方法，目前主流培养箱可实现 ±0.3℃ 的均匀度水平。

（3）组成结构　如图 4-29 所示，二氧化碳培养箱普遍的组成部分有外壳、外门、内门、保温层、内胆、隔板、储水装置、显示器、电控箱、循环风扇、加热丝以及各类传感器等。

本部分以换热结构不同，将二氧化碳培养箱分为直热式、气套式和水套式三类，这也是市面上不同种类培养箱的主要结构区别。

1）直热式。直热式二氧化碳培养箱通过铝箔胶带或其他胶合物将加热丝以事先设计好的布局平铺并固定在内胆外表面，然后覆盖特定的保温材料。直热式二氧化碳培养箱通常会在内胆的上、下、左、右、后背各面，以及门体和箱口敷设特定面积和功率比例的加热丝，以保证箱内各面受热均匀。在直热式二氧化碳培养箱上普遍采用的保温材料有泡沫板、玻璃纤维、岩棉以及相对封闭的空气夹层或其

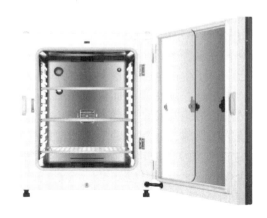

图 4-29 二氧化碳培养箱

组合。

2）气套式。顾名思义，气套式二氧化碳培养箱在内胆外表面与保温材料之间增设一层"空气腔"，该空气腔将内胆包围，形成一层"气套"。气套式二氧化碳培养箱与直热式的主要区别在于，气套式二氧化碳培养箱不在内胆外表面敷设加热丝，而是通过加热器直接加热气套内的空气，并使空气在气套内均匀循环，从而加热内胆。与直热式二氧化碳培养箱相比，气套式二氧化碳培养箱使内胆各部分受热更加均匀，可有效提高箱内均匀性。

3）水套式。与气套式二氧化碳培养箱相似，水套式二氧化碳培养箱在内胆外表面与保温层之间设有一个封闭空腔，该空腔留有注水口和排水口，使用时先将空腔内注入特定容量的水，从而在内胆外部形成一个"水套"。在水套式二氧化碳培养箱中，水套主要起到传热、均热以及蓄热的作用。作为传热、均热介质，加热器件通过加热水套内的水，使其在空腔内自然对流循环，从而让内胆升温并均匀受热；作为蓄热介质，因其具有较大的比热容，可有效吸收和缓冲外界的温度波动，此外，当机器断电时，水蓄积的热量可以保证培养箱温度维持更长的时间，为用户安全转移样品争取更多宝贵时间。因此，水套式二氧化碳培养箱在保证箱内温度均匀性和维持箱内温度稳定性方面有着无可比拟的优势。

直热式二氧化碳培养箱加工难度较小，易于实现，开门温度恢复快，是目前市面上最常见的结构方式。而气套式和水套式二氧化碳培养箱加工工艺相对复杂，尤其是水套式二氧化碳培养箱，要考虑水套防漏、防锈等问题，不仅对质量控制提出了更高的要求，同时对设计加工工艺也提出了更高的要求，相关的二氧化碳培养箱生产研发企业也都在逐步完善和壮大相关产品线。

2. 二氧化碳浓度控制原理与组成

二氧化碳培养箱的一个关键作用是监测和控制箱内的二氧化碳浓度水平，其目的是通过特定的二氧化碳浓度与箱内其他因素共同作用，为样品提供最佳的培养 pH 值（7.4），达到接近生物体内的真实生理环境的目的。

（1）二氧化碳浓度控制主要部件　实现二氧化碳培养箱的二氧化碳气体浓度控制，主要包括以下部分：二氧化碳储气瓶、调压阀、气管、进气过滤器、电磁阀、二氧化碳浓度传感器和控制器。由于培养箱内要求的二氧化碳水平远高于外界环境中的二氧化碳浓度，因此二氧化碳储气瓶的作用就是为培养箱提供气源，随时可以向箱内补充气体，以维持合理的浓度水平。特别指出的是，二氧化碳储气瓶应选择不带虹吸管的储气瓶，以保证从气瓶流出的二氧化碳为气体状态，避免液态二氧化碳流出，损坏相关部件，造成不必要的危险。由于储气瓶内压力较高，不能直接连接到培养箱中，一般在储气瓶出口安装有减压阀，将进入培养箱的气体压力调节到较低的范围内，这样既能降低使用过程中的安全风险，同时易于实现箱内浓度的精确控制。气管的作用是连接和输送二氧化碳气体。进气过滤器用于过滤进入培养箱内的二氧化碳气体，截留杂质等，一方面保证电磁阀不被堵塞，另一方面保证进入箱内的气体洁净度，避免造成污染输入。电磁阀控制进入箱内的气体流量，当电磁阀开启时，二氧化碳气体会进入箱内，使箱内浓度升高；当电磁阀关闭时，则气体无法进入箱内。由于箱体不可能做到完全密封，因此箱内二氧化碳会缓慢、不间断地向外部泄漏扩散，电磁阀会频繁地执行开启关闭动作，这就要求电磁阀应具备合理的噪声水平和设计寿命。二氧化碳浓度传感器用于反应箱内二氧化碳气体浓度水平，控制器则负责接收反馈并计算输出调节量。

（2）二氧化碳浓度控制方法　二氧化碳浓度控制有开环和闭环两种方式，开环主要是指配气式二氧化碳培养箱，该方法是传感器技术落后时代的产物，已逐步退出市场。目前市场上几乎所有的二氧化碳培养箱均是采用闭环控制方法实现二氧化碳浓度控制。主要使用的传感器类型为热导（TC）传感器和红外（IR）传感器，两种传感器各有优缺点，热导传感器结构简单、成本低、使用普遍，但存在反应滞后较严重，开门后浓度恢复慢，测量受湿度影响，容易漂移，需要频繁校准等弊端；红外传感器结构复杂、灵敏度高、偏移量小、滞后不明显，开门后可快速恢复箱内气体浓度，但技术难度大，成本较高。虽然两种传感器均已普遍使用，但两种传感器普遍无法承受180℃高温，存在损坏风险，这限制了很多培养箱的灭菌温度，或者需要在180℃灭菌时将传感器暂时移出培养箱，这使得操作流程复杂，灭菌不够彻底。为解决这一问题，海尔生物医疗与德国厂商合作，开发出新型二氧化碳红外传感器，如图4-30所示，该传感器寿命长，偏移量小，全寿命无须校准，反应灵敏，可实现开门后浓度快速恢复，同时该传感器可承受180℃灭菌温度，在培养箱执行180℃灭菌时无须担心温度对传感器的损伤，更无须将其移出培养箱，大大方便了用户操作，使灭菌更加彻底。

同温度控制原理类似，培养箱二氧化碳浓度的闭环控制主要包括浓度检测机构、控制机构和执行机构，分别对应二氧化碳浓度传感器、控制器和电磁阀。二氧化碳浓度传感器用于检测箱内二氧化碳浓度水平并将其反馈给控制器；控制器根据预设算法和传感器反馈的箱内气体浓度计算输出调节量，控制电磁阀开闭，实现进入培养箱内气体流量的精确控制，三者形成闭环，连续配合工作，共同完成二氧化

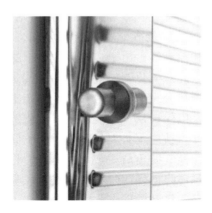

图 4-30 二氧化碳红外传感器

碳浓度控制。

二氧化碳浓度控制相比温度控制更容易实现，通过科学的调试，传统的 PID 算法、P 算法或 PI 算法均能实现箱内二氧化碳浓度的稳定控制。

3. 湿度控制原理与组成

培养箱的相对湿度控制是不可忽略的控制目标之一，过低或过高的相对湿度都不利于培养的正常进行。过低的相对湿度会造成样品过于干燥，从而导致培养失败，而湿度过高则会影响细胞活性，增加污染的可能，因此只有维持合理的相对湿度水平，才能保证培养的正常进行，一般认为相对湿度控制在 90% ~ 95% 比较合适。在培养箱湿度控制上可分为被动控湿和主动控湿两种方式。

（1）被动控湿方式　被动控湿方式简单，能够满足绝大部分使用场景，也是比较常见的控湿方式，该方法通过在内胆底部增加加湿盘，在加湿盘内注入一定量的无菌水，培养箱运行时加湿盘内的水会不断蒸发，将箱内相对湿度提高，但在有些密封性较好的培养箱上，这种方式有可能会造成湿度过高，这种情况下一般会在内胆局部设计冷凝点，当箱内湿度过高时水汽会在冷凝点处凝结，平衡水盘内自然蒸发的水汽，避免箱内湿度出现过高的情况。虽然冷凝点能够降低箱内湿度，但仍然是被动冷凝，不具备主动调节的能力，因此，这种方式仍然属于被动控湿的方式。有些培养箱在设计时取消了加湿盘，选择将水直接注入内胆底部，这种方式减少了加湿盘污染的可能，但加湿原理是一样的。被动控湿方式的控制精度不高，箱内湿度易受环温和箱体密封性影响，但该方法原理简单，易于实现，能够满足正常使用。

（2）主动控湿方式　在一些对湿度控制要求较高或要求控湿范围较广的使用场景，被动控湿方式很难满足多样化培养需求，这种情况下带有主动控湿设计的培养箱非常适合这种场景。主动控湿方式可以分为两种，一种是可以实现高湿或低湿两档控制的开环控制方式，另一种是带有湿度传感器反馈的闭环控制方式。这两种都可以认为是被动控湿方式的延伸，这种主动控湿方式将被动控湿方式中的冷凝点的冷凝能力设计成可调的，当需要高湿时，降低冷凝点的冷凝能力；当需要低湿时，则提高冷凝点的冷凝能力。不同厂家培养箱在设计时采用的方法不同，常见的有外部导冷冷凝、风机散热冷凝和半导体制冷冷凝，其核心目的都是通过调整冷凝点的冷凝能力，实现箱内湿度的调节。

在一些培养箱中，出现了主动加湿控湿的功能，这种方式取消了箱内加湿盘，在箱外设置储水箱，需要加湿时，将外部储水箱内的水汽化泵入培养箱内，这种方式有利于实现箱内湿度的闭环控制和精准控制，同时可有效减少样品出现污染的概率，适合高培养要求的场景使用。

4. 二氧化碳培养箱洁净度控制

在细胞培养过程中，一旦有异物或其他有害成分侵入培养环境中，轻则会抑制细胞正常生长，重则会直接或间接杀死细胞，导致培养失败。因此控制培养箱内洁净度是设备供应商和使用者都应该重点考虑的方面。

在产品设计时，研发人员从多角度提供了预防和控制污染的设计方法，常见的有内壁防凝露设计，内胆圆角设计，内胆及附件去锐边设计，水库式一体内胆设计，外部储水式设计，采用抗菌涂层、铜质内胆及附件等被动抑菌方法，以及提供紫外灭菌灯设计，湿热灭菌设计，高温干热灭菌设计和内置高效空气过滤等主动防污染方法，为样品安全培养保驾护航。

从使用者角度，规范操作及正确使用产品，可以减少污染的概率。培养箱使用过程中应严格按照操作规范执行，使用时穿着防护服，配戴口罩、头套和一次性手套等，开启培养箱门时应先进行手部消毒，样品放回时需要先消毒后放入等常规操作和其他专业操作应加强管理，保证人员素质达标。同时保持培养箱内外部洁净，定期进行灭菌消毒程序，最常用的方法有消毒剂消毒、紫外消毒以及高温灭菌等方法，在执行这些操作时请按照厂家的操作指导进行，避免造成不必要的损害。需要特别指出的是，很多使用者特别重视培养箱的消毒清洁，但对培养箱所处的外部环境不够重视，事实上，对培养箱环境不重视同样会增加培养箱污染的可能性。

4.6.2　二氧化碳培养箱的应用

1. 二氧化碳培养箱的应用场景

在离体条件下模拟生物体内真实环境进行细胞和组织的体外培养是医学、农业科学、药物学、生物工程学等相关领域的重要课题。二氧化碳培养箱通过提供恒定的酸碱度（pH 值为 7.2～7.4）、稳定的温度（37℃）、较高的相对湿度（95%）、稳定的 CO_2 水平（5%）和较高的洁净度等条件，在培养箱的箱体内模拟形成一个类似细胞和组织在生物体内的生长环境，满足细胞组织进行体外培养的需求，成为行业普遍使用的常规仪器之一。在药物筛选应用、疫苗研发、人工辅助生殖与体外培养、干细胞培养、组织工程和基因工程、微生物学研究、农业科学研究等相关的研究中发挥了不可替代的作用，主要集中在医药、医疗、高校科研院所、疾控等应用场景。

2. 二氧化碳培养箱的安装与准备

二氧化碳培养箱使用前应详细阅读随机附带的说明书，并按说明书要求正确安装。安装前须为培养箱提供稳定的二氧化碳气源和供电电压，气源压力和供电电压应符合说明书要求，气源纯度建议≥99.5%。安装培养箱时请务必从底部侧面抬起，避免使门体和电控箱等部位受力，培养箱应放置在坚实水平的表面上，建议放在桌面上，并调整底脚高度保证机器前后和左右水平。如果培养箱有堆叠必要，请按厂商指导堆叠相同品牌的箱体。培养箱放置位置应保证有洁净的外部环境，箱体所有侧面留有足够的间隙，为避免开门时气流将污染物引入箱内，培养箱应远离通风或其他气流，同时避免安装在潮湿阴暗角落，防止真菌生长。环境温度，阳光直射等条件可能会影响温湿度性能，应避免安装位置受阳光直射，保证机器所处的环境温度符合说明书要求。需要特别指出的是，一般二氧化碳培养箱均不具备制冷功能，培养箱所能达到的温度范围取决于环境温度，一般培养箱的最低设定温度高于环境温度3℃或5℃，以用户设定37℃，培养箱最低设定温度高于环境温度5℃的培养箱为例，这时机器所处的环境温度不得超过32℃，否则箱内温度会过高或失控。根据我国的气候特征，自然状态下实验室内温度始终处于32℃以下是无法保证的，因此建议用户根据实际情况选择培养箱最低设定温度高于环境温度3℃的培养箱，或在具备空调等环境温度可控的实验室内使用培养箱。

3. 二氧化碳培养箱的使用方法

二氧化碳培养箱正确安装后可以进行使用前的调试工作。

1）利用水平仪等设备检查培养箱是否放置水平，如需要可旋转底脚调整，因为培养箱是否水平会直接影响部分用户的培养结果。对于堆叠放置的培养箱请检查是否固定到位，以保证使用安全，堆叠使用的培养箱必须有堆叠设计，并不是把两台培养箱简单叠放起来。图4-31所示为培养箱的堆叠设计。

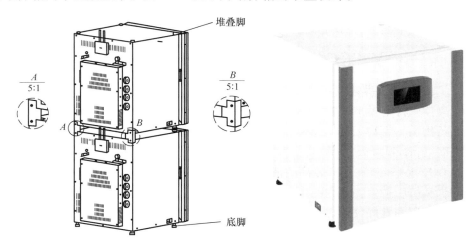

图4-31　培养箱的堆叠设计

2）使用乙醇等对培养箱内壁、隔板以及风道板等部位清洁消毒，请勿使用含氯消毒剂，清洁后检查安装到位。如果培养箱具备主动灭菌功能，请按说明书指导进行紫外或高温灭菌消毒过程，以保证箱内洁净。

3）气源连接。按说明书指导或在厂家服务人员协助下，将减压阀、气管、进气过滤器依次连接储气瓶和培养箱并保证连接可靠。先将减压阀关闭，打开储气瓶阀门后检查一级压力表读数正常，再慢慢调整减压阀开关，将二级压力调整至说明书指定压力。一般将培养箱进气压力调整至 0.1MPa 比较合适，该压力是海尔、Thermo 等主流品牌培养箱的使用压力。对于集体供气用户，直接将气管连接至供气口，并保证供气压力符合要求即可。连接好后请务必检查是否漏气，否则会造成安全隐患。

4）加湿盘内加入无菌蒸馏水，加水量在刻度允许范围内。

5）关闭培养箱的箱门，通电，等待观察温度及二氧化碳浓度显示正常。如果是初次使用或机器长时间未使用，建议试运行 24h，并请专业人员进行测试校准，尤其是匹配热导式二氧化碳传感器的培养箱。

6）对于海尔品牌具备物联模块的培养箱，可在说明书指导或销售人员协助下连接物联服务。

7）对于一些用户需在培养箱内安装其他的额外设备，须提前确认设备的发热量，否则可能会使箱温无法实现良好的控制。

4. 二氧化碳培养箱的日常维护与保养

1）定期检查储气瓶压力，压力不足 1MPa 时应及时更换，更换储气瓶时，应依次将储气瓶和减压阀开关关闭，再拆下减压阀重新安装在新的储气瓶上。

2）保持实验室环境清洁，避免实验室污染物进入培养箱内污染样品。

3）定期清洁培养箱，包括培养箱外部清洁和内部清洁，培养箱内外部的清洁频率取决于细胞培养类型和实验室环境。外部定期清洁必须去除灰尘和附着在表面的污染物，避免污染物在开门时随空气流动进入箱内。清洁频率根据使用情况可以每周一次到每月一次，清洁时使用较温和的家用清洁剂或蒸馏水清洁即可。培养箱内部清洁，包括内胆、隔板、风道板、水盘等均应定期进行消毒清洁，建议使用乙醇或其他无腐蚀性消毒剂，清洁后用洁净的无绒布擦干，切不可使用含氯和其他强酸强碱性消毒剂。使用不合理的消毒剂不仅会腐蚀培养箱，还可能会对细胞培养造成影响。

4）带有自动灭菌功能的培养箱应定期开启自动灭菌功能，消除顽固细菌、孢子等污染物，彻底清洁培养箱。

5）定期更换过滤器，包括二氧化碳进气过滤器以及箱内 HEPA 过滤器，根据使用情况不同，建议每半年到一年更换一次。

6）为了提供培养细胞所需的适当湿度，建议只使用无菌蒸馏水。不得直接使用自来水作为加湿水源，因为自来水中含有的氯会腐蚀培养箱，同时自来水中会有矿物质和细菌，使水盘内结垢，污染培养箱。水应定期更换，建议一周一次，加水量应适中，水盘应重点清洁。

7）定期校准核查培养箱。正确的使用培训，规范的操作流程，定期的维护保养对于试验的成功和机器的维护是必不可少的。做好培养箱的日常维护不仅减少对试验结果的影响，而且能延长培养箱的使用寿命，降低实验室成本。

4.6.3 二氧化碳培养箱计量特性与计量方法

1. 术语与计量单位

（1）温度偏差　在稳定状态下，二氧化碳培养箱在规定的时间内温度显示值的平均值与箱内中心点实测温度平均值的差值。

（2）温度均匀度　在稳定状态下，二氧化碳培养箱在规定的时间内，内部空间两个点之间实测温度的差值。

（3）温度波动度　在稳定状态下，二氧化碳培养箱在规定的时间内，箱内某个点的最高温度与最低温度之间的差值。

（4）二氧化碳浓度偏差（%）　在稳定状态下，二氧化碳培养箱在规定的时间内，二氧化碳浓度显示值的平均值与箱内中心点实测浓度平均值的差值。

（5）相对湿度偏差（%）　在稳定状态下，二氧化碳培养箱在规定的时间内，相对湿度显示值的平均值与箱内中心点实测相对湿度平均值的差值。

2. 计量特性

二氧化碳培养箱的计量特性见表4-19。

表4-19　二氧化碳培养箱的计量特性

计量特性	校准项目技术要求		
	温度	二氧化碳浓度	相对湿度
偏差	±0.5℃	±1%	±5% RH
均匀度	±0.5℃	—	—
波动度	±0.5℃	—	—

注：1. 表中指标仅供示例，不适用于合格性判别。

　　2. 电源参数、二氧化碳供气压力和纯度应符合培养箱说明书规定。

3. 校准条件

（1）环境条件　环境温度为18℃~30℃，建议使用用户常用环境温度或22℃附近；环境湿度≤85%；大气压强为80kPa~106kPa；周围应无强烈振动及其他腐蚀性气体存在，应避免其他冷、热源影响。实际工作中，环境应符合培养箱说明书规定的使用范围，并且还应满足测量标准器具的使用要求。

（2）负载条件　一般空载条件下进行，如需要可按照用户指定负载条件进行，但应对相关情况进行说明。

（3）测量标准及技术要求　温度测量标准所选用的测量器具及传感器应满足校准工作需求，测量通道及传感器数量不低于9个。二氧化碳浓度测量标准所选用的测量器具及传感器应满足校准工作需求，测量通道及传感器数量不低于1个。湿度测量标准所选用的测量器具及传感器应满足校准工作需求，测量通道及传感器数量不低于1个。测量标准温度、二氧化碳浓度、湿度传感器的数量应满足校准布点要求。测量器具的技术要求见表4-20。

表4-20　测量器具的技术要求

名称	测量范围	技术要求
温度测量标准器具	0℃~80℃	分辨力：不低于0.01℃ 最大允许误差：±（0.15℃ +0.002|t|）
二氧化碳浓度测量标准器具	0%~20%	分辨力：0.1% 最大允许误差：±1%
湿度测量标准器具	0%~100%	分辨力：0.1% RH 最大允许误差：±2.0% RH

注：1. 标准器具测量范围为一般要求，使用中以能覆盖培养箱实际校准参数为准。

2. 技术指标为包含采集设备和传感器的整体指标。

3. 各通道的测量结果应含修正值。

4. $|t|$为温度的绝对值，单位为℃。

4. 校准项目与校准方法

（1）校准项目　校准项目包括温度偏差、温度波动度、温度均匀度、二氧化碳偏差、湿度偏差（如有）、湿度波动度。

（2）校准方法

1）校准点选择。温度校准点设置为37℃，二氧化碳浓度校准点设置为5%，相对湿度校准点设置为95%。或根据用户需要选择实际常用点。

2）测量点位置和数量。校准点位置布置应放在设备工作室内的上、中、下三个水平校准平面上，中层为通过工作室几何中心的校准平面，测试点距工作室内壁的距离约为对应边长的1/10，测点距隔板距离应大于15mm。

温度校准点为9个（用字母O、A、B、C…表示），二氧化碳浓度校准点为1个（当设备预留采样口时通过采样口采样，无预留采样口时可测量位置用O表示），相对湿度（若有）校准点为1个（用O表示），O点位于中层中心位置，如图4-32所示。

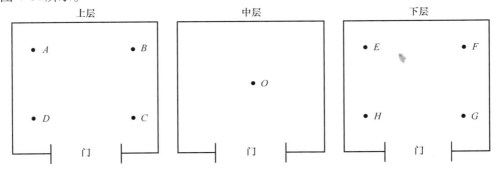

图4-32　二氧化碳培养箱校准点示意图

3）温度、二氧化碳浓度、相对湿度的校准。温度、二氧化碳浓度、相对湿度测量探头布置完成后，将设备的温度、二氧化碳浓度、相对湿度设定到校准点，使设备正常工作，待到达设定值并稳定后开始读数，每2min记录所有温度、二氧化碳浓度、相对湿度测试点的读数一次，30min内共记录16次。

5. 数据处理

（1）温度数据处理

1）温度偏差按式（4-34）计算。

$$T_{偏差} = \pm \left| \overline{T}_{显示} - \overline{T}_{中心} \right| \tag{4-34}$$

式中　$T_{偏差}$——温度偏差（℃）；

　　　$\overline{T}_{显示}$——培养箱显示温度的平均值（℃）；

　　　$\overline{T}_{中心}$——培养箱中心点实际温度的平均值（℃）。

2）温度波动度计算。设备在稳定状态下，工作空间中心点温度随时间的变化量，即中心点实测温度最高值与最低值之差的一半，冠以"±"号。温度波动度按式（4-35）计算。

$$T_{波动度} = \pm \left| \frac{T_{中心max} - T_{中心min}}{2} \right| \tag{4-35}$$

式中　$T_{波动度}$——温度波动度（℃）；

　　　$T_{中心max}$——培养箱中心点温度的最高值（℃）；

　　　$T_{中心min}$——培养箱中心点温度的最低值（℃）。

3）温度均匀度计算。设备稳定状态下，工作空间内所有温度测点的空间变化量，即所有温度测点温度最大值与最小值之差的一半，冠以"±"号。温度均匀度按式（4-36）计算。

$$T_{均匀度} = \pm \left| \frac{\overline{T}_{max} - \overline{T}_{min}}{2} \right| \tag{4-36}$$

式中　$T_{均匀度}$——温度均匀度（℃）；

　　　$\overline{T}_{max}$——培养箱各校准点温度平均值中的最高值（℃）；

　　　$\overline{T}_{min}$——培养箱各校准点温度平均值中的最低值（℃）。

（2）二氧化碳浓度数据处理　二氧化碳浓度偏差按式（4-37）计算。

$$C_{偏差} = \pm \left| \overline{C}_{显示} - \overline{C}_{中心} \right| \tag{4-37}$$

式中　$C_{偏差}$——二氧化碳浓度偏差（%）；

　　　$\overline{C}_{显示}$——培养箱显示二氧化碳浓度的平均值（%）；

　　　$\overline{C}_{中心}$——培养箱中心点实际二氧化碳浓度的平均值（%）。

（3）相对湿度数据处理　相对湿度偏差按式（4-38）计算。

$$H_{偏差} = \pm \left| \overline{H}_{显示} - \overline{H}_{中心} \right| \tag{4-38}$$

式中　$H_{偏差}$——相对湿度偏差（%）；

　　　$\overline{H}_{显示}$——培养箱显示相对湿度的平均值（%）；

　　　$\overline{H}_{中心}$——培养箱中心点实际相对湿度的平均值（%）。

4.6.4　二氧化碳培养箱核查方法及应用实例

1. 核查目的与周期

为了保证二氧化碳培养箱在使用过程中处于正常状态，在两次校准之间进行期间核查，验证设备是否保持校准时的状态，确保检验结果的有效性和准确性。期间核查是检测设备准确率，确保校准结果质量的重要控制手段，一般在两次校准之间进行，对于使用频繁的情况可以每季度核查一次。

2. 核查内容与方法

（1）核查内容　核查内容包括外观检查、温度偏差、温度波动度、温度均匀度、二氧化碳浓度偏差、二氧化碳浓度波动度、湿度偏差。

（2）核查方法

1）外观检查。二氧化碳培养箱应保证外观良好，操作显示正常；仪器名称、型号、编号、制造商、铭牌等信息完整清晰，并贴有检定校准标签且在有效期内。

2）布点位置。温度测试点布点位置分别位于上、中、下三层的平面中心，其中中层测试点位于箱内几何中心，共3个；二氧化碳浓度测试点布置在箱内几何中心处（如有采样口可通过采样口测试），共1个；相对湿度测试点布置在箱内几何中心处，共1个。对于有需求的用户，可以增加温度测试点数量，布点要求参考校准规范。

3）测试点布置完成后，将机器设定至核查值并开始运行，待机器运行稳定后每隔2min记录一次读数，记录持续30min，共计16次。

4）数据计算方法及其他未尽事项可参考4.6.3节相关内容。

3. 核查结果处理评定

（1）评定标准　核查项目技术要求见表4-21。

表4-21　核查项目技术要求

核查内容	校准项目技术要求		
	温度	二氧化碳浓度	相对湿度
偏差	±0.5℃	±1%	±5% RH
均匀度	±0.5℃	—	—
波动度	±0.5℃	—	—
外观检查	外观良好，信息齐全		

注：1. 以上指标仅供示例，不适用于合格性判定，以用户要求和产品说明书为准。
　　2. 电源参数、二氧化碳供气压力和纯度应符合培养箱说明书规定。

（2）结果处理　根据核查结果是否符合评定标准判定二氧化碳培养箱是否合格，如果不合格，则应停止使用，并通知设备管理员确认，待维护确认后重新启用。每次核查应做好核查记录，更新《二氧化碳培养箱期间核查记录》。

4. 核查应用实例

以笔者所在实验室二氧化碳培养箱为例，二氧化碳培养箱期间核查记录见

表 4-22。

表 4-22 二氧化碳培养箱期间核查记录

实验室名称		安全实验室		核查日期		2019.8.10											
设备名称		二氧化碳培养箱		机器编号		ZS1132											
生产商		青岛海尔生物医疗 股份有限公司		型号		HCP-168E											
核查依据		设备说明书，海尔二氧化 碳培养箱期间核查手册		核查内容		温度偏差、温度波动度、温度均匀度、 二氧化碳浓度偏差											
环境温度		24℃		环境湿度		45%											

		位置	1	2	3	4	5	6	7	8	9	10	11	12	13	14	15	16
核查数据	温度	上	37.1	37.0	37.0	37.1	37.0	37.0	37.1	37.1	37.1	37.1	37.2	37.1	37.0	37.1	37.1
		中心	37.0	36.9	36.9	37.0	37.0	37.0	37.0	37.0	37.0	37.0	36.9	37.0	37.0	36.9	37.0	37.0
		下	36.9	36.8	36.9	37.0	36.9	36.9	36.9	36.9	36.9	36.9	36.9	36.9	36.9	36.9	36.8	36.8
		设定	37.0	37.0	37.0	37.1	37.0	37.0	37.0	37.0	37.0	37.0	37.0	37.0	37.0	37.0	37.0	37.0
	CO_2	中心	4.9	4.9	4.9	4.9	5.0	4.9	5.0	4.9	4.9	5.0	5.0	5.0	4.9	4.9	4.9	4.9
		设定	5.0	5.0	5.0	5.0	5.0	5.0	5.0	5.0	5.0	5.0	5.0	5.1	5.0	5.0	5.0	5.0
	相对湿度	中心	94.0	94.1	94.1	94.0	93.9	93.9	93.9	93.9	93.8	93.8	93.9	93.9	94.0	94.1	94.1	94.2
		出厂默认值	95	95	95	95	95	95	95	95	95	95	95	95	95	95	95	95

结果计算	温度偏差	$T_{偏差} = \pm \left| \overline{T}_{显示} - \overline{T}_{中心} \right| = \pm 0.03℃$
	温度波动度	$T_{波动度} = \pm \left| \dfrac{T_{中心·max} - T_{中心·min}}{2} \right| = \pm 0.05℃$
	温度均匀度	$T_{均匀度} = \pm \left| \dfrac{\overline{T}_{max} - \overline{T}_{min}}{2} \right| = \pm 0.11℃$
	二氧化碳浓度偏差	$C_{偏差} = \left| \pm \overline{C}_{显示} - \overline{C}_{中心} \right| = \pm 0.1\%$
	二氧化碳浓度波动度	$C_{波动度} = \pm \left| \dfrac{C_{max} - C_{min}}{2} \right| = \pm 0.05\%$
结果评定		所有核查项目均符合要求，评定合格

4.7 药用真空冷冻干燥机

真空冷冻干燥是一个稳定的物质干燥过程，是指将含水物质预先冻结到共晶点温度以下，使水分变成固态，而后在低温和真空环境下，使其中的水分从固态升华成气态，以除去水分而保存物质原有形态的方法。

药用真空冷冻干燥机是采用真空冷冻干燥技术，主要用于生物、医药、化学制品等进行真空冷冻以达到干燥目的的设备，简称冻干机。

4.7.1 冻干机的原理与组成

1. 冻干机的原理

从物理学水的状态平衡三相图可知，水在固、液、气三相共存的状态，称为三相点，其温度为 0.01℃ （即 273.16K），压强为 610Pa （4.581mmHg）。在三相点以下，不存在液相。若将冰面的压强保持低于 610Pa 且给冰加热，那么冰就会不经液相直接变成气相，这一过程称为升华。如图 4-33 所示。

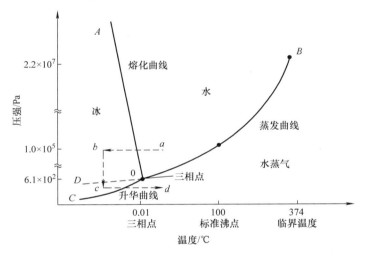

图 4-33 冷冻干燥原理图

冻干机的工作原理是将被干燥的制品先冻结到三相点温度以下（见图 4-33 $a \rightarrow b$），然后在一定的真空度条件下（见图 4-33 $b \rightarrow c$）使制品中的固态水分（冰）直接升华成水蒸气（见图 4-33 $c \rightarrow d$）并从制品中排除，使制品干燥。在这个冻干的过程中，制冷系统向冻干箱和捕水器提供所需的冷量，真空系统为升华冻干箱建立低气压条件，加热系统向被干燥制品提供升华潜热。

冻干工艺过程包括预冻、升华（第一阶段干燥）和再冻干（第二阶段干燥）三个阶段。

预冻时将制品放入冻干箱的隔板上降温，制品冻结的温度应低于其共熔点以下的一个范围（通常在 -40℃ 以下），并保持一段时间，确保制品完全冻结。当制品升华时，真空泵抽除气体维持升华所必需的低压强；升华水蒸气的流动取决于冻干箱与捕水器之间的压差，当制品与捕水器的温度分别为 -25℃ 与 -50℃ 时，冰在该温度下的饱和蒸汽压分别为 63.45Pa 与 3.95Pa，再加之真空泵的抽吸作用，因而在制品升华面与冷凝捕水面之间便产生了很大的压差，它将促使制品升华逸出的水蒸气以一定的流速被比制品温度更低的捕水器抽吸与捕获在其表面结成冰霜。

2. 冻干机的组成

（1）冻干机的组成　冻干系统中必要的主体设备通常由干燥腔室及压力控制和保护装置、真空排气系统（包括真空冷凝器）、液压或螺杆升降压塞装置或进出料装置、导热隔板、加热装置、导热媒体换热器、制冷系统（冷冻机、冷凝器、蒸发器等）、有机溶媒回收装置（选配）、在线清洗装置、在线灭菌装置、运行参数测定控制系统（温度测定控制系统、真空测定控制系统、残留水分测定系统以及计算机控制系统）等组成。冻干机系统结构如图4-34所示。

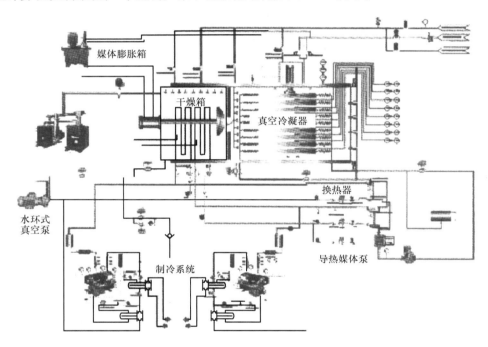

图4-34　冻干机系统结构

（2）冻干机各部件的基本功能

1）干燥腔室。干燥腔室的主要作用是形成一个密封的空间，在腔室中，制品在一定的温度、压力等条件下完成冷冻、真空干燥、全压塞等操作。

2）真空排气系统。真空排气系统在干燥腔室和真空冷凝器形成真空，一方面促使腔室内的水分在真空状态下蒸发（升华），另一方面在真空冷凝器和干燥腔室之间形成一个真空度梯度（压差），这个压差将干燥腔室内蒸发的水蒸气推向真空冷凝器（捕水器），并被真空冷凝器（捕水器）的冰面捕集。

由于冷冻干燥的过程产生于干燥腔室和真空冷凝器之间的水蒸气压差，只有在真空冷凝器的温度低于干燥腔室内温度的条件下，才能形成干燥腔室与真空冷凝器之间的压差。因此如果真空冷凝器的性能不佳，前述干燥腔室与真空冷凝器之间对水蒸气的推动力将减小，真空系统将不可能有效地排除水蒸气，最终影响制品质量和真空泵的寿命。

3）导热隔板。隔板的冷却及加热是靠导热媒体在隔板板层内部的通道中强制循环得以实现的，冷或热的导热媒体在隔板内流动，均匀地将冷或热能量传递给放置于隔板表面的制品容器，能量的传递贯穿于整个冻干过程。导热媒体的循环可通过机械泵或磁驱动无密封垫式循环泵来实现。

4）制冷系统。制冷系统由制冷压缩机及其辅助设施构成，为干燥腔室和真空冷凝器（冷阱、捕水器）提供冷源。

5）导热媒体换热器。间接地交换来自制冷或电加热器的冷或热量，给导热隔板上的制品提供能量。

6）加热装置。干燥过程中为制品提供热量，一般采用电加热器。

7）隔板升降及压塞系统。在干燥腔室内，一个冻干周期完成之后，在控制压力的消毒空气或惰性气体状态下，对小瓶压塞封口。压塞装置的压板由设在箱体顶部或底部的液压缸或气缸驱动，随着压板的下降或上升，隔板沿着滑杆一层接一层向下或向上移动，从而将胶塞压进瓶口，完成压塞工作。隔板升降系统还可方便装料和卸料，即装料时将所有隔板降到箱体底部，第一层隔板升到装料高度，进料之后上升为第二层隔板留下位置，这样依次装料直到完成装料。卸料过程与上述过程相反。隔板升降装置的位置靠近干燥箱，主要部件还包括电磁阀、控压阀、压力开关、安全阀、单向阀和压力表等。

8）溶媒收集装置。当冻干制品溶液中含有部分有机溶媒时，普通的冻结温度和正常真空状态下，有机溶媒混合液不易以固相存在，有机溶媒混合蒸气不能被普通冷凝盘管凝结捕获。为了凝结捕集含有有机溶媒的冷凝溶剂，通常可在真空冷凝器的底部设计并配置一有机溶媒收集器，收集器内配有内置蒸发盘管，通过制冷压缩机制冷，将收集器内温度降至足够低，足以阻止在升华干燥阶段真空冷凝器中已捕获的有机溶媒混合液凝冰再次蒸发。在进行二次干燥（蒸发解吸附）时，通过关闭阀门，使有机溶媒收集器与主冷凝器完全隔离，二次干燥如常进行。除此以外，溶媒收集器应配有相应的阀门，具有排放和进气的功能。

9）在线自动清洗装置。配置于干燥腔室和真空冷凝器（冷阱、捕水器）内的机械清洗装置，用于洗涤干燥腔室和真空冷凝器内表面残留物。整个在线自动清洗装置一般分为机内、机外两个部分，机外部份由清洗用水贮罐、多级泵及一套自动控制阀组成。机体内部分主要由分布在真空冷凝器及干燥箱内的喷嘴及喷球组成。

10）在线灭菌装置。无论是在线蒸汽灭菌装置，还是环氧乙烷气体和汽化过氧化氢（VHP）灭菌装置，其作用均为对干燥腔室和真空冷凝器内表面灭菌，创造一个适合药品生产的无菌环境，不致由于真空冷凝器和干燥腔室可能与药品接触的原因对药品造成微生物污染。

11）运行参数测定控制系统主要包括温度测定控制系统、真空测定控制系统、残留水分测定系统及计算机控制系统。

4.7.2 冻干机的应用

1. 在生物制品方面的应用

（1）活菌菌苗　例如新冠疫苗、卡介苗、流脑菌苗、结核菌苗等。

（2）灭毒疫苗　例如麻疹疫苗、流感疫苗、狂犬疫苗、鸡瘟疫苗等。

（3）其他生物制品、生化药品　例如乙肝表面抗原诊断雪球、人白细胞干扰素、辅酶 A（CoA）等。

2. 在西药生产中的应用

多为针剂，以抗生素药、循环器官用药、中枢神经用药、维生素类和肿瘤药物为主。

3. 在中药生产中的应用

近几年开始用冻干法加工中成药，将配制好的中成药经过浸渍、提取、过滤、浓缩、冻干后再制成粉剂、片剂或针剂。

4. 在医疗方面的应用

利用冻干技术可以长期保存血液、动脉、骨骼、皮肤、角膜和神经组织等各种器官。

4.7.3 药用真空冷冻干燥机计量特性及计量方法

1. 适用范围

适用于温度范围（冻干室）$-55℃ \sim 60℃$、真空范围 $0.5Pa \sim 100Pa$ 的药用真空冷冻干燥机温度、真空度、时间参数的校准。

2. 计量特性

冻干机的参数与技术要求见表4-23。

表 4-23　冻干机的参数与技术要求

参数名称	技术要求
降温速率	$T \leq 2h$（20℃降至 $-50℃$）
隔板温度偏差	$\pm 1℃$
隔板温度均匀度	$\leq 1.0℃$
极限真空度	$\leq 2.7Pa$
真空泄漏率	$\leq 0.025Pa \cdot m^3/s$

注：以上指标不适用于合格性判别，仅供参考。

3. 校准条件

（1）环境条件　环境温度为 $10℃ \sim 30℃$；相对湿度为 $15\% \sim 85\%$。设备附近应无明显的机械振动和腐蚀性气体存在。应避免其他冷、热源影响。一般在空载条件下校准。根据冻干机使用方的需求，也可以在负载条件下校准，但应说明负载情况。

（2）测量标准及主要技术指标　测量标准及主要技术指标见表4-24。

表 4-24　测量标准及主要技术指标

序号	名称	测量范围	主要技术指标	备注
1	无线温度记录仪	−60℃~80℃	分辨力：≤0.01℃ 最大允许误差：±0.1℃ 采样时间间隔：≤1s	温度测量标准
2	标准真空计或无线真空记录仪	0.1Pa~100Pa	$U_{rel}=1.0\%$（$k=2$）	真空测量标准
3	时间测量标准	—	最大允许误差：±1s/d	采用无线温度记录仪内的时间测量标准

注：1. 测量标准应不破坏冻干机整体密封性及其正常运行条件。

　　2. 测量标准应具有数据记录功能。

　　3. 也可选用其他满足要求的测量标准。

4. 校准项目和校准方法

（1）校准项目　冻干机的校准项目包括降温速率、隔板温度均匀度、隔板温度偏差、极限真空度、真空泄漏率。

（2）校准方法　冻干机的温度参数校准点应选择冻干关键步骤温度点。如图4-35所示，无线温度记录仪应布放在冻干机内的隔板上，与隔板充分接触。每层隔板设置3或5个温度布放点，布放位置为冻干机各层隔板上导热硅油进出口位置及中心位置或隔板四角及中心位置。真空测量点应布放在冻干机中间层几何中心位置。

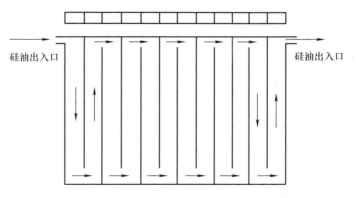

图 4-35　冻干机温度测量点放置位置示意图

在干燥箱和水汽凝结器的干燥条件下，开启干燥箱、水汽凝结器与真空泵所有管道，启动真空泵对干燥箱、水汽凝结器抽真空45min，查验真空度。

当真空表显示干燥箱、水汽凝结器内真空度达到 5Pa 时，关闭隔离阀真空泵，保压 30min 后，分别记录两个时刻真空测量标准的示值。

（3）数据处理

1）降温速率按式（4-39）计算。

$$\Delta \tau_e = \tau_2 - \tau_1 \tag{4-39}$$

式中　$\Delta \tau_e$——降温速率（s）；

τ_1——隔板温度调整到 20℃的时刻（s）；

τ_2——读取冻干室内任意一点温度测量均降至 −50℃的时刻（s）。

2）温度偏差按式（4-40）计算。

$$\Delta t_{max} = t_{max} - t_s$$
$$\Delta t_{min} = t_{min} - t_s \tag{4-40}$$

式中　Δt_{max}——温度上偏差（℃）；

Δt_{min}——温度下偏差（℃）。

t_{max}——各测量点规定时间内测量的最高温度（℃）；

t_{min}——各测量点规定时间内测量的最低温度（℃）；

t_s——设定温度（℃）。

3）温度均匀度。冻干机在稳定状态下，隔板各测量点 30min 内（每 2min 测试一次）每次测量中实测最高温度与最低温度之差的算术平均值。温度均匀度按式（4-41）计算。

$$\Delta t_u = \frac{\sum_{i=1}^{n}(t_{imax} - t_{imin})}{n} \tag{4-41}$$

式中　Δt_u——温度均匀度（℃）；

t_{imax}——各测量点在第 i 次测得的最高温度（℃）；

t_{imin}——各测量点在第 i 次测得的最低温度（℃）；

n——测量次数。

4）真空度。真空度 p_0 是真空度测量条件下的真空测量标准示值（Pa）。

5）真空泄漏率按式（4-42）计算。

$$真空泄漏率 = \frac{p_2 - p_1}{30 \times 60}V \tag{4-42}$$

式中　p_1——真空表显示 5Pa 时，真空测量标准示值（Pa）；

p_2——保压 30min 后，真空测量标准示值（Pa）；

V——冻干机干燥箱内的净容积（m³）。

4.7.4　药用真空冷冻干燥机的验证

冻干机的验证主要包括设计确认（DQ）、安装确认（IQ）、运行确认（OQ）、性能确认（PQ）和产品验证（PV）五部分内容。

1. 设计确认

通常指对项目设计方案的预审查，包括平面布局、水系统、净化空调系统、待订购设备对生产工艺适用性的审查以及对供应厂商的选定。设计确认被认为是项目及验证的关键要素。

一般设计确认采用两种方式进行，一种对于特别熟悉的设备可将设计思想、理念、达到的标准要求、使用条件告知药机厂，待设计好后由双方对设备进行预确认。另一种对不熟悉的设备可将使用条件、要求达到的性能指标告知药机厂，委托药机厂设计确认。

设计冻干机时，首先要考虑到目的和要求，技术性能要有一定的先进性，满足合同要求的各项指标，从选材、设计结构、各系统性能方面确认是否适合制药厂的生产工艺、便于安装、维修保养、清洗、消毒等方面的要求，以满足 GMP 的要求。

2. 安装确认

安装确认主要是指设备安装后进行的各种系统检查及技术资料的文件化工作。

（1）IQ1（药机厂需确认的内容）　在制药厂内进行安装确认，确保机器各部件、系统按设计图样要求组装，以达到设备的性能要求，保证设备调试运行正常。

（2）IQ2（制药厂需确认的内容）

1）对冻干机技术资料的核查（如设备、仪表、材料的合格证书、备品备件清单、产品装箱清单等），确认是否齐全，并根据所提供的资料对设备、备品备件进行检查验收，检查到货与清单是否相符、是否与订货合同一致。

2）设备的安装检查（如设备的安装位置是否合适，配套的公用工程、管路焊接是否光洁，所配备的仪表精度是否符合规定要求等），安装是否符合供方提出的安装条件。

3. 运行确认

为证明设备或系统达到设定要求而进行的各种运行试验及文件化工作。安装确认合格后再进行运行确认，按调试程序对机器进行调试后，按冻干机操作规程操作，确认冻干机空载各项技术指标能否达到设定要求的一系列活动。

4. 性能确认

就生产工艺而言，性能确认常指模拟生产试验。通过模拟生产考察冻干机运行的可靠性、主要运行参数的稳定性，证明冻干机是否达到设计标准和 GMP 有关要求而进行的系统性检查和试验。性能确认时，至少应草拟好有关的标准操作规程和批准的生产草案，按草案的要求操作设备，观察、调试、取样并记录运行参数。

在药机厂，冻干机通常用水代替产品进行最大捕水量试验；在制药厂，根据产品的特点设计工艺运行条件，所用原料多数情况下可用替代品替代，且模拟生产至少应重复三次。但对已使用过同类冻干机，且冻干机运行较稳定，人员已有一定同类设备实际运行经验的生产线，也可跳过模拟生产，直接进行试生产。

此外，在带 SIP 功能冻干机的性能确认方面，还有清洗和灭菌效果性能方面的确认。

5. 产品验证

产品验证是指在特定监控条件下的试生产。在试生产期间，为了在正式投入常规生产时能保证控制生产工艺，往往需要抽取较多样品，包括半成品及环境监控（必要时）的样品，并需要对试生产获得的产品进行加速稳定性考察试验。

第5章　生物医药产业环境控制设备 5

5.1　洁净室

洁净室是对尘粒及微生物污染有规定，需要进行环境控制的房间或区域，其建筑结构、装备及使用均应具有减少对该区域内污染源的介入、产生和滞留的功能。其他相关参数诸如温度、湿度、压力也有必要控制。

5.1.1　洁净室的原理与组成

洁净室的主要原理是利用流体力学的相关性质来控制室内污染源，按其气流组织的不同可以分为非单向流洁净室、矢流洁净室和单向流洁净室。

（1）非单向流洁净室　非单向流洁净室也称为乱流洁净室，主要特点是从来流到出流、从送风口到回风口之间气流的流通截面是变化的。洁净室截面比送风口截面大得多，因而不能在全室截面或者在全室工作区截面形成匀速气流。所以，送风口以后的流线彼此有很大或者越来越大的夹角，曲率半径很小，气流在室内不可能以单一方向流动，将会彼此撞击，并有回流、涡旋产生。这就决定非单向流洁净室的流态实质是突变流、非均匀流。所以，非单向流洁净室的作用原理是当一股洁净气流从送风口送入室内时，迅速向四周扩散、混合，同时把差不多同样数量的气流从回风口排走，这股洁净气流稀释着室内污染的空气，把原来含尘浓度很高的室内空气冲淡了，一直达到平衡。所以，气流扩散得越快，越均匀，稀释的效果就越好。非单向流洁净室的原理就是稀释作用。

（2）矢流洁净室　矢流洁净室的送风气流不是单一的方向，而是任何方向都有。其净化机理既不同于非单向流洁净室的稀释掺混作用，也不同于单向流洁净室时均流线平行的活塞作用。它的流线不平行，这一点和非单向流洁净室相同，但不同的是流线不发生交叉，因此不是靠掺混作用，仍然靠推出作用，只是不同于单向流的平推，而是斜推，它是靠气流的"斜推"，将室内空气排至室外以达到净化空气的目的。可见，矢流洁净室与单向流洁净室净化的原理虽不相同，但作用原理相似，这就为矢流洁净室达到较高级别的洁净度提供了保证。目前大量的研究表明，这种洁净室的洁净度级别能达到 A 级。在某些特定场合，如手术室等，这种送风流型可以克服顶棚灯具或顶棚上其他设备、工作台等对气流的阻碍作用，优化了洁净室的可用空间。

（3）单向流洁净室　在洁净室内，从送风口到回风口，气流流经途中的断面几乎没有什么变化，加上送风静压箱和高效过滤器的均压均流作用，全室断面上的流速比较均匀，在工作区内流线单向平行，没有涡流，这些是单向流洁净室的三大特点。这里的流线单向平行，是指时均流线彼此平行，方向单一。在单向流洁净室内，洁净气流不是一股或几股，而是充满全室断面，所以这种洁净室不是靠洁净气流对室内空气的掺混稀释作用，而是靠洁净气流将室内空气沿整个断面排至室外，达到净化室内空气的目的。所以，洁净空气就好比一个空气活塞，沿着房间这个"气缸"向前推进，没有返回，把原有的含尘浓度高的空气挤压出房间。

5.1.2　洁净室的应用

1. 非单向流洁净室

洁净效果可以达到洁净度1000级~10000级，如果设计合理可达100级。室内换气次数越大，洁净度越高。目前，非单向流洁净室主要应用于医药、光伏行业等洁净度要求不高的行业（万级或十万级）。

2. 单向流洁净室

单向流洁净室适用于洁净等级较高的环境使用，一般其洁净室等级可达1级~100级（个级、十级、百级）。目前，单向流洁净室主要应用于对洁净度等级要求较高的半导体封装、光电行业。

5.1.3　洁净室计量特性及计量方法

1. 洁净室的主要计量特性

本部分内容主要参照了GB 50457—2019《医药工业洁净厂房设计标准》相关内容。

（1）洁净度　洁净环境内单位体积空气中含大于或等于某一粒径悬浮粒子的统计数量来区分的洁净程度。洁净度的级别见表5-1。

表5-1　医药洁净室空气洁净度级别

洁净度级别	悬浮粒子最大允许数/（个/m³）			
	静态		动态	
	≥0.5μm	≥5.0μm	≥0.5μm	≥5.0μm
A级	3520	20	3520	20
B级	3520	29	352000	2900
C级	352000	2900	3520000	29000
D级	3520000	29000	不做规定	不做规定

（2）微生物限度　洁净室微生物限度见表 5-2。

表 5-2　洁净室微生物限度

洁净度级别	浮游菌 /（cfu/m³）	沉降菌（φ90mm） /（cfu/4h）	表面微生物	
			接触（φ55mm） /（cfu/碟）	5 指手套 /（cfu/手套）
A 级	<1	<1	<1	<1
B 级	10	5	5	5
C 级	100	50	25	—
D 级	200	100	50	—

（3）温湿度　医药生产工艺及产品对温度和湿度有特殊要求时，应根据工艺及产品要求确定。药品生产工艺及产品对温湿度无特殊要求时，空气洁净度 A 级、B 级、C 级的医药洁净室温度为 20℃～24℃，相对湿度为 45%～60%；空气洁净度 D 级的医药洁净室温度为 18℃～26℃，相对湿度为 45%～60%。人员净化及生活用室的温度，冬季应为 16℃～20℃，夏季应为 26℃～30℃。

（4）压差　不同空气洁净度级别的医药洁净室之间，以及洁净室与非洁净室之间的空气静压差不应小于 10Pa，医药洁净室与室外大气的静压差不应小于 10Pa。

（5）照度　根据生产要求符合相关要求，主要工作室一般照明的照度值宜为 300lx；辅助工作室、走廊、气锁、人员净化和物料净化用室的照度值宜为 200lx。对照度有特殊要求的生产岗位根据需要进行调整。

（6）噪声　非单向流医药洁净室的噪声级（空态）不应大于 60dB（A），单向流和混合流医药洁净室的噪声级（空态）不应大于 65dB（A）。

（7）风速、风量、换气次数（参照 GB 50591—2010《洁净室施工及验收规范》）　非单向流洁净室系统的各项实测风量及换气次数应大于各自的设计风量或换气次数，但不应超过 20%；室内各风口的风量与各风口设计风量之差均不应超过设计风量的 ±15%。

单向流洁净室的实测室内平均风速应大于设计风速，但不应超过 15%；实测室内新风量应大于设计新风量，但不应超过 10%。

（8）自净时间　洁净室被污染后，净化空气调节系统在规定的换气次数条件下开始运行，直至恢复到固有的静态标准时所需时间。自净时间仅针对非单向流洁净室进行检测。

（9）高效过滤器检漏　高效过滤器泄漏率应小于或等于 0.01%。若高效过滤器在检测过程中，所有点的泄漏率都不超过 0.01%，则判定该高效过滤器合格，若有一处超过 0.01%，则判为不合格。

（10）气流流型　洁净室的气流流型见表 5-3。

表5-3　洁净室的气流流型

洁净室空气洁净度级别	气流流型	送风、回风方式
A级	单向流	水平、垂直
B级	非单向流	顶送下侧回、上侧送下侧回
C级	非单向流	顶送下侧回、上侧送下侧回
D级	非单向流	顶送下侧回、上侧送下侧回、顶送顶回

2. 计量方法

（1）洁净度　具体检测方法参照 GB/T 25915.1—2021《洁净室及相关受控环境　第1部分：按粒子浓度划分空气洁净度等级》附录A执行。

（2）浮游菌　具体检测方法参照 GB/T 16293—2010《医药工业洁净室（区）浮游菌的测试方法》执行。

（3）沉降菌　具体检测方法参照 GB/T 16294—2010《医药工业洁净室（区）沉降菌的测试方法》执行。

（4）表面微生物　具体检测方法参照 2020 年版《中华人民共和国药典》执行。

1）接触碟法：将充满规定的琼脂培养基的接触碟对规则表面或平面进行取样，然后置于合适的温度下培养一定时间并计数，每碟取样面积约为 25cm²，微生物计数结果以 cfu/碟报告。

2）擦拭法是接触碟法的补充，用于不规则表面的微生物监测，特别是设备的不规则表面。擦拭法的擦拭面积应采用合适尺寸的无菌模版或标尺确定，取样后，将拭子置于合适的缓冲液或培养基中，充分振荡，然后采用适宜的方式计数，每个拭子取样面积约为 25cm²，微生物计数结果以 cfu/碟报告。

（5）温湿度　具体检测方法参照 GB 50591—2010《洁净室施工及验收规范》附录 E.5 执行。

（6）压差　具体检测方法参照 GB 50591—2010 附录 E.2 执行。

（7）照度　具体检测方法参照 GB 50591—2010 附录 E.7 执行。

（8）噪声　具体检测方法参照 GB 50591—2010 附录 E.6 执行。

（9）风速、风量、换气次数　对于单向流洁净室，可采用室截面平均风速和截面积乘积的方法确定送风量，垂直单向流洁净室的测定截面取距地面 0.8m 的无阻隔面（孔板、格栅除外）的水平截面，如有阻隔面，该测定截面应抬高至阻隔面之上 0.25m；水平单向流洁净室取距送风面 0.5m 的垂直于地面的截面，截面上测点间距不应大于 1m，一般取 0.3m。测点数应不少于 20 个，均匀布置。

对于非单向流洁净室，内安装过滤器的风口可采用套管法、风量罩法或风管法测定风量，为测定回风口或新风口风量，也可用风口法。

具体参照 GB 50591—2010 附录 E.1 条款内容进行检测。参照通过总送风量除以房间体积可计算房间的换气次数。

（10）自净时间　具体检测方法参照 GB 50591—2010 附录 E.11 执行。

（11）高效过滤器检漏　参照 ISO 14644 - 3：2019《洁净室及相关受控环境　第 3 部分：测试方法》附录 B.7 执行。

（12）气流流型　具体检测方法参照 GB 50591—2010 附录 E.12 执行。

5.1.4　洁净室核查方法及应用实例

在生物医药产业使用的洁净室是空气悬浮粒子和微生物浓度，以及温度、湿度、压力等参数受控的生产房间或限定的空间。在实际使用中，洁净室的核查更多是通过定期监测来确保洁净室的整体性能持续满足要求，具体项目和频次参照 GB 50457—2019《医药工业洁净厂房设计标准》附录 B.0.2 的内容执行。洁净室核查频次要求参照监测频次执行，方法参照 5.1.3 节的计量方法。洁净室核查方法示例见表 5-4。

表 5-4　洁净室核查方法示例

监测项目	监测频次			
	A 级	B 级	C 级	D 级
温度、湿度	2 次/班	2 次/班	2 次/班	1 次/班
风量	—	1 次/周	1 次/月	1 次/年
单向流速	1 次/周	—	—	—
单向流型	1 次/周（关键点）	—	—	—
压差值	1 次/周	1 次/周	1 次/周	1 次/周
悬浮粒子	关键点（动态） 1 次/月（静态）	关键点（动态） 1 次/月（静态）	1 次/月	1 次/月
恢复时间	—	1 次/月	1 次/季	1 次/半年
沉降菌	1 次/班	1 次/班	1 次/月	1 次/月
浮游菌	1 次/周	1 次/季	1 次/半年	1 次/半年
表面微生物	每班	每班	—	—
高效过滤器完整性	1 次/半年	1 次/半年	1 次/半年	1 次/年

5.2　生物安全柜

生物安全柜是防止试验操作处理过程中含有危险性或未知性生物气溶胶散逸的箱型空气净化负压安全装置，广泛应用于微生物学、生物医学、基因工程、生物制品等领域的科研、教学、临床检验和生产中，是实验室生物安全中一级防护屏障中基本的安全防护设备。

气溶胶是指悬浮于气体介质中，粒径一般为 0.001μm ～ 100μm 的固态、液态微粒所形成的胶融态分散体系。

5.2.1 生物安全柜的原理与组成

1. 生物安全柜的原理

生物安全柜的原理主要是将柜内空气向外抽吸，使柜内保持负压状态，安全柜内的气体不外泄，通过垂直气流来保护工作人员；外界空气经空气过滤器（HE-PA）过滤后进入安全柜内，以避免处理样品被污染；柜内的空气由层流气流向下扫过工作区域，捕获气溶胶，经过 HEPA 过滤后再排放到大气中，以保护环境。

2. 生物安全柜的组成

生物安全柜一般由箱体和支架两部分组成。箱体部分主要包括前窗驱动系统、空气过滤系统、外排风箱系统、光源部分和控制面板。

（1）前窗驱动系统　滑动前窗驱动系统由前玻璃门、门电动机、牵引机构、传动轴和限位开关等组成，主要作用是驱动或牵引各个门轴，使设备在运行过程中，前玻璃门处于正常位置。

（2）空气过滤系统　空气过滤系统是保证生物安全柜性能的主要系统，由驱动风机、风道、循环空气过滤器和外排空气过滤器组成。其主要的功能是不断地使洁净空气进入工作室，使工作区的垂直气流流速保持在一定速率，保证工作区内的洁净度要求。同时净化外排气流，防止污染环境。该系统的核心部件为 HEPA，其过滤效率可达到 99.99%～100%。进风口的预过滤罩或预过滤器，使空气预过滤净化后再进入 HEPA 中，可延长 HEPA 的使用寿命。

（3）外排风箱系统　外排风箱系统由外排风箱壳体、风机和排风管道组成。外排风机提供排气的动力，将工作室内不洁净的空气抽出，并由外排过滤器净化而起到保护样品和柜内试验物品的作用，由于外排作用，工作室内为负压，防止工作区空气外逸，起到保护操作者的目的。

（4）光源部分　光源部分包括照明光源和紫外光源，位于玻璃门内侧以保证工作室内有一定的亮度和用于工作室内的台面及空气的消毒。

（5）控制面板　控制面板上有电源、紫外灯、照明灯、风机开关、控制前玻璃门移动等装置，主要作用是设定及显示系统状态。

5.2.2 生物安全柜的应用

生物安全柜分为三级：Ⅰ级生物安全柜、Ⅱ级生物安全柜、Ⅲ级生物安全柜。

Ⅰ级生物安全柜：操作人员通过前窗操作口在生物安全柜内进行操作。前窗操作口向内吸入的负压气流保护操作人员的安全，排出气流经高效过滤器过滤后排出安全柜以保护环境。

Ⅱ级生物安全柜：操作者人员通过前窗操作口在生物安全柜内进行操作。前窗操作口向内吸入的负压气流用以保护操作人员的安全，经高效过滤器过滤的下降气流用以保护安全柜内的试验物品；气流经高效过滤器过滤后排出生物安全柜以保护环境。

　　Ⅲ级生物安全柜：Ⅲ级生物安全柜是全封闭、不泄漏结构的通风柜，人员通过与柜体密闭连接的手套在生物安全柜内实施操作。下降气流经高效过滤器过滤后进入安全柜以保护生物安全柜内的试验物品，排出气流经高效过滤器过滤后经焚烧处理以保护环境。

　　Ⅱ级生物安全柜根据排放气流占系统总流量的比例及内部设计结构，将其划分为 A1、A2、B1、B2、C1 五个类型，见表 5-5。在各级生物安全实验室选用生物安全柜的原则见表 5-6。

表 5-5　Ⅱ级生物安全柜的分型及其特点

安全柜类型	流入气流平均流速/(m/s)	循环排风机制	排风选择	适用范围
Ⅱ – A1	≥0.38	循环随型号变化、内部为负压	室内排气/伞形罩排气链接排风管	如果化学风险评估允许，用于进行挥发性化学品试验时，必须连接到外部排气系统
Ⅱ – A2	≥0.51	循环随型号变化、内部为负压	室内排气/伞形罩排气链接排风管	如果化学风险评估允许，用于进行挥发性化学品试验时，必须连接到外部排气系统
Ⅱ – B1	≥0.51	循环随型号变化、循环小于 50%，内部为负压	室外排气/直接排气链接排风管	如果化学风险评估允许，可用于进行挥发性化学品试验
Ⅱ – B2	≥0.51	外排 100%，内部为负压	室外排气/直接排气链接排风管	如果化学风险评估允许，可用于进行挥发性化学品试验
Ⅱ – C1	≥0.51	循环小于 50%，外排大于 50%，内部为负压	室内排气/伞形罩排气链接排风管	如果化学风险评估允许，用于进行挥发性化学品试验时，必须连接到外部排气系统

表 5-6　选用生物安全柜的原则

实验室级别	生物安全柜选用原则
一级	一般无须使用生物安全柜，或使用Ⅰ级生物安全柜
二级	当可能产生微生物气溶胶或出现溅出的操作时，可使用Ⅰ级生物安全柜；当处理感染性材料时，应使用部分或全部排风的Ⅱ级生物安全柜；若涉及处理化学致癌剂、放射性物质和挥发性溶媒，则只能使用Ⅱ – B级全排风（B2 型）生物安全柜
三级	应使用Ⅱ级或Ⅲ级生物安全柜；所有涉及感染材料的操作，应使用全排风型Ⅱ – B级全排风（B2 型）或Ⅲ级生物安全柜
四级	应使用Ⅲ级生物安全柜；当人员穿着正压防护服时，可使用Ⅱ – B级全排风生物安全柜

5.2.3　生物安全柜计量特性及计量方法

1. 生物安全柜的主要计量特性

（1）JJF 1815—2020《Ⅱ级生物安全柜校准规范》中的要求

1）下降气流流速：来自生物安全柜上方经高效过滤器过滤的垂直向下流向工作区的气流流速，提供产品和交叉污染保护。平均流速应在 0.25m/s～0.4m/s 之间，各测量点实测值与平均流速（非平均下降时为其区域平均流速）相差均应不超过 ±25% 平均流速或 ±0.081m/s（取较大值）。

2）流入气流流速：从室内通过前窗操作口进入安全柜前窗下侧泄流槽的气流流速，流入气流为防止安全柜工作区内产生的气溶胶泄漏提供了一个保障。Ⅱ‐A1型，流入气流平均流速 ≥0.38m/s；Ⅱ‐A2型，流入气流平均流速 ≥0.51m/s；Ⅱ‐B1型，流入气流平均流速 ≥0.51m/s；Ⅱ‐B2型，流入气流平均流速 ≥0.51m/s；Ⅱ‐C1型，流入气流平均流速 ≥0.51m/s。

3）洁净度：当需要保护受试样品时，洁净级别应达到 ISO 5 级（当粒径 ≥0.5μm 时悬浮粒子最大浓度限值为 3520m^{-3}），即每个采样点测得的粒子浓度平均值和 95% 置信上限（UCL）均不超过 ISO 5 级的最大浓度限值。

4）照度：平均背景照度不大于 160lx 时，安全柜平均照度应不小于 650lx，每个照度实测值应不小于 430lx。

5）噪声：实际噪声应不大于 70dB（A）。

6）高效/超高效过滤器检漏：

① 光度法。可扫描检测过滤器在任何点的漏过率不超过 0.01%；不可扫描检测过滤器在任何点的漏过率不大于 0.005%。

② 计数法。粒子数不超过 10/L（粒径 ≥0.5μm）；当现场检测时，若大气环境尘埃浓度难以达到不小于 30000/L（粒径 ≥0.5μm），检测到的粒子数应不大于 3/L（粒径 ≥0.5μm）；对于在排风高效过滤器出风侧无法用扫描法检漏的生物安全柜，在高效过滤器出风面后的负压管道中检漏时检测到的粒子数应不大于 1/L（粒径 ≥0.5μm）。

（2）YY 0569—2011《Ⅱ级生物安全柜》中的要求　生物安全柜作为检测设备，广泛应用于生物医药产业，在满足 JJF 1815—2020 的同时还需要满足 YY 0569—2011 中的要求，此行业标准对生物安全柜的性能指标除了包括计量性能，还包括其他功能性能。此处仅列出 YY 0569—2011 中与 JJF 1815—2020 中计量性能相对应的参数指标。

1）下降气流流速：平均流速应在 0.25m/s～0.5m/s，应在标称值 ±0.015m/s 之间，对于符合人员、产品与交叉污染保护要求的生物安全柜，下降气流应在下降气流标称值 ±0.025m/s 之间。对于均匀下降气流的生物安全柜，各测量点实测值与平均流速相差均应不超过 ±20% 平均流速或 ±0.08m/s（取较大值）。

非均匀下降气流安全柜，各区域实测的下降气流平均流速值应在其区域下降气

流标称值 ±0.015m/s 之间，各测点实测值与其区域的平均流速相差应不超过 ±20% 平均流速或 ±0.08m/s（取较大值）。

2）流入气流流速：平均流速应在标称值 ±0.015m/s 之间，若符合人员、产品与交叉污染保护要求的生物安全柜，流入气流平均流速应在流入气流标称值 ±0.025m/s之间。Ⅱ‐A1 型生物安全柜流入气流平均流速不应低于 0.40m/s，前窗操作口流入气流工作区每米宽度的流量应不低于 0.07m²/s。Ⅱ‐A2、Ⅱ‐B1 和 Ⅱ‐B2 型生物安全柜流入气流平均流速不应低于 0.50m/s，工作区每米宽度的流量应不低于 0.10m²/s。

3）噪声：不超过 67dB（A）。

4）照度：平均照度应不小于 650lx，每个照度实测值应不小于 430lx。

5）振动：频率 10Hz 和 10kHz 之间的净振动振幅应不超过 5μm（RMS）。

6）高效/超高效过滤器检漏：可扫描检测过滤器在任何点的漏过率不超过 0.01%；不可扫描检测过滤器在任何点的漏过率不大于 0.005%。

2. 生物安全柜计量方法

（1）下降气流流速　检测用仪器为风速仪；检测依据为 YY 0569—2011。

1）均匀下降气流安全柜。在距离安全柜内壁及前操作窗 150mm 处围成的，距离操作窗口上沿 100mm 处平面内测量气流流速，测量点按图 5-1 网格均匀分布。根据各测点流速值计算出截面风速的算术平均值。

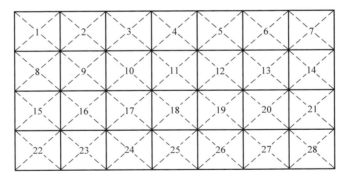

图 5-1　气流流速测量布点图

2）非均匀下降气流安全柜。距离操作窗口上沿 100mm 处平面上多点测量气流风速，在每一区域的测量点数和间距按照说明书规定。用夹具将风速仪探针准确定位在测量点进行测量，根据测量值计算出各区域的算术平均值。

（2）流入气流流速　检测用仪器为风速仪；检测依据为 YY 0569—2011。

将生物安全柜前窗开到规定的高度，用风速仪在前操作窗口的两排点测量气流流速，第一排测点在前操作窗口上沿下约开启高度的 25% 位置；第二排测点在前操作窗口上沿下约开启高度的 75% 位置，测点间的距离为 100mm。距前窗操作口的侧边接近但不小于 100mm，用所有测量值的平均值标识流入气流流速。

（3）噪声　检测用仪器为声级计；检测依据为 YY 0569—2011。

被测生物安全柜置于正常工作条件下，声级计置于"A"计权模式，在被测生物安全柜前面中心水平向外300mm，工作外面上方380mm处（相当于操作人员坐着的耳部位置）处测量噪声，关闭被测生物安全柜的风机，在相同的位置测量背景噪声。当背景噪声大于57dB（A）时，实测值按照仪器操作手册提供的信息进行修正，如果没有的话，则用校准曲线或按照表5-7做修正。

表5-7　噪声读数修正

测量总噪声和背景噪声的差值/dB（A）	从测量总噪声中减去的数值/dB（A）
0～2	降低背景噪声，重新测试
3	3
4～5	2
6～10	1
＞10	0

（4）照度　检测用仪器为照度计；检测依据为 YY 0569—2011 。

在操作区台面上沿操作区内壁面水平中心线平均设置测量点，测量点之间的距离不超过300mm，与左右内壁距离不小于150mm。在安全柜关灯时，测量每个测量点的照度，平均背景照度应在（110±50）lx。在开灯并启动风机时，用照度计检测各个测量点。被测生物安全柜的照度为各个测量点照度的算术平均值。

（5）振动　检测用仪器为振动仪；检测依据为 YY 0569—2011。

用振动仪测量生物安全柜几何中心的振动振幅，在正常工作时为总振动振幅，在关闭安全柜的风机（如有室外风机，室外风机保持工作），测定其背景振动振幅。净振动振幅 = 总振动振幅 - 背景振动振幅。

（6）高效过滤器完整性（参照 YY 0569—2011 的要求，采用光度法）　检测用仪器为气溶胶光度计、气溶胶发生器；检测依据为 YY 0569—2011 。

1）可以扫描检测的过滤器：在高效空气过滤器上游，使用气溶胶发生器发生与邻苯二甲酸二辛酯（DOP）气溶胶颗粒尺寸分布相同的气溶胶，用气溶胶光度计在高效空气过滤器下游距过滤器表面不超过25mm的范围内，沿整个表面、边框及其框架接缝等处扫描，扫描速率≤50mm/s，扫描行程之间应适当重叠。

2）不能扫描检测的过滤器：使用气溶胶发生器在高效空气过滤器上游发生PAO气溶胶，在下游气流的管道上加工一直径大约10mm的孔，将气溶胶光度计探头插入孔中进行检测。

（7）紫外辐照度（如果安装有紫外灯）　检测用仪器为紫外辐照度计；检测依据为 YY 0569—2011 。

在操作区台面上沿操作区内壁面水平中心线设置测量点，测量点之间的距离不超过300mm，与左右内壁距离不小于150mm。被测安全柜置于正常工作条件下，用紫外辐照度计检测各测量点。被测生物安全柜紫外辐照度为各个测量点紫外辐照度的算术平均值。波长 254nm 的紫外线辐射在工作区内表面，辐射强度不低于

$400\mathrm{mW/m^2}$。

（8）洁净度 洁净度对于生物医药企业中使用的生物安全柜也是一项非常重要的指标。检测用仪器采用尘埃粒子计数器，具体参见 GB/T 16292—2010《医药工业洁净室（区）悬浮粒子的测试方法》。

5.2.4 生物安全柜核查方法及应用实例

为了确保生物安全柜处于正常的使用状态，需要定期对其进行核查。下面所列核查内容主要是针对医疗机构或参照医用生物安全柜管理的Ⅱ级生物安全柜，具体参照 YY/T 1540—2017《医用Ⅱ级生物安全柜核查指南》相关内容。

一般生物安全柜的核查分为验收核查、巡查核查和年度核查三种核查形式。

验收核查是指Ⅱ级生物安全柜安装固定后、移动位置后及更换高效过滤器和内部部件维修后的性能核查。验收核查至少包括以下内容：外观、采样口（如有）、报警和联锁系统、风速显示、高效过滤器完整性、噪声、照度、下降气流流速、流入气流流速、气流模式、紫外灯（如有）。结果判定：与 YY/T 1540—2017 中 4.5条款要求比对，判断安全柜是否处于正常工作状态。

巡查核查是每季度一次对设备运行的简单核查，一般由使用方的核查者来执行。巡查核查一般包括以下内容：外观、前窗操作口报警、风速显示和气流模式。结果判定：与 YY/T 1540—2017 中 4.5 条款要求比对，判断安全柜是否处于正常工作状态。

年度核查是对巡查核查的补充，规定了较为详细的核查内容。年度核查一般包括：外观、报警和联锁系统、风速显示、高效过滤器完整性、下降气流流速、流入气流流速、气流模式、人员、产品和交叉污染保护（选做）、紫外灯（如有）。结果判定：与 YY/T 1540—2017 中 4.5 条款要求比对，判断安全柜是否处于正常工作状态。

由此可见，验收核查内容最全面，其次是年度核查，最后是巡查核查。具体核查方法如下。

（1）外观 检查生物安全柜表面和工作区是否有裂纹、破损和腐蚀；检查支架焊接是否牢固；检查是否贴有国际通用的生物危险标志；检查是否有中文铭牌，包括产品型号、规格、名称、级别类型、设备编号、生产日期、下降气流流速和流入气流流速标称值。

（2）采样口 核查生物安全柜是否预留了高效过滤器上游气溶胶浓度检验的采样口，以及 B2 型生物安全柜是否预留了下游浓度检验的采样口。

（3）报警和联锁系统

1）前窗操作口报警功能：将前窗开启超过或低于标称高度时，声光报警器应报警，联锁系统启动。当开启高度回到标称高度时，报警声音和联锁系统应自动解除。

2）内部供/排气风机联锁报警功能：当生物安全柜既有内部下降气流风机又

有排气风机时，应有联锁功能，一旦排气风机停止工作，下降气流供气风机关闭，则声光报警器报警；一旦下降气流供气风机停止工作，排气风机继续运转，则声光报警器报警。

3）Ⅱ-B1 和Ⅱ-B2 型生物安全柜排气报警功能：这两种生物安全柜有室外排气风机，一旦生物安全柜设定了允许气流范围，在 15s 内排气体积损失 20% 时，则声光报警器报警，联锁的生物安全柜内部风机同时被关闭。

4）Ⅱ-A1 和Ⅱ-A2 型生物安全柜排气报警功能：这两种生物安全柜如果连接排气罩且通过室外风机排气时，用声光报警器来提示排气气流的损失。

5）气流波动报警：当下降气流流速和流入气流流速波动超过其标称值的 20% 时，用声光报警器来提示下降气流和流入气流流速的波动。

（4）风速显示 根据下降气流流速和流入气流流速的平均值与显示屏上实时显示的风速对比，下降气流流速和流入气流流速应在下降气流流速和流入气流流速实测值的 ±0.01m/s。

（5）高效过滤器完整性

1）生物安全柜送风高效过滤器以及Ⅱ-A1、Ⅱ-A2 型生物安全柜的排风过滤器及其边框组建连接处的扫描检验具体参见 YY/T 1540—2017 中 5.5.1 条款内容。

2）Ⅱ-B1 和Ⅱ-B2 型排风高效过滤器及其边框组建连接处的扫描检验具体参见 YY/T 1540—2017 中 5.5.2 条款内容。

（6）噪声 具体参见 YY/T 1540—2017 中 5.6 条款内容，安全柜的噪声不应超过 67dB（A）。

（7）照度 具体参见 YY/T 1540—2017 中 5.7 条款内容，安全柜平均照度应不小于 650lx，每个照度实测值应不小于 430lx。

（8）下降气流流速

1）均匀下降气流安全柜具体参见 YY/T 1540—2017 中 5.8.1 条款内容。

2）非均匀下降气流安全柜具体参见 YY/T 1540—2017 中 5.8.2 条款内容。

（9）流入气流流速 具体参见 YY/T 1540—2017 中 5.9 条款内容。

（10）气流模式 具体参见 YY/T 1540—2017 中 5.10 条款内容。

（11）紫外灯（如有） 具体参见 YY/T 1540—2017 中 5.11 条款内容。

（12）人员、产品与交叉污染保护 具体参见 YY/T 1540—2017 中 5.12 条款内容。

5.3 洁净工作台

5.3.1 洁净工作台的原理与组成

洁净工作台是一种箱式局部空气净化设备，它的原理是在特定的空间内，室内空气经预过滤器初滤，由小型离心风机压入静压箱，再经高效空气过滤器二级过滤，从高效空气过滤器出风面吹出的洁净气流具有均匀的断面风速，可以排除工作区原来的空气，将尘埃颗粒和生物颗粒带走，以形成无菌的高洁净的工作环境。它由箱体、风机、预过滤器、高效（或超高效）空气过滤器及电器控制系统组成。

5.3.2　洁净工作台的应用

洁净工作台适用于医药卫生、生物医药、食品、医学科学试验、光学、电子、无菌室试验、无菌微生物检验、植物组培接种等需要局部洁净无菌工作环境的科研和生产部门。洁净工作台也可连接成装配生产线，具有低噪声、可移动性等特点。它的使用对改善工艺条件，提高产品质量和增大成品率均有良好效果。

5.3.3　洁净工作台计量特性及计量方法

本节内容主要参照 JG/T 292—2010《洁净工作台》相关内容。

1. 计量特性

（1）空气洁净度　操作区空气洁净度级别为洁净度 5 级（HEPA）或优于洁净度 5 级（ULPA）。

（2）扫描检漏　大气尘或人工尘，下游粒子浓度不大于 3 粒/L；DOP 法检漏，穿透率不大于 0.01%。

（3）风速　单向流洁净工作台操作区平均风速应在 0.2m/s~0.5m/s 范围内。风速不均匀度不大于 20%。进风口平均风速不大于 1m/s。

（4）照度　操作区台面上的平均照度（无背景照明）的测量结果应不小于 300lx。

（5）噪声　距台面中心水平向外 300mm，高度约为 1100mm 处的整机噪声（扣除背景噪声）不大于 65dB（A）。

2. 计量方法

（1）空气洁净度　计量用标准器采用尘埃粒子计数器。计量方法：被测洁净工作台置于正常工作条件下运行 10min，洁净度的测量边界距离内表面或工作窗 100mm，粒子计数器的采样口置于工作台面向上 200mm 高度，测量点按图 5-2 布置，最小采样量按式（5-1）计算，取 3 次数据平均值作为测量结果。

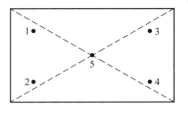

图 5-2　洁净度测量点布置图

$$Q_{\min} = \frac{3}{C_{\text{down}}} \tag{5-1}$$

式中　$Q_{\min}$——最小采样量（L）；

C_{down}——级别浓度下限（粒/L）。

（2）扫描检漏　计量用标准器采用尘埃粒子计数器。计量方法：利用大气尘或多分散气溶胶作为污染源，气溶胶含尘浓度应符合计量特性的要求，当规定不能满足上述指标时，易发生多分散气溶胶（如 PSL、DEHS、DOP 等），用激光粒子计数器或光度计在高效空气过滤器下游侧距过滤器表面 20mm ~ 30mm 处，沿整个表面、边框及其框架接缝等处扫描。扫描速率为 20mm/s ~ 30mm/s，扫描行程之间应适当重叠。扫描结果应符合表 5-8 中的规定要求。

表 5-8　大气尘扫描检漏时的参数

高效空气过滤器	采样流率/（L/min）	过滤器上游浓度/（粒/L）
普通高效空气过滤器	2.83 或 28.3	粒径≥0.5μm：≥4000
超高效空气过滤器	28.3	粒径≥0.3μm：≥6000

（3）风速　计量用标准器采用风速仪，计量方法如下。

1）垂直风速：在距离内壁板 100mm 处围成的，距离出风面 100mm 处平面内测量垂直气流风速，测量点按行、列均为 150mm 的网格均匀分布，若去除测量边界后净尺寸不等于 15 的整数倍，则允许修正测量点距离。根据各测量点风速值计算出垂直风速算术平均值。风速不均匀度按式（5-2）计算。

$$\beta_v = \frac{\sqrt{\dfrac{\sum (v_i - \bar{v})^2}{n - 1}}}{\bar{v}} \tag{5-2}$$

式中　β_v——风速不均匀度（%）；

v_i——测点风速值（m/s）；

$\bar{v}$——风速算术平均值（m/s）；

n——测量点数。

2）进风口风速：洁净工作台台面正下方，距开口端向内 300mm ~ 700mm 的垂直截面上测定回风风速，测量点按行、列均为 150mm 的网格分布。若去除测量边界后净尺寸不等于 15 的整数倍，则允许修正测量点距离，但每列至少测量 3 个点，每行至少测量 7 个点。

（4）照度　计量用标准器采用照度计。计量方法：在操作区台面上沿操作区内壁面水平中心线上设置 4 个测量点，与左右内壁距离不小于 150mm。被测工作台置于正常工作条件下，用照度计检测各个测量点。被测洁净工作台照度为各个测量点照度的算术平均值。

（5）噪声　计量用标准器采用声级计。计量方法：被测洁净工作台置于正常工作条件下，声级计置于"A"计权模式，在被测洁净工作台前壁面中心水平向外300mm，高度距地面 1.1m（相当操作人员坐着的耳部位置）处测量。关闭被测洁净工作台的风机，在相同位置测量背景噪声。当测定噪声和背景噪声相差在10dB（A）以内时，噪声读数按表 5-9 修正。噪声值应符合计量特性中的要求。

表 5-9　噪声读数修正

噪声测量值与背景噪声间的差值/dB（A）	从测量值中减去的数值/dB（A）
0 ~ 3	扣除背景噪声值
4 ~ 5	2
6 ~ 10	1
>10	0

（6）气流状态　采用可视烟雾检测。烟雾位于前窗内侧 150mm，高度为 300mm 处，从一侧壁板移动到另一侧壁板操作区内，洁净工作台的垂直下降气流在均流板下部均呈现下降模式，无向上气流。烟雾位于前窗内侧操作区 1/2 深度，高度为 300mm 处，从一侧壁板移动到另一侧壁板操作区内，洁净工作台的垂直下降气流在均流板下部均呈现下降模式，无向上气流。

5.3.4　洁净工作台核查方法及应用实例

以洁净等级为 5 级的苏净安泰系列洁净工作台为例。核查周期为半年；核查项目为空气洁净度、扫描检漏、垂直风速、照度。核查方法如下：

（1）空气洁净度　被测洁净工作台置于正常工作条件下运行 10min，洁净度的测量边界距离内表面或工作窗 100mm，粒子计数器的采样口置于工作台面向上 200mm 高度，测量点布置如图 5-2 所示。使用 28.3L/min 的尘埃粒子计数器进行采样、观测 0.5μm 粒径的粒子时，采样 3 次，每次 1min，取 3 次数据平均值作为测量结果。粒径≥0.5μm 的粒子不得超过 3520 个/m³。

（2）扫描检漏　向 5C 气溶胶发生器中加入适量 PAO 液体，通电加热连接气源，找到风机的吸风口处，通过发烟管直接将气溶胶由吸风口送到高效过滤器上游，打开发生器开关，打开气源，气源压力调到合适值，调节气溶胶烟雾的输出量。设备初始化置零后，与上游采样口和气溶胶光度计接通，用激光粒子计数器或光度计在高效空气过滤器下游侧距过滤器表面 20mm ~ 30mm 处，沿整个表面、边框及其框架接缝等处扫描，扫描速率为 20mm/s ~ 30mm/s，扫描行程之间应适当重叠。扫描路径如图 5-3 所示。

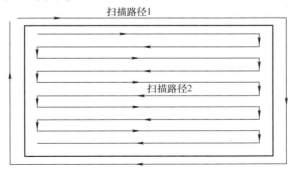

图 5-3　扫描路径

（3）垂直风速 在距离内壁板 100mm 处围成的，距离出风面 100mm 处平面内测量垂直气流风速，测量点按按行、列均为 150mm 网格均匀分布（见图 5-4），若去除测量边界后净尺寸不等于 15 的整数倍，则允许修正测量点距离。根据各测量点风速值计算出垂直风速算术平均值，须在 0.2m/s ~ 0.5m/s 内。

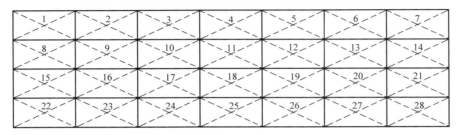

图 5-4 垂直风速测量点布置图

（4）照度 在无背景照明的条件下，在操作区台面上沿操作区内壁面水平中心线上设置 4 个测量点，与左右内壁距离不小于 150mm。如图 5-5 所示，被测工作台置于正常工作条件下，用照度计检测各个测量点照度。被测洁净工作台照度为各个测量点照度的算术平均值，须满足不小于 300lx。

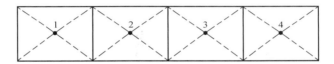

图 5-5 照度测量点布置图

5.4 尘埃粒子计数器

尘埃粒子计数器是测定洁净空气中离散粒子的粒径及其粒子浓度，以确定洁净室和洁净环境的洁净度等级的仪器。尘埃粒子计数器也可用于空气含尘量的测量，以及净化台和过滤器的性能监测。

5.4.1 尘埃粒子计数器的原理与组成

尘埃粒子计数器工作原理是空气中的粒子对入射光有散射作用，散射光的强度与粒径有关。将含有尘埃颗粒的空气从尘埃粒子计数器的采样口吸入，通过光敏感区时尘埃粒子受光辐射，散射出与粒径大小成一定比例关系的光脉冲信号，该信号被光敏器件接收并转换成相应的电脉冲信号再被放大，通过对一个检测周期内电脉冲的计数，便可得知单位体积采样空气中的尘埃粒子个数及粒子浓度。

尘埃粒子计数器通常由光源、空气样本吸入系统、测量腔、光电转换装置、脉冲高度分析仪和显示器组成，如图 5-6 所示。部分尘埃粒子计数器不包含空气样本吸入系统和/或显示器。

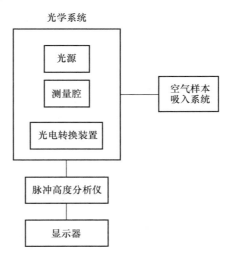

图 5-6　尘埃粒子计数器的组成

5.4.2　尘埃粒子计数器的应用

在电子工业、医药行业、精密仪器制造及医学诊疗等众多领域内都需要监控颗粒污染，而尘埃粒子计数器是测试监测空气中颗粒污染的有效仪器，可作为单机使用，也可以作为在线粒子监测的一个传感器部件。尘埃粒子计数器广泛应用于医药、电子半导体制造、精密机械、微生物等行业中，实现对各种洁净等级的工作台、洁净室、洁净车间的净化效果、洁净级别的监控，以确保产品的质量。尘埃粒子计数器是用来测量空气中尘埃微粒的数量及粒径分布的仪器，可以为空气洁净度的评定提供依据。

5.4.3　尘埃粒子计数器计量特性及计量方法

1. 计量特性

JJF 1190—2008《尘埃粒子计数器校准规范》要求如下。

1）绝缘电阻。仪器绝缘电阻不小于 20MΩ。

2）电气强度。仪器经受 1.5kV/50Hz 交流试验电压，保持 1min，不应出现飞弧和击穿现象。

3）自净时间。自净时间应不大于 10min。

4）流量误差。采样流量设定值的误差不超过 ±5%。

5）计时误差。采样时间 6min 的计时误差不超过 ±1s。

6）重复性。在相同测量条件下，粒子浓度连续测量值的重复性不大于 10%FS。

7）粒径分布误差。0.5μm、5μm 粒径档分布误差不超过 ±30%。

8）粒子浓度示值误差。粒子计数器处于正常工作状态后，0.5μm 粒径档的粒子浓度示值误差不超过 ±30% FS。

2. 计量方法

目前尘埃粒子计数器在实际使用中，以计量校准为主。本部分的计量方法主要参照 JJF 1190—2008《尘埃粒子计数器校准规范》的相关内容。

（1）绝缘电阻　仪器处于非工作状态，开关置于接通位置，用 500V 兆欧表检查粒子计数器的电源相线、中线的连线与地线端之间的绝缘电阻。

（2）电气强度　仪器处于非工作状态，开关置于接通位置，用耐压测试仪在电源相线、中线的连线与地线端加试验电压，试验电压为频率 50Hz 的基本正弦波交流电压，泄漏电流最大不超过 5mA。

试验时，电压的起始值应不大于规定值的 50%，然后逐渐升到 1.5kV，保持 1min 后平稳下降到零，不应出现飞弧和击穿现象。

（3）自净时间　仪器预热进入正常工作状态后，先对实验室内的空气进行粒子浓度测量 1min，然后将粒子计数器采样口接超高效过滤器（或仪器自备的自净口），使粒子计数器处于自净状态，并开始计时。每次采样时间为 1min，并且连续进行。粒子浓度三次为零时停止计时。从仪器开始计时到停止计时之间的时间为自净时间。

（4）流量误差

1）采样流量要求在 10000 级的洁净室中进行，并记录下测量时的温湿度和大气压力。

2）将标准流量计连接在仪器的进气口上，接管尽可能短。开机，打开采样泵，粒子计数器进入正常工作状态后，调整流量至其设定值。测量一次流量值 q_1，0.5h 后再同样测量一次。以两次采样流量的平均值作为实际测量值。

3）采样流量误差按式（5-3）计算。

$$\delta q = \frac{q_0 - \overline{q}}{\overline{q}} \times 100\% \tag{5-3}$$

式中　q_0——采样流量设定的标称值；

　　　$\overline{q}$——采样流量实际测量值。

（5）计时误差

1）粒子计数器进入正常工作状态后，将采样时间设定在 6min，同时启动秒表和粒子计数器，待粒子计数器到达设定的采样时间时，记录秒表最后显示时间 t。

2）按式（5-4）计算计时误差。

$$\Delta t = t_0 - t \tag{5-4}$$

式中　t_0——粒子计数器的采样定时时间（s），$t_0 = 360s$；

　　　t——秒表计时时间（s）。

（6）重复性

1）使用 JJF 1190—2008 附录 B 装置进行重复性试验，尘埃粒子计数器进入正常工作状态后先自净。

2）将 0.5μm 左右的单分散粒子稀释液充分摇匀后，注入喷雾装置中，雾化后粒子浓度控制在 4500 个/28.3L ~ 5500 个/28.3L。雾化后，按照仪器操作规程输入到被检粒子计数器。

3）在粒子计数器正常运转 5min 后开始测定粒子浓度，连续采样至少 10 次。按式（5-5）计算 0.5μm 的粒子浓度平均值 $\overline{C}_{0.5}$。

$$\overline{C}_{0.5} = \frac{1}{n} \sum_{k=1}^{n} C_{0.5k} \qquad (n \geqslant 10) \tag{5-5}$$

式中　$C_{0.5k}$——被检粒子计数器粒径≥0.5μm 的粒子浓度各次测量值。

$$s = \frac{\sqrt{\dfrac{1}{n-1} \sum_{k=1}^{n} (C_{0.5k} - \overline{C}_{0.5})}}{C_N} \times 100\% \tag{5-6}$$

式中　$\overline{C}_{0.5}$——10 次被检尘埃粒子计数器的粒子浓度平均值（个/28.3L）；

　　　C_N——引用值（个/28.3L），此处即为气溶胶所在洁净度等级的最高粒子浓度 10000 个/28.3L。

（7）粒径分布误差

1）0.6μm 粒径分布误差。按照（6）中 2）的方法，将 0.6μm 左右单分散粒子稀释液输入被检粒子计数器。在粒子计数器正常运转 5min 后开始测定粒子浓度，连续采样至少 3 次。粒径分布误差按式（5-7）计算。

$$h_{1i} = \frac{C_{0.5i}}{C_{0.3i}} \times 100\% \tag{5-7}$$

式中　$C_{0.5i}$——第 i 次被检尘埃粒子计数器采样 0.6μm 标准粒子时 0.5μm 通道的实测值（个/28.3L）；

　　　$C_{0.3i}$——第 i 次被检尘埃粒子计数器采样 0.6μm 标准粒子时 0.3μm 通道的实测值（个/28.3L）。

按式（5-8）计算粒径分布的平均值 $\overline{h}_1$。

$$\overline{h}_1 = \frac{1}{n} \sum_{i=1}^{n} h_{1i} \qquad (n = 3) \tag{5-8}$$

按式（5-9）计算粒径分布误差。

$$\Delta h = h - h_{理论值} \tag{5-9}$$

使用 0.6μm 粒子测量时，$h_{理论值} = 100\%$。

2）0.4μm 粒径分布误差。粒子计数器先进行自净，再使用同样的方法，测量并计算 0.4μm 档粒径分布误差。使用 0.4μm 粒子测量时，$h_{理论值} = 0\%$。

（8）浓度示值误差

1）低浓度示值误差。被检尘埃粒子计数器先预热，再进行自净。开启上述尘埃粒子计数器校准装置，将 0.5μm 单分散粒子稀释液通过装置产生稳定的气溶胶，使得雾化后粒子浓度控制在 4500 个/28.3L ~ 5500 个/28.3L。待尘埃粒子计数器正常运转 5min 以后，同时用标准尘埃粒子计数器和被检尘埃粒子计数器分别测定粒子浓度，连续采样至少 10 次。低浓度示值误差按式（5-10）计算。

$$\gamma_{C1} = \frac{\overline{C}_1 - C_s}{C_N} \times 100\% \tag{5-10}$$

式中　γ_{C1}——低浓度示值误差（%）；

　　　$\overline{C}_1$——10 次被检尘埃粒子计数器低浓度平均值（个/28.3L）；

　　　C_s——10 次标准尘埃粒子计数器低浓度平均值（个/28.3L）；

　　　C_N——引用值（个/28.3L），此处即为气溶胶所在洁净度等级的最高粒子浓度 10000 个/28.3L。

说明：低浓度示值误差的技术要求是 ±30% FS，用该公式计算出的结果不在该范围内的，该项目判定为不合格。

2）高浓度示值误差。调节雾化量开关和空气混合量开关，使雾化后 0.5μm 粒子浓度控制在 45000 个/28.3L～55000 个/28.3L 之间，按照（8）中的 1）方法进行测定，高浓度示值误差按式（5-11）计算。

$$\gamma_{C2} = \frac{\overline{C}_2 - C_s}{C_N} \times 100\% \tag{5-11}$$

式中　γ_{C2}——高浓度示值误差；

　　　$\overline{C}_2$——10 次被检尘埃粒子计数器高浓度平均值（个/28.3L）；

　　　C_s——10 次标准尘埃粒子计数器高浓度平均值（个/28.3L）；

　　　C_N——引用值（个/28.3L），此处即为气溶胶所在洁净度等级的最高粒子浓度 100000 个/28.3L。

5.4.4　尘埃粒子计数器核查方法

本节提供了一种针对尘埃粒子计数器的核查方法，在此仅针对粒径分布误差进行核查，其他计量性能参数，可参照此方法进行。

对被核查的尘埃粒子计数器进行校准后，立刻使用 0.4μm 左右单分散粒子稀释液，按照 5.4.3 节中计量方法部分（7）所述方法对其粒径分布误差进行测量，所得粒径分布误差为 Δh_1，测量不确定度为 U_1。

在其校准后半年，再用 0.4μm 左右单分散粒子稀释液，按照相同方法对其粒径分布误差进行测量，所得粒径分布误差为 $\Delta h_1'$，测量不确定度为 U_1'。

期间核查的结果按式（5-12）计算归一化偏差 E_n 值进行评定。

$$E_n = \frac{\Delta h_1 - \Delta h_1'}{\sqrt{U_1^2 + U_1'^2}} \tag{5-12}$$

当 $|E_n| \leqslant 1$ 时，校准状态可信，可继续使用。当 $|E_n| > 1$ 时，则需要组织相关人员分析原因，采取预防措施，防止不符合的情况发生。为控制风险，当 $|E_n| > 0.7$ 时，就需要采取相应措施。

5.5　气溶胶光度计

气溶胶光度计是用于测量高效过滤器泄漏率及安装了高效过滤器的高效过滤系统泄漏率的仪器。

5.5.1　气溶胶光度计的原理与组成

1. 气溶胶光度计的原理

气溶胶光度计具有两个采样端口，分别为上游采样口和下游采样口。它们以恒定流量分别抽取被测高效过滤器或高效过滤系统上游段和下游端的空气样品，采样单元将空气样品输送到测量单元，测量单元采用前后散射测量对空气样品中的气溶胶质量浓度进行测量，数据处理单元将测量结果进行分析并计算两者的比值，从而得出被测系统泄漏率，最后由显示单元输出测量结果，如图 5-7 所示。

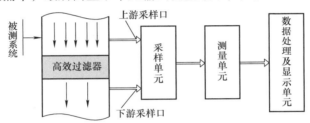

图 5-7　气溶胶光度计的结构和工作原理

气溶胶光度计中最为关键的功能是其质量浓度测量，当气流被真空泵送至测量腔（见图 5-8）时，气流中的颗粒物质发生光散射，散射光线经过光学镜片收集，发射至光电倍增管。在光电倍增管中，光被转换成电信号，光强度与电信号强度成正比，即光强度越高，电信号强度越高。电信号经放大和数字化后由微处理器分析，从而测定散射光的强度。通过与参比物质产生的信号对比，可以直接测量气体中颗粒物质的质量浓度。

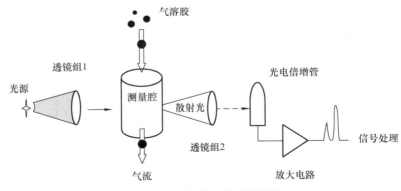

图 5-8　气溶胶光度计测量腔

2. 气溶胶光度计的组成

由于厂家以及使用场合的不同，气溶胶光度计组成具有多样性，但主要组成部件相对一致。

以苏州诺达净化科技有限公司生产的气溶胶光度计 DP - 30 机型为例，其组成包括电源模块、真空泵、光学传感器、流量传感器、电磁阀、过滤器、主控处理器、液晶显示器、扫描探头及连接线、内部连接线、外壳等。

5.5.2 气溶胶光度计的应用

气溶胶光度计主要用于生物安全柜、无菌隔离器、洁净工作台、洁净层流罩、洁净房、层流台、生物安全柜、手套箱、负压过滤装置、手术室等涉及高效过滤器的泄漏检测，以及口罩、熔喷布过滤效率检测。

高效过滤器作为医药企业洁净车间的末端过滤装置，用以提供洁净的空气。洁净室是否能达到和保持设计的洁净级别，在一定程度上与高效过滤器的性能及其安装有关。因此对洁净车间的高效过滤器进行检漏测试，确保其符合要求，是保证车间洁净环境的重要手段之一。而气溶胶光度计就被广泛地应用于高效过滤器的检漏试验。

防护口罩是一种以预防某些呼吸道传染性微生物传播、保护身体健康为目的的呼吸防护用品。熔喷布（滤料）过滤效率决定了口罩的防护能力，效率越高，防护的能力越强。医用防护口罩检测中过滤效率是最重要的一个项目，气溶胶光度计可以用于口罩或熔喷布的过滤效率检漏。它的检测原理与高效过滤器检漏类似，是指口罩过滤材料滤除颗粒物的百分数。当一定流量空气通过口罩过滤材料时，测定口罩内外或口罩两侧颗粒物数量或者浓度，口罩内部颗粒物/浓度与口罩外部颗粒物数量/浓度的比值即为过滤效率。

5.5.3 气溶胶光度计计量特性及计量方法

1. 计量特性

气溶胶光度计的计量特性包括流量示值误差、流量重复性、流量稳定性、质量浓度示值误差、质量浓度重复性等。

文中所列的计量特性是测量范围为 $0.01\mu g/L \sim 100\mu g/L$ 的光散射原理气溶胶光度计的内容，参照 JJF 1800—2020《气溶胶光度计校准规范》的相关要求。采样流量示值误差：不超过 ±5%；采样流量重复性：不大于 2%；采样流量稳定性：采样流量在 1h 内变化不大于 5%；质量浓度示值误差：低浓度（$0.01\mu g/L \sim 1\mu g/L$）不超过 ±30%，高浓度（$10\mu g/L \sim 100\mu g/L$）不超过 ±20%；质量浓度重复性：低浓度（$0.01\mu g/L \sim 1\mu g/L$）不超过 5%，高浓度（$10\mu g/L \sim 100\mu g/L$）不超过 3%。

2. 计量方法

对校准标准器的要求见表 5-10。

表 5-10　对校准标准器的要求

标准器	要　求
精密气溶胶光度计	质量浓度的最大允许误差不超过 ±10%
气溶胶光度计发雾混匀装置	可发生浓度高低可控、混合均匀的 PAO-4 气溶胶的设备；当发生低浓度（0.01μg/L~1μg/L）气溶胶时稳定性不超过 10%/4h，当发生高浓度（10μg/L~100μg/L）气溶胶时其浓度稳定性不超过 5%/20min
流量标准装置	测量范围 0L/min~50L/min 最大允许误差不超过 ±1.0%

（1）采样流量示值误差　校准用仪器为流量标准装置。在校准环境下，开启被检仪器下游采样方式，待其稳定后将流量标准装置通过采样管与仪器的下游进气口相连，分别读取标准流量值和被校仪器流量示值，按式（5-13）计算流量示值误差。重复上述测量过程 3 次，取 3 次测量得到的示值误差的平均值作为测量结果。

$$\Delta Q = Q_m - Q_s \tag{5-13}$$

式中　ΔQ——流量示值误差（L/min）；

　　　Q_m——被校仪器流量示值（L/min）；

　　　Q_s——流量标准值（L/min）。

（2）采样流量重复性误差　在校准环境中，待仪器稳定后使用流量标准装置测量仪器下游采样口工况流量，重复测量 6 次，按式（5-14）计算采样流量重复性。

$$s = \frac{1}{\overline{Q}_m} \sqrt{\frac{\sum_{i=1}^{n}(Q_i - \overline{Q}_m)^2}{n-1}} \times 100\% \tag{5-14}$$

式中　s——仪器的流量重复性（%）；

　　　Q_i——第 i 次测量时的标准流量值（L/min）；

　　　$\overline{Q}_m$——6 次流量的标准流量值的算术平均值（L/min）；

　　　n——测量次数。

（3）采样流量稳定性　在校准环境中，待仪器稳定后使用流量标准装置测量仪器下游采样口流量的初始值并开始计时，以后每隔 10min 读取 1 次流量值，共读取 6 次。取 7 个读数中的最大值和最小值按式（5-15）计算下游采样口的流量稳定性。

$$\delta_Q = \frac{(Q_{max} - Q_{min})}{\overline{Q}} \times 100\% \tag{5-15}$$

式中　δ_Q——流量稳定性（%）；

　　　Q_{max}——7 个标准流量值的最大值（L/min）；

　　　Q_{min}——7 个标准流量值的最小值（L/min）；

　　　$\overline{Q}$——7 个标准流量值的平均值（L/min）。

（4）质量浓度示值误差　将被校仪器气溶胶光度计内部参考值设定为100μg/L。按照图5-9所示的浓度示值误差校准系统进行校准。

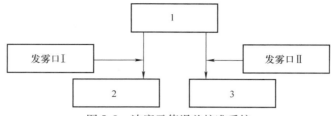

图5-9　浓度示值误差校准系统
1—气溶胶光度计发雾混匀装置　2—精密气溶胶光度计　3—被校仪器

使用气溶胶光度计发雾混匀装置发生PAO-4质量浓度为0.01μg/L~1μg/L的气溶胶，将气溶胶光度计发雾混匀装置的两个发雾口通过软管分别接到气溶胶光度计质量浓度标准装置采样口和被校仪器的下游采样口，同时进行等流量采样，记录精密气溶胶光度计测量值和被校仪器浓度测量值。交换精密气溶胶光度计采样孔和被校仪器的下游采样口连接的气溶胶光度计发雾混匀装置发雾口，同时进行等流量采样，记录精密气溶胶光度计测量值和被校仪器浓度测量值。按式（5-16）计算出仪器的单次浓度示值误差。再重复以上操作4次，按式（5-17）计算出被校仪器的质量浓度示值误差。

使用气溶胶光度计发雾混匀装置分别发生PAO-4质量浓度为15μg/L~25μg/L和95μg/L~105μg/L的气溶胶。将气溶胶光度计发雾混匀装置的两个发雾口通过软管分别接到气溶胶光度计质量浓度标准装置采样口和被校仪器的上游采样口，同时进行等流量采样，记录精密气溶胶光度计测量值和被校仪器浓度测量值。交换精密气溶胶光度计采样孔和被校仪器的下游采样口连接的气溶胶光度计发雾混匀装置发雾口，同时进行等流量采样，记录精密气溶胶光度计测量值和被校仪器浓度测量值。按式（5-16）计算出仪器的单次浓度示值误差。再重复以上操作4次，按式（5-17）计算出被校仪器的质量浓度示值误差。

$$\delta_i = \frac{(C_{m1} + C_{m2}) - (C_{s1} + C_{s2})}{2} \tag{5-16}$$

式中　δ_i——单次浓度示值误差（μg/L）；

C_{s1}——精密气溶胶光度计连接发雾口Ⅰ的测量值（μg/L）；

C_{s2}——精密气溶胶光度计连接发雾口Ⅱ的测量值（μg/L）；

C_{m1}——被校仪器连接发雾口Ⅰ的测量值（μg/L）；

C_{m2}——被校仪器连接发雾口Ⅱ的测量值（μg/L）。

$$\delta = \frac{\sum\limits_{i=1}^{5} \delta_i}{5} \tag{5-17}$$

式中　δ——被校仪器的浓度示值误差（μg/L）；

δ_i——第i次的单次浓度示值误差（μg/L）。

（5）质量浓度重复性　在被校仪器正常校准过程中，气溶胶光度计发雾混匀装置发生质量浓度为 $0.01\mu g/L \sim 1\mu g/L$ 的 PAO-4 气溶胶，每隔 1min 读取 1 次被检仪器浓度测量值，重复上述过程 6 次。按式（5-18）计算质量浓度重复性。

$$s_{rc} = \frac{1}{\overline{C}} \sqrt{\frac{\sum_{i=1}^{6} (C_i - \overline{C})^2}{5}} \times 100\% \tag{5-18}$$

式中　s_{rc}——质量浓度重复性（%）；

　　　$\overline{C}$——被校仪器质量浓度测量值的算术平均值（$\mu g/L$）；

　　　C_i——被校仪器第 i 次质量浓度测量值（$\mu g/L$）。

气溶胶光度计发雾混匀装置分别发生质量浓度为 $15\mu g/L \sim 25\mu g/L$ 和 $95\mu g/L \sim 105\mu g/L$ 的 PAO-4 气溶胶，重复上述操作，得到对应条件下的质量浓度重复性。取 3 次重复性测量中的最大值作为气溶胶光度计质量浓度重复性。

5.5.4　气溶胶光度计核查方法及应用实例

本节提供了一种针对气溶胶光度计的核查方法，在此仅针对质量浓度示值误差进行核查，其他计量特性参数，可参照此方法进行。

对被核查的气溶胶光度计，在其校准后，使用气溶胶光度计发雾混匀装置发生 $0.0\mu g/L \sim 1\mu g/L$ 的气溶胶，测量其质量浓度示值误差。所得质量浓度示值误差为 Δh_1，测量不确定度为 U_1。

在其校准后半年，对其质量浓度示值误差进行测量，所得质量浓度示值误差为 $\Delta h_1'$，测量不确定度为 U_1'。

期间核查的结果按式（5-12）计算归一化偏差 E_n 值进行评定。

当 $|E_n| \le 1$ 时，校准状态可信，可继续使用。当 $|E_n| > 1$ 时，则需要组织相关人员分析原因，采取预防措施，防止不符合的情况发生。为控制风险，当 $|E_n| > 0.7$ 时，就需要采取相应措施。

5.6　隔离器

隔离器是采用不同的物理或动态隔断，可以为不同级别提供隔离保护，可以在操作区域和操作人员之间建立屏障，提供一种操作人员可物理介入但生物环境隔离的受控环境的一种设备。使用隔离器有两个目的，一是保护产品免遭来自环境的污染，二是保护操作人员在生产过程中免受有害物质和有毒物质的伤害。

5.6.1　隔离器的原理与组成

隔离器一般采用定期蒸汽灭菌或配备 VHP 灭菌器进行灭菌，操作人员通过采用半身衣、手套等方式进行操作。目前生物医药生产中常用的隔离器主要为无菌隔离器，无菌隔离器采用无菌隔离技术，突破传统的洁净技术，为使用者带来一个高度洁净、持续有效的操作空间，它能最大限度地降低微生物、各种微粒和热源的污染，实现无菌生产检测全过程以及无菌原料药灭菌和无菌生产过程的无菌控制。

1. 隔离器原理

无菌隔离器由柔性或刚性屏蔽材料构成密闭空间，含有集成式汽化过氧化氢灭菌系统。过氧化氢中的自由基是有效的氧化剂，通过渗透孢子外层，导致孢子内蛋白质、DNA 和其他成分的氧化，使其失活，完成灭菌。隔离器可将高浓度的过氧化氢溶液转化成气态，均匀分布在隔离器舱内，对隔离器内空气和有效暴露的表面进行反复灭菌。在灭菌完成后，高效的通风系统排出分解舱体内残留的过氧化氢，达到预期灭菌效果。通过设计良好的密闭气流系统、正压保护系统、灭菌系统和传递系统，减少人员与样品的接触，规避污染风险。

2. 隔离器组成

隔离器根据隔离方法的不同，组成结果也不同。这里主要介绍无菌隔离器的组成。无菌隔离器由空气处理系统、传递接口及传递门、灭菌设备、配套设备与辅助设施等组成。

（1）空气处理系统　无菌隔离器应配备可截留微生物的高效空气过滤系统（或更高级别的过滤系统）。静态时，隔离器内部环境的洁净度要求应达到我国现行的 GMP 中 A 级空气洁净度的要求。当隔离器与外界环境有直接开口时，内部应通过持续足够的正压来维持隔离器内部的无菌环境。

（2）传递接口及传递门　用于物料的送入与送出，灭菌后的物料可以通过带传递功能的灭菌器直接无菌传递到隔离器内。此外，不同的隔离器也可以通过专门设计的快速传递门（RTP）连接，以实现将物料在两个或多个隔离器之间进行无菌传递。

（3）灭菌设备　灭菌气体发生器与隔离墙之间气体管路的连接，应确保其密封性。在接近隔离器的部位，进气与排气管路上应分别安装有阀门，当气体发生器与隔离器的连接分离或隔离器进行无菌维持时，进、排气管路阀门应予以关闭。灭菌气体或蒸汽应通过高效空气过滤器进入隔离器内。灭菌结束后须对灭菌气体进行排空，保证在进行无菌检测前，隔离器内部的灭菌气体浓度低于一定值，消除灭菌气体对无菌检测的影响。

（4）配套设备与辅助设施　隔离器内部安装无菌检测使用的配套设备与辅助设施，如无菌检查过程中使用的蠕动泵、真空泵及连续环境监测设备，其运行不得对隔离器的内部环境造成影响，配套设备上的电动机等关键部件及排气口设计应置于隔离器的外部，以防运转时产生的扰动气流、排出的废气对隔离器的环境产生破坏，并防止其内部受到化学去污剂的腐蚀而产生安全隐患。

5.6.2　隔离器的应用

隔离器广泛应用于医药行业，包括原料药品的称量配制分装、配液投料、无菌制剂生产、无菌检查等各个工艺环节。同时，隔离器还应用于其他行业的无菌生产，无菌试验，生物学实验生物安全防护，致敏性/毒性物质生产，SPF 级实验动物饲养等领域。

5.6.3　隔离器计量特性及计量方法

参照 GB/T 25915.7—2010 的要求，根据隔离器的具体设计和应用，以及需方和供方来商定检测参数。

1. 计量特性

文中所列计量特性主要参照 JB/T 20175—2017《无菌隔离器》的相关内容。

（1）空气过滤器试验　依照 JB/T 20175—2017 中 6.3.1 条款要求，采用光度计扫描检漏试验验证空气过滤系统完整性，穿透率不大于 0.01%。

（2）照度　隔离器内照度应不低于 300lx。

（3）噪声　隔离器负载噪声应不大于 75dB（A）。

（4）隔离器手套检漏　如手套或长手套完好，压差计的读数会稳定在 ±（2～10）Pa。

（5）隔离器压差梯度试验　隔离器腔体内外压差应能设定，生产用隔离器腔体内外压差梯度应满足 $p_内-p_外 \geqslant 12.5$Pa。检查用隔离器腔体内外压差梯度范围应控制在 20Pa～50Pa。

（6）悬浮粒子、浮游菌、沉降菌　单向流隔离器应符合《药品生产质量管理规范》规定的 A 级洁净度要求。非单向流隔离器应符合《药品生产质量管理规范》规定的静态 A 级洁净度要求。

（7）隔离器泄漏试验　检查用隔离器的泄漏率应不大于 1.0%/h，连续生产用隔离器的泄漏率应不大于 5.0%/h。

（8）隔离器内过氧化氢残留试验　使用过氧化氢的四氯化钛分光光度法。初始气态过氧化氢浓度不低于 0.0125%，设置通风时间结束应能使过氧化氢浓度降至 0.001% 以下。

2. 计量方法

（1）空气过滤器试验　空气过滤系统完整性依照光度计扫描检漏试验进行检测，具体参见 GB/T 13554—2020 中附录 B.2 条款内容。

（2）照度试验　使用照度仪测量隔离器工作面的照度，照度测试点应不小于 3 个，计算平均值。

（3）隔离器负载噪声　参照 JB/T 20175—2017 规定的方法用噪声计测量隔离器的噪声。

（4）隔离器手套检漏　参照 GB/T 25915.7—2010 附录 E 的 E.5.3 对手套进行检漏。

（5）隔离器压差梯度试验　试验仪器为微压差计，量程为 0Pa～200Pa，最大允许误差 ±4%。将微压差计的正压端连接至隔离器的压差验证口，负压端暴露于周围环境中。启动隔离器，稳定运行 10min 后，测试隔离器内外压差梯度。

（6）悬浮粒子、浮游菌、沉降菌　启动隔离器，按照 GB/T 16292—2010、

GB/T 16293—2010、GB/T 16294—2010 分别对隔离器的悬浮粒子、浮游菌及沉降菌进行测试。

（7）隔离器泄漏试验　按照 EJ/T 1096—1999 中 5.2 的压力变化法进行。开放式隔离器进行泄漏试验前，要对隔离器内部允许物料进出的特定接口进行封闭。

（8）隔离器内过氧化氢残留试验　灭菌效果试验结束后，依照 GBZ/T 160.32—2004 中第 4 章过氧化氢的四氯化钛分光光度法测量隔离器内的过氧化氢残留。

5.6.4　隔离器核查方法

核查项目：空气过滤器试验、手套检漏试验、隔离器泄漏试验（主要针对空气过滤器系统完整性和隔离器泄漏情况进行核查）。

核查方法参见 5.6.3 节计量方法的相关内容。

第6章 生物医药产业冷链物流相关设备 **6**

6.1 生物医药冷链物流概念及要求、基本规范和标准

6.1.1 生物医药冷链物流的基本概念与要求

1. 冷链物流概念

（1）冷藏药品 对贮存、运输有冷处、冷冻等温度要求的药品。

（2）冷处 温度符合2℃~10℃的贮存运输条件。

（3）冷冻 温度符合-25℃~-10℃的贮存运输条件。

（4）药品冷链物流 采用专用设施设备，按照已批准的注册证以及说明书和标签标示的温度要求，保证药品从生产到使用的过程中温度始终控制在规定范围内的物流过程。

2. 药品冷链物流基本要求

药品冷链物流是冷藏冷冻类、易腐类的医药产品，在生产、加工、储藏、运输、配送、销售等过程，一直到病人、消费者使用的各个环节中，以不产生污染变质、保证冷链医药品的质量，同时降低储运损耗，控制运送时间，节约整体冷链物流成本的一项复杂的、多环节的系统工程。为满足人们的需要，以疾病预防、诊断和治疗为目的而进行的冷藏药品从生产者到使用者之间转移的一项系统工程，需要冷藏的药品从生产企业成品库到使用单位药品库的温度应始终控制在规定范围内。

GB/T 28842—2021《药品冷链物流运作规范》规定了药品冷链物流过程中的总体要求，包括人员与培训、设施设备与验证管理、温度监测与控制、物流作业、应急管理以及内审与改进等方面的要求。具体要求如下：

（1）基本要求

1）应具有相适应的管理及作业人员，人员应经过相应的培训。

2）应具有相适应的温度控制设施设备，设施设备应验证。

3）应具有温度监测系统，对物流作业全过程温度进行监测和记录，温度数据可追溯。

4）应制定药品冷链物流质量管理体系文件，作业应满足相关要求。

5）应制定应急管理制度并实施。

6）应建立内审制度，依据结论制定相应改进措施。

7）药品冷链物流作业过程中的各类原始记录和凭证应至少保存 5 年，纸质记录应清晰可见，防止褪色，电子数据和记录应做异地备份。

（2）设施设备与验证管理

1）应具有与药品品种和经营规模相适应的冷库、冷藏车、冷藏箱、保温箱或其他温度控制的专用设施设备。

2）温控设施设备的性能确认应符合 GB/T 34399—2017 的要求，并在验证结果支持的范围内进行使用。

3）冷库应配有断电报警器、备用发电机组或双回路电源。备用发电机组应定期检查维护，至少每月进行一次启动运行测试，并做好记录。

4）冷藏车应符合 WB/T 1104—2020 的规定和要求。

5）保温箱应符合 WB/T 1097—2018 的规定和要求。

6）应在年度周期内对不同型号的在用冷藏车和冷藏箱、保温箱进行极端温度环境条件验证，在确保一致性的前提下，同型号同批次的在用冷藏车和冷藏箱、保温箱的验证可根据企业的实际情况进行合理优化。

7）应建立验证控制文件，文件内容包括但不限于验证计划、验证方案、验证报告、变更控制、偏差处理等，验证控制文件应按规定保存。

8）当物流作业过程中温度超过预警温度时，温度自动监测系统应当实时发出报警。

（3）温度监测与控制

1）冷链物流作业操作出现温度偏差时，应通报本企业质量管理部门，按照质量管理体系文件的要求进行偏差处理。

2）应实时监控温度，温度监测数据应可读取且存档，每日异地备份，备份数据存放场所应当确保安全。

6.1.2 我国生物医药冷链物流基本规范和标准

1.《中国药典》（2020 版）

2020 年 7 月 2 日，国家药品监督管理局、国家卫生健康委员会发布公告，正式颁布 2020 年版《中国药典》，新版药典将于 2020 年 12 月 30 日起实施。《中国药典》中对生物制品分包装及贮运管理进行了介绍。

（1）贮藏与运输　本部分适用于生物制品成品的贮藏和运输管理。中间品、原液、半成品的贮藏和运输管理应符合药典各论或批准的要求。

（2）贮藏管理要求

1）制品的贮藏条件（包括温、湿度，是否需要避光）应经验证，并符合相关正文（各论）或批准的要求，除另有规定外，贮藏温度为 2℃～8℃。

2）应配备专用的冷藏设备或设施用于制品贮藏，并按照中国现行《药品生产质量管理规范》的要求划分区域，并分门别类有序存放。

3）应建立制品出入库记录，应建立成品销售、出库复核、退回、运输、不合格制品处理等相关记录，记录应真实、完整、准确、有效和可追溯。

（3）运输管理要求

1）生物制品中所含活性成分对温度敏感，运输方式及路径应经过验证。

2）除另有规定外，应采用冷链运输。冷链运输，即运输全过程，包括装卸搬运、转换运输方式、外包装箱组装与拆除等环节，都能使制品始终保持在一定温度下。疫苗冷链运输应符合国家相关规定。

3）采用冷链运输时，应对冷链运输设施或设备进行验证，并定期进行再验证；应由专人负责对冷链运输设施设备进行定期检查、清洁和维护，并建立记录和档案。

4）制品的运输温度应符合正文（各论）或批准的温度要求，温度范围的确定应依据制品的稳定性试验的验证结果。

5）运输时应避免运输过程中振动对制品质量的影响。

6）生物制品运输过程中可能存在难以避免的短暂脱冷链时间，应依据脱冷链时间和温度对制品质量影响的相关研究，确定可允许的脱冷链时间和可接受的温度限度。

2.《药品经营质量管理规范》（2016 年版）

2016 版《药品经营质量管理规范》（简称：GSP）于 2016 年 6 月 30 日的国家食品药品监督管理总局局务会议通过，2016 年 7 月 13 日，国家食品药品监督管理总局令第 28 号公布了《关于修改〈药品经营质量管理规范〉的决定》的修正。其中涉及冷链的章节如下：

（1）第四十九条　储存、运输冷藏、冷冻药品的，应当配备以下设施设备：

1）与其经营规模和品种相适应的冷库，储存疫苗的应当配备两个以上独立冷库。

2）用于冷库温度自动监测、显示、记录、调控、报警的设备。

3）冷库制冷设备的备用发电机组或者双回路供电系统。

4）对有特殊低温要求的药品，应当配备符合其储存要求的设施设备。

5）冷藏车及车载冷藏箱或者保温箱等设备。

（2）第五十一条　运输冷藏、冷冻药品的冷藏车及车载冷藏箱、保温箱应当符合药品运输过程中对温度控制的要求。冷藏车具有自动调控温度、显示温度、存储和读取温度监测数据的功能；冷藏箱及保温箱具有外部显示和采集箱体内温度数据的功能。

（3）第五十三条　企业应当按照国家有关规定，对计量器具、温湿度监测设备等定期进行校准或者检定。企业应当对冷库、储运温湿度监测系统以及冷藏运输等设施设备进行使用前验证、定期验证及停用时间超过规定时限的验证。

（4）第九十九条　冷藏、冷冻药品的装箱、装车等项作业，应当由专人负责并符合以下要求：

1）车载冷藏箱或者保温箱在使用前应当达到相应的温度要求。

2）应当在冷藏环境下完成冷藏、冷冻药品的装箱、封箱工作。

3）装车前应当检查冷藏车辆的启动、运行状态，达到规定温度后方可装车。

4）启运时应当做好运输记录，内容包括运输工具和启运时间等。

（5）第一百零五条 在冷藏、冷冻药品运输途中，应当实时监测并记录冷藏车、冷藏箱或者保温箱内的温度数据。

（6）第一百零六条 企业应当制定冷藏、冷冻药品运输应急预案，对运输途中可能发生的设备故障、异常天气影响、交通拥堵等突发事件，能够采取相应的应对措施。

3.《疫苗储存和运输管理规范》

卫生部和国家食品药品监督管理局 2017 年印发《疫苗储存和运输管理规范》（简称：《规范》），以配合《疫苗流通和预防接种管理条例》的贯彻实施。《规范》包括总则，疫苗储存、运输中的管理，疫苗储存、运输的温度监测，疫苗储存、运输的设施设备，疫苗储存、运输中温度异常的管理及附则。

《规范》要求疾病预防控制机构、疫苗生产企业、疫苗批发企业应具有从事疫苗管理的专业技术人员，接种单位应有专（兼）职人员负责疫苗管理。疾病预防控制机构、接种单位、疫苗生产企业、疫苗批发企业应配备保证疫苗质量的储存、运输设施设备，建立疫苗储存、运输管理制度，做好疫苗的储存、运输工作。其中涉及冷链的要点如下：

（1）第二条 本规范适用于疾病预防控制机构、接种单位、疫苗生产企业、疫苗配送企业、疫苗仓储企业的疫苗储存、运输管理。疾病预防控制机构、接种单位的疫苗储存、运输管理还应当遵守《预防接种工作规范》；疫苗生产企业、疫苗配送企业、疫苗仓储企业的疫苗储存、运输管理还应当遵守《药品经营质量管理规范》。

（2）第五条 疾病预防控制机构、接种单位、疫苗生产企业、疫苗配送企业、疫苗仓储企业应当装备保障疫苗质量的储存、运输冷链设施设备。

1）省级疾病预防控制机构、疫苗生产企业、疫苗配送企业、疫苗仓储企业应当根据疫苗储存、运输的需要，配备普通冷库、低温冷库、冷藏车和自动温度监测器材或设备等。

2）设区的市级、县级疾病预防控制机构应当配备普通冷库、冷藏车或疫苗运输车、低温冰箱、普通冰箱、冷藏箱（包）、冰排和温度监测器材或设备等。

3）接种单位应当配备普通冰箱、冷藏箱（包）、冰排和温度监测器材或设备等。

（3）第六条 疾病预防控制机构、接种单位的疫苗储存、运输设施设备管理和维护要求：

1）用于疫苗储存的冷库容积应当与储存需求相适应，应当配有自动监测、调控、显示、记录温度状况以及报警的设备，备用制冷机组、备用发电机组或安装双路电路。

2）冷藏车能自动调控、显示和记录温度状况。

3）冰箱的补充、更新应当选用具备医疗器械注册证的医用冰箱。

4）冷藏车、冰箱、冷藏箱（包）在储存、运输疫苗前应当达到相应的温度要求。

5）自动温度监测设备，温度测量精度要求在 ±0.5℃ 范围内；冰箱监测用温度计，温度测量精度要求在 ±1℃ 范围内。

（4）第七条　有条件的地区或单位应当建立自动温度监测系统。自动温度监测系统的测量范围、精度、误差等技术参数能够满足疫苗储存、运输管理需要，具有不间断监测、连续记录、数据存储、显示及报警功能。

（5）第十条　疾病预防控制机构、接种单位、疫苗生产企业、疫苗配送企业、疫苗仓储企业必须按照疫苗使用说明书、《预防接种工作规范》等有关疫苗储存、运输的温度要求储存和运输疫苗。

（6）第十一条　疾病预防控制机构、接种单位应当按以下要求对疫苗的储存温度进行监测和记录。

1）采用自动温度监测器材或设备对冷库进行温度监测，须同时每天上午和下午至少各进行一次人工温度记录（间隔不少于 6h），填写"冷链设备温度记录表"。

2）采用温度计对冰箱（包括普通冰箱、低温冰箱）进行温度监测，须每天上午和下午各进行一次温度记录（间隔不少于 6h），填写"冷链设备温度记录表"。温度计应当分别放置在普通冰箱冷藏室及冷冻室的中间位置，低温冰箱的中间位置。每次应当测量冰箱内存放疫苗的各室温度，冰箱冷藏室温度应当控制在 2℃ ~ 8℃，冷冻室温度应当控制在 -15℃（含）以下。有条件的地区或单位可以应用自动温度监测器材或设备对冰箱进行温度监测记录。

3）可采用温度计对冷藏箱（包）进行温度监测，有条件的地区或单位可以使用具有外部显示温度功能的冷藏箱（包）。

（7）第十二条　疫苗配送企业、疾病预防控制机构、接种单位应当对疫苗运输过程进行温度监测，并填写"疫苗运输温度记录表"。

1）记录内容包括疫苗运输工具、疫苗冷藏方式、疫苗名称、生产企业、规格、批号、有效期、数量、用途、启运和到达时间、启运和到达时的疫苗储存温度和环境温度、启运至到达行驶里程、送/收疫苗单位、送/收疫苗人签名。

2）运输时间超过 6h，须记录途中温度。途中温度记录时间间隔不超过 6h。

（8）第十三条　对于冷链运输时间长、需要配送至偏远地区的疫苗，省级疾病预防控制机构应当对疫苗生产企业提出加贴温度控制标签的要求并在招标文件中提出。疫苗生产企业应当根据疫苗的稳定性选用合适规格的温度控制标签。

（9）第十四条　疫苗储存、运输过程中的温度记录可以为纸质或可识读的电子格式，温度记录要求保存至超过疫苗有效期 2 年备查。

（10）第二十二条　疫苗应当在批准的温度范围（控制温度）内储存、运输。疫苗生产企业应当评估疫苗储存、运输过程中出入库、装卸等常规操作产生的温度偏差对疫苗质量的影响及可接收的条件。符合接收条件的，疫苗配送企业、疾病预防控制机构、接种单位应当接收疫苗。

（11）第二十四条　在特殊情况下，如停电、储存运输设备发生故障，造成温度异常的，须填写"疫苗储存和运输温度异常情况记录表"。疫苗生产企业应当及时启动重大偏差或次要偏差处理流程，评估其对产品质量的潜在影响，并将评估报告提交给相应单位。经评估对产品质量没有影响的，可继续使用。经评估对产品质量产生不良影响的，应当在当地卫生计生行政部门和食品药品监督管理部门的监督下销毁。

6.1.3　国际生物医药冷链物流基本规范和标准

1. *Guidelings for the International Packaging and Shipping of Vaccines* （《疫苗国际包装和运输指南》）

世界卫生组织（WHO）在总结了 2009 年 H1N1 流感大流行的经验后，提出了在全球大规模生产和分配疫苗过程中所需要应对的三大挑战：有限的物流选择、贸易限制和各国内审批流程。WHO 还特别强调了运输和储存条件的重要性。疫苗不是普通商品，对环境条件要求很高，特别是在一些关键节点上，比如转运时的冷链和重新包装问题，运输储存时的温度、光照条件问题，需要予以高度关注。

WHO 对疫苗的供应链管理提出了"six rights"的要求，即"对的产品、对的产量、对的条件、对的地方、对的时间、对的价格"，且为了帮助应对以上挑战，WHO 于 2020 年底发布了第六版《疫苗国际包装和运输指南》，本指南于 1990 年首次发布，在 1995 年、1998 年、2001 年和 2005 年先后经四次修订。本版本于 2020 年制定，用于替代以往的所有版本。

疫苗的国际运输是疫苗到达国家终端用户手中这一复杂旅程的第一步。特别的挑战包括包装的大小和重量、在受援国实施质量控制检查、确保环境的可持续性以及在路程中保持所需的温度。虽然运输有多种可能性，如海运和陆运，但空运目前仍然是疫苗最广泛使用的运输手段。认识到这一事实，该指南主要适用于疫苗的空运。将疫苗从生产设施运送到机场设施需要使用地面运输，同时还提到冷藏道路车辆的认证。

该指南的目标是提供技术指导，帮助在国际空运过程的所有阶段确保疫苗的质量。这些指南适用于所有参与从产品生产地向受援国国际空运疫苗的人员和机构。这包括参与运输的所有方面、疫苗生产商、物流服务提供商、货运代理、承运人及其雇员。联合国采购机构和其他国际采购组织、各国、捐助机构和认证机构也应考虑执行指南中的有关章节。

为了保持疫苗的原始质量，积极参与国际空运的每一方都要遵守这些指南。这些义务被国际采购机构称为合同义务。

疫苗生产商和合同方，如物流服务供应商和货运代理，以及受援国负责的官方机构，将进行风险评估，以评估在空运和收货过程中对疫苗质量和完整性的潜在风险。应建立并实施质量体系，以解决已识别的任何潜在风险。应定期审查和修订质量体系，以解决风险评估过程中发现的新风险。可以使用若干非正式和正式的风险评估工具进行风险评估和控制风险。涉及冷链物流的内容如下：

（1）简介　为保护疫苗货物，使其在国际运输中免受极端温度和物理损坏，WHO 要求制造商将疫苗装在保温箱（运输装置）中包装和发送。疫苗在运输过程中使用冷却剂包来保持低温，并装在运输装置内。除保温外，运输装置的设计还必须能够承受国际航空运输过程中遇到的物理条件变化。

（2）一般包装要求　运输装置是指在国际空运中用于包装和运输疫苗的外部保温箱。这个可以是一个单独的保温运输箱，也可以是一个托盘。运输装置必须具有足够的耐用性，以保护疫苗不受机械操作、反复人工处理和环境条件的影响；同时保持物理完整性和性能完好，并确保在整个运输过程中箱体质量可靠。

运输装置包装件内的冰袋必须耐用，确保在重复使用或处理不当时不会发生泄漏或破裂风险。由于保温运输箱在机场和中转疫苗库经常被人工装卸，WHO 建议每个国际保温箱的重量应小于 50kg，以确保在运输过程中便于搬运。

（3）温度监测装置　所有运送的疫苗都应配备温度监测装置，以记录是否超过了温度允许限度。这些设备应该：

1）作为快速参考，帮助受援国确定运送的疫苗或部分运送的疫苗是否暴露在可能损坏的温度下。

2）帮助采购机构确定何时、何地以及在何种程度上超过了温度允许限度。电子温度监控装置为上述信息提供了最可靠和准确的记录。

（4）国际运输过程中的温度控制　疫苗在整个装运过程中（包括中转存储点、仓库），必须始终保持在温控环境中。为疫苗和温控货物选择的承运人必须能够提供可靠的温控服务。所有疫苗必须在 2℃ ~ 8℃ 的环境温度或是制造商规定、运输装置标签上标明的条件下预订和装运。

2. Model Guidance for the Storage and Transport of Time – and Temperature – Sensitive Pharmaceutical Products（《时间和温度敏感药品的储存和运输模型指南》）

WHO 于 2011 年发布了第 961 号技术报告附录 9《时间和温度敏感药品的储存和运输模型指南》。该指南规定了对温度和最终药品的安全储存和分销的基本要求。它们是基于严格的法规和来自广泛的国际来源的最佳实践指导，同时优先接受当地的立法和监管。目标受众包括行业、政府和国际机构的监管机构、物流商和医药专业人员。该技术报告是在与世卫组织药物冷链管理监管监督工作组的密切协商中编写的，该工作组一直是技术报告重新修订过程的核心。

6.2 冷链物流设施设备分类、原理、组成及应用

6.2.1 冷链物流设施设备分类

医药产品冷链物流包括产品的仓储、运输、配送、装卸搬运、货物交接、信息服务等作业要求，风险控制、投诉处理、物流服务质量是主要评价指标。其中，冷链物流设施设备对其全溯源链、全寿命周期、全产业链都有很重要的影响，按照供应链方式的不同可将冷链物流设施设备分为冷藏（冻）库、冷藏运输设备和冷藏箱。

《药品经营质量管理规范》附录 1 "冷藏、冷冻药品的储存与运输管理"第七条规定，企业运输冷藏、冷冻药品，应当根据药品数量、运输距离、运输时间、温度要求、外部环境温度等情况，选择适宜的运输工具和温控方式，确保运输过程中温度控制符合要求。冷藏、冷冻药品运输过程中，应当实时采集、记录、传送冷藏车、冷藏箱或保温箱内的温度数据。运输过程中温度超出规定范围时，温湿度自动监测系统应当实时发出报警指令，由相关人员查明原因，及时采取有效措施进行调控。

《药品经营质量管理规范》附录 1 "冷藏、冷冻药品的储存与运输管理"第二条规定，企业应当按照《规范》的要求，配备相应的冷藏、冷冻储运设施设备及温湿度自动监测系统，并对设施设备进行维护管理。

1）冷库设计符合国家相关标准要求，冷库具有自动调控温湿度的功能，有备用发电机组或双回路供电系统。

2）按照企业经营需要，合理划分冷库收货验收、储存、包装材料预冷、装箱发货、待处理药品存放等区域，并有明显标示。验收、储存、拆零、冷藏包装、发货等作业活动，必须在冷库内完成。

3）冷藏车具有自动调控温度的功能，其配置符合国家相关标准要求；冷藏车厢具有防水、密闭、耐腐蚀等性能，车厢内部留有保证气流充分循环的空间。

4）冷藏箱、保温箱具有良好的保温性能；冷藏箱具有自动调控温度的功能，保温箱配备蓄冷剂以及与药品隔离的装置。

5）冷藏、冷冻药品的储存、运输设施设备配置温湿度自动监测系统，可实时采集、显示、记录、传送储存过程中的温湿度数据和运输过程中的温度数据，并具有远程及就地实时报警功能，可通过计算机读取和存储所记录的监测数据。

6）定期对冷库、冷藏车以及冷藏箱、保温箱进行检查、维护并记录。

1. 冷藏库分类

1）按大小可分为大型冷藏库、中型冷藏库和小型冷藏库。

2）按使用温度可分为 2℃～8℃冷藏库、−30℃～−18℃冷冻库，以及使用较少的 −86℃以下超低温冷冻库。

3）按用途又可分为疫苗试剂等药品冷藏库、血液制品冷藏库和生物样品低温冷藏库。

2. 冷藏箱分类

1）按电源的有无，可分为无源冷藏箱和有源冷藏箱（冷藏柜）。

2）按使用温度可分为2℃~8℃冷藏箱、-30℃~-18℃冷冻箱、医用冷藏冷冻箱和-86℃以下超低温保存箱。

3. 冷藏运输设备

按运输方式可分为公路运输车和航空运输飞机。

（1）公路运输车　按制冷装置的制冷方式，公路运输车可分为机械冷藏汽车、干冰冷藏汽车、液氮冷藏汽车、蓄冷板制冷冷藏汽车等，其中机械冷藏汽车是冷藏车中的主要车型，我国绝大多数冷藏车都是机械冷藏车。当环境温度为30℃时，按车厢内温度可调范围，将冷藏车分为六级，见表6-1。

表6-1　冷藏车的级别

级别	A	B	C	D	E	F
调温范围/℃	0~12	-10~12	-20~12	≤0	≤-10	≤-20

（2）航空运输飞机　航空运输飞机是在运输过程采用隔热运输集装箱或冷藏箱（一次性的、隔热的、无源的容器，可容纳冷媒），通常用于制造商的国际疫苗运输。隔热的运输容器有助于在运输过程中将疫苗保持在适当的低温环境。疫苗在运输过程中使用冷却剂包来保持低温，并装在运输装置内。除保温外，运输装置的设计还必须能够承受国际航空运输过程中遇到的物理条件变化。

6.2.2　2℃~8℃冷藏设施设备

常温或高温条件下无法保证医药产品的质量，而在低温、冷藏条件下可以减缓医药产品变质速率，延长医药产品的保质期，很多需要冷藏的医药产品、生物制品等通常都需要在2℃~8℃冷藏环境中保存或运输，如疫苗、试剂、药品、生物制品等。一般来说，2℃~8℃冷藏设施设备是指保持该温度条件下冷藏医药产品的设施设备，包括该温度下的冷藏库、冷藏箱（低温保存箱）和冷藏运输设备，其中冷藏运输设备包括公路运输车和航空运输飞机。

1. 冷藏库原理、组成及应用

（1）冷藏库原理　采用人工制冷降温并具有保冷功能的仓储建筑群，又称冷库。它是加工、贮藏货物的场所，能摆脱气候影响，延长各种货物的贮藏期限，以调节市场供应。主要包括库房、制冷机房、变配电室等。制冷剂在系统中经过蒸发、压缩、冷凝、节流四个基本过程完成一个制冷循环，制冷原理如图6-1所示。

（2）冷藏库组成　它主要由库体、制冷设备、自动控制电柜、电源系统和温湿度记录监控系统等组成。库体采用硬质聚氨酯隔热夹芯板，一般采用高压发泡工艺一次灌注成型，通过双面彩钢板利用偏心钩和槽钩连接方式实现库板与库板之间

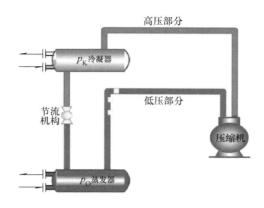

图 6-1　冷藏库制冷原理

的紧密连接，良好的密封性能有效减少冷气泄漏的可能，增强隔热效果。制冷设备主要由制冷机组和冷风机组成。自动控制电柜采用全自动微型计算机控制技术，自动监控储存区域的温湿度，出现超温湿度、失电故障自动声光报警。电源系统有常用电源和备用电源（指发电机组）双电源供电，使用过程中如果常用电源失电可自动切换到备用电源继续工作。温湿度记录监控系统自动准确记录每个时间段库内的温湿度变化情况，按使用要求可设置记录方式、远程下载数据打印等。

（3）冷藏库应用　主要应用于医院、疾控中心、血站、防疫站等，常用于以下三类医药产品储存：0℃～8℃冷藏库可用于存储疫苗、药剂等，1℃～5℃冷藏库可用于存储血液、生物制品等，2℃～8℃冷藏库可用于存储药品、生物制品等。

2. 冷藏箱原理、组成及应用

（1）冷藏箱原理　冷藏箱放入物品前，通过控制面板设置储存物品的适宜温度，制冷系统工作，空气循环系统保持箱内空气流动，温度传感器检测箱内温度，到达设定温度时，控制系统保持箱内温度。

1）有源冷藏箱　它是通过压缩机将制冷剂加压成高压气体，再通过冷凝器变成高压液体（制冷剂液化放热，所以制冷时外机两侧是热的），经毛细管变成低压低温液体，再通过蒸发器变成低压气体，由于制冷剂汽化吸热，所以制冷时内部是凉的，最后制冷剂再次回到压缩机重复上述工作。

2）无源冷藏箱　它通常以高效绝热材料为保温箱体、水或水溶液等相变贮能材料为蓄冷剂，利用相变转换释冷保证箱内长时间处于较低温度。

（2）冷藏箱结构　有源冷藏箱主要由机箱、压缩机、加热器、蒸发器、冷凝器、毛细管等组成，如图 6-2 所示。

与有源冷藏箱相比，无源冷藏箱（见图 6-3）的基本结构与它大同小异，主要由保温箱本体、蓄冷剂和监测箱内温湿度的设备三部分组成。

（3）冷藏箱应用　主要用于药品、试剂、疫苗、血液制品等冷藏、保存及运输，产品需求呈大量性、多样性与连续性特征。

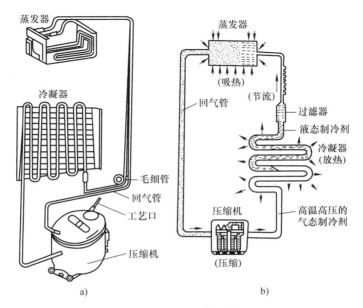

图 6-2　有源冷藏箱结构

a）制冷系统外观　b）制冷系统内循环变化

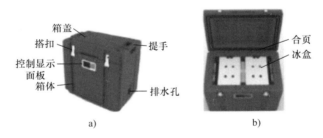

图 6-3　无源冷藏箱结构

a）整体外形　b）内部结构

3. 冷藏运输设备原理、组成及应用

冷藏运输设备主要有公路运输车、航空运输飞机，以及相应储存、转运、换装等设施设备。

在技术上，冷藏运输设备应满足以下基本要求：

1）具有良好制冷、通风和必要加热设备，保证医药产品运输冷藏环境。

2）运输冷藏车、冷冻车、箱体应具有良好的隔热性能，以减少外界环境对运输过程的"干扰"。

3）冷藏运输的车、箱等，应具有一定的通风换气设备，并配备一定装卸工具，以实现合理装卸，保证良好储存环境。

4）应配有可靠、准确，并且方便操作的检测、监视、记录设备，有故障报警和事故报警功能。

5）应具有承重大、有效容积大、自重小等特点，并具有良好适用性。

（1）公路运输车　公路运输车（见图6-4）是用来运输冷冻、保鲜货物或医药产品的封闭式厢式运输车，它是装有制冷机组的制冷装置和聚氨酯隔热箱的冷藏专用运输车，常用于运输冷冻食品（冷冻车）、奶制品（奶品运输车）、果蔬（鲜活运输车）和医用疫苗药品（疫苗运输车）等。

公路运输车具有使用灵活、建造投资少、操作管理简单和调度方便等特点，它是医药产品冷链运输中重要的、不可缺少的运输工具之一。它既可以单独进行医药产品短途运输，又可以配合航空运输飞机进行短途转运。

1）公路运输车制冷原理。公路运输车按制冷原理不同，可分为机械制冷、液氮制冷、干冰制冷和蓄冷板制冷。

2）公路运输车组成。它主要由制冷机组、隔热保温厢体、控制面板、汽车底盘、备电装置、车厢内温度记录仪等部件组成，如图6-5所示。

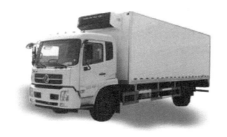

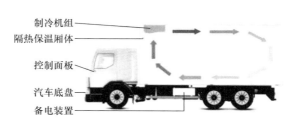

制冷机组
隔热保温厢体
控制面板
汽车底盘
备电装置

图6-4　某品牌公路运输车　　　图6-5　公路运输车外形结构

3）公路运输车应用：①运输特殊药物，保证药物的功效。有些药物需要在较低温度下才能保证药效，如试剂、疫苗等，它们对于储存温度有非常严格的要求，运输这类药物时须使用专用冷藏车进行储存和运输。②运输需要保质的货物、生物医药材料等。但这都是比较小众的需求，一般运输数量不会很大。

（2）航空运输飞机　为保护疫苗货物，使其在国际运输中免受极端温度和物理损坏，WHO要求制造商须将疫苗装在保温箱（运输装置）中包装和运输。疫苗在运输过程中使用冷却剂包来保持低温，并装在运输装置内。除保温外，运输装置的设计还必须能够承受国际航空运输过程中遇到的物理条件变化。

1）航空运输飞机制冷原理。航空运输飞机采用隔热运输集装箱或冷藏箱，一次性的、隔热的、无源的容器，可容纳冷媒，通常用于制造商的国际疫苗运输。隔热的运输容器有助于在运输过程中将疫苗保持在适当的低温下。通常以高效绝热材料为保温箱体、水或水溶液等相变贮能材料为蓄冷剂，利用相变转换释冷保证箱内长时间处于较低温度。

2）航空运输飞机组成。航空运输飞机由专用医药飞机外加冷藏箱或隔热集装箱组成，如图6-6所示。

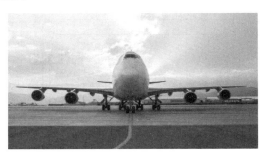

图 6-6 某航空运输飞机

3）航空运输飞机应用。由于航空运输主要是国际运输，成本较高，常用于疫苗或紧急药品等运输。

6.2.3 4℃血液冷藏箱的原理、组成及应用

血液冷藏箱也称血液保存箱，其温度控制为4℃，它能提供高度稳定和高精度温控环境，达到快速降温、静音操作，为血液保存提供良好环境，以延长血液及血制品的质量安全期。

1. 4℃血液冷藏箱原理

血液冷藏箱是在密闭制冷系统中进行血液及其产品保存。压缩机从低压端将蒸发器内低压气体制冷剂吸入，同时将其压缩成高温、高压气体送至冷凝器，通过散热器散发热量，冷凝为高压液体，流经干燥过滤器，除去水分，滤掉杂质，再经毛细管节流使液体进入蒸发器。此时，由于压力骤然降低而使液体迅速沸腾蒸发吸热，使得箱内温度降低，经蒸发后的低压气体制冷剂再被压缩机吸回。如此反复循环，周而复始。

2. 4℃血液冷藏箱组成

它主要由制冷系统、电器控制系统、声光报警系统和后备电源系统四部分组成，如图6-7所示。其上部或下部有一个温度控制器，同时显示温度、工作状态、报警提示、错误代码等信息。个别血液冷藏箱还配置有自动温度记录仪或微型热敏打印机进行温度记录。

3. 4℃血液冷藏箱应用

它主要用于冷藏血液制品，也可用于冷藏药物、药品、生物制品等，适用于大小血站、医院、急救站和防疫站等领域。

6.2.4 -30℃～-18℃冷冻设施设备

一般冷冻库温度要求都在-30℃～-18℃，它和冷藏库一样，是利用各种制冷设备，通过人工制冷的方式，人为控制温度的设施设备，能始终保持库内处于所需的低温环境。

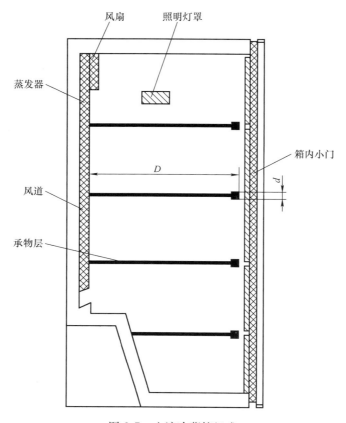

图 6-7　血液冷藏箱组成

1. 冷冻库原理、组成及应用

（1）冷冻库原理　与冷藏库一样，冷冻库的制冷方式也可分为单级蒸汽压缩式制冷、双级蒸汽压缩式制冷和复叠式制冷。冷冻库原理和冷藏库原理基本一致，如图 6-8 所示。制冷剂在系统中经过蒸发、压缩、冷凝、节流四个基本过程完成一个制冷循环。

（2）冷冻库组成　冷冻库的组成和冷藏库基本一致，主要由库体、制冷设备、自动控制电柜、电源系统和温湿度记录监控系统等组成，但冷冻库使用的设备、材料、配件在性能、强度等方面的要求更高一些。

（3）冷冻库应用

1）−30℃～−20℃低温冷冻库可用于保存血浆、生物材料、疫苗、试剂等。

2）−80℃～−30℃超低温冷冻库可用于保存胎盘、精液、干细胞、骨髓、生物样品等。

2. 低温保存箱原理、组成及应用

低温保存箱是一种通过改变周围自然环境温度，从而为医药产品提供较低温度的设备，分为卧式低温保存箱和立式低温保存箱。在某些领域，低温保存箱起着冷

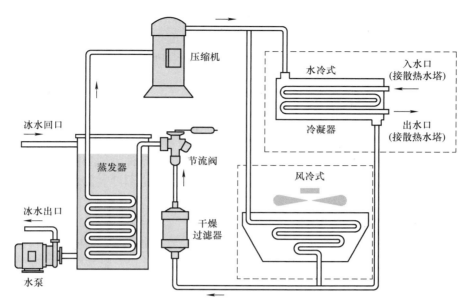

图 6-8 冷冻库制冷原理

却液的作用，与冷却剂相比，低温保存箱的冷却能力更为突出。

（1）低温保存箱原理 它是通过压缩机将制冷剂加压成高压气体，然后通过冷凝器变成高压液体（制冷剂液化放热，所以制冷时外机两侧是热的），通过毛细管变成低压低温液体，然后再通过蒸发器变成低压气体，由于制冷剂汽化吸热，所以制冷时内部是凉的，最后制冷剂再次回到压缩机重复上述工作。低温保存箱特性点温度见表 6-2。

表 6-2 低温保存箱特性点温度

序号	低温保存箱类型	特性点温度/℃	备注
1	−25℃低温保存箱	≤ −25	
2	−30℃低温保存箱	≤ −30	
3	−40℃低温保存箱	≤ −40	
4	−50℃低温保存箱	≤ −50	
5	−60℃低温保存箱	≤ −60	
6	−86℃低温保存箱	≤ −86	
7	−140℃低温保存箱	≤ −140	
8	−150℃低温保存箱	≤ −150	

注：生产商也可自行定义低温保存箱类型，但限值不应高于特性点温度。

（2）低温保存箱组成 它主要由电器控制系统、制冷系统、制热系统和显示系统组成。其内部采用高密度整体发泡，既保温又减轻了低温保存箱的重量，还具有自动除霜功能和精准的温度传感器，可使其直接适用于高温高湿地区。

（3）低温保存箱应用　卧式低温保存箱主要用来储存红细胞、白细胞、组织液、生物制品等对温度要求苛刻的医药产品，而温度要求相对稍松的医疗材料倾向于使用立式低温保存箱，如血液储存、生物研究中温度要求较低的试验和一些需要特殊温度保存的药品等。

6.2.5　−40℃低温保存箱的原理、组成及应用

一个具有适当容积和装置的绝热箱，箱内温度可控制在 −164℃ ～ −25℃，用消耗电能的手段来制冷，具有一个或多个间室。在规定条件下，当箱内温度达到规定温度后，放入适当物品，这些物品经一段时间达到规定温度，并在要求温度波动范围内可靠储存。

1.　−40℃低温保存箱组成

−40℃低温保存箱按箱门或盖的打开形式可分为顶开式（卧式）和直立式（立式）低温保存箱，其外形如图 6-9 所示。顶开式（卧式）低温保存箱是通过顶部的箱门或盖取放货物的保存箱。直立式（立式）低温保存箱则是通过侧面或前面取放货物的保存箱。−40℃低温保存箱主要由围护结构、制冷系统、控制系统、数据记录系统（可选配）及相关附件组成。

2.　−40℃低温保存箱原理

−40℃低温保存箱是以消耗电能手段实现热量转移，从而主动制造出所需的低温环境，其制冷原理如图 6-10 所示。

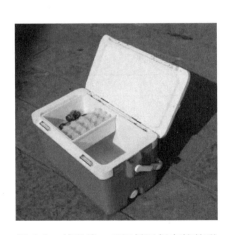

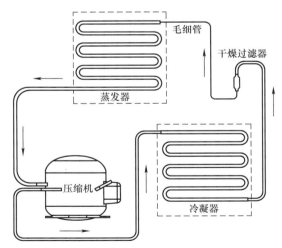

图 6-9　某品牌 −40℃低温保存箱外形　　　　图 6-10　−40℃低温保存箱制冷原理

3.　−40℃低温保存箱应用

−40℃低温保存箱可用于科研院所研究、特殊材料的低温试验，也用于冻存血浆、生物材料、疫苗、生物制品，以及军工产品的耐低温试验等，适用于科研院所、医院、卫生防疫系统、高校实验室等应用场景。

6.2.6　低于 –86℃ 超低温保存箱

超低温保存箱又称超低温冰箱、超低温冰柜、超低温冷冻箱等，超低温保存箱是一种通过改变周围自然环境温度从而为相关产品提供一个较低温度的设备，在某些领域，超低温保存箱承担着冷却剂的作用。与冷却剂相比，超低温保存箱的冷却功能更加突出，而超低温保存箱的外形通常采用箱体结构，可以源源不断地输送冷风，为相关产品降低周围的环境温度。

1. –86℃ 超低温保存箱的原理、组成及应用

（1）–86℃ 超低温保存箱的原理　它的制冷系统基本采用复叠式制冷的工作原理，选用两台全封闭压缩机作为高、低温级压缩机使用。低温级蒸发器的纯铜管以盘管形式直接盘附于内箱体外侧，并用导热胶泥填堵于盘管与箱壁之间缝隙中，以增加热交换效果。冷凝蒸发器为壳管式结构，内部为四管螺纹型纯铜管，采用逆流式热交换方式。低温级系统中还加配有热交换器，可使从蒸发器出来的低压气体与进入冷凝蒸发器前的高压气体进行热交换，这样不仅减少了冷凝蒸发器的热负荷，还充分利用了热量。此外，超低温保存箱根据不同用途还可以选配一些附件，如温度记录仪，便于永久记录运行参数；二氧化碳备用系统，用于特殊情况下保证保存环境的气体保持正常状态；电压增压器，可保证压缩机在低压状态下正常工作。

超低温保存箱的制冷原理如图 6-11 所示。制冷剂从压缩机出发，压缩机启动（消耗电量并发热），为制冷剂运动提供动力。气态制冷剂穿过冷凝器遇到毛细管，毛细管的管道比较细，使大量制冷剂拥挤在冷凝器内。一方面制冷剂向毛细管推进（压缩机），另一方面制冷剂又处于拥堵状态（毛细管），滞留在冷凝器中的制冷剂

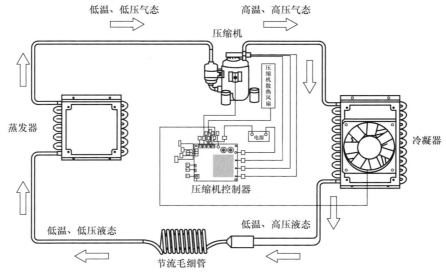

图 6-11　超低温保存箱的制冷原理

越来越多，压力也就越来越大了。压力增大后，气态制冷剂开始液化，液化过程伴随吸热，于是滞留在冷凝器前半段（靠近压缩机方向）的制冷剂就是高温高压的液态。这些制冷剂在冷凝器中慢慢降温，直至降低到室温，开始慢慢排队通过毛细管。蒸发器管道较粗，通过了毛细管的制冷剂压力突然降低，于是液态制冷剂开始沸腾并汽化（伴随吸热）。直至制冷剂完全通过蒸发器后，也完全成了常温常压的气态制冷剂。气态制冷剂重新通过压缩机，继续新一轮循环。

（2）−86℃超低温保存箱的组成　超低温保存箱一般分为卧式和立式两种。内箱体一般分为多个承物层，每层均设计有可独立开关的内门。外箱体一般由五块冷轧钢板相互直接拼接而成，箱体内外各由 60mm 和 80mm 聚亚氨酯泡沫材料构成。自动调温器为铂电阻敏感器，用于对温度的精确控制。制冷剂一般采用环保型制冷剂，以达到环保要求。

（3）−86℃超低温保存箱的应用　超低温保存箱可用于保存药物、疫苗、酶、激素、干细胞、血小板、精液、移植的皮肤等，以及从人体抽取的标本、植物种子的种质库、基因克隆库和一些重要的生物制品等。

2.　−150℃超低温保存箱的原理、组成及应用

−150℃超低温保存箱又称为超低温冰箱、超低温冰柜等，它是生物化学与分子生物学实验室的必备仪器，从技术角度可分为单机自复叠和双机自复叠超低温保存箱。单机自复叠是指制冷系统只使用一个压缩机，使用混合冷媒，利用分凝器，实现不同组分的冷媒分别冷凝换热；双机自复叠是指制冷系统有两套独立的制冷回路（两个压缩机），通过中间换热器实现制冷热量传递。

（1）−150℃超低温保存箱的原理　−150℃超低温保存箱的制冷原理大致可分为以下两个阶段，其制冷原理如图 6-12 所示。

第一个阶段：当接通电源后，面板显示温度比设定温度高时，第一级压缩机首先启动，第一级制冷系统开始工作，使得第二级制冷系统的冷凝器温度下降，即第二级的制冷剂温度下降。经几分钟延时后，第二级制冷系统也开始工作，它的蒸发器在保存箱内壁，可使保存箱内部温度下降很多，它的冷凝器放出的热量全部由第一级制冷系统的蒸发器吸收，第一级冷凝器放出的热量则散入空气中。

第二个阶段：当保存箱内部温度达到设定温度后，温度传感器把信息传出，控制继电器失电断开，两级制冷系统全部停止工作。当保存箱内温度再次升高，超出设定温度时，保存箱再次重复上述运作过程，从而使保存箱内温度始终维持在设定温度。

（2）−150℃超低温保存箱的组成　它主要由箱体、蒸发器、压缩机、干燥过滤器、冷凝器等几部分组成，其外形如图 6-13 所示。该超低温保存箱具备两个全封闭式的压缩机作为高温和低温压缩机使用，箱体内冷凝蒸发器多为壳管式结构，内部为四管螺纹型的铜管，通常采用逆流形式的热交换方式。在保存箱工作系统中还配有相关气热交换器，能够最大限度地利用保存箱工作中产生的热量，减少能源损失。采用除蜡型过滤器，可有效滤掉冷冻油中的石蜡，降低堵塞的可能性。

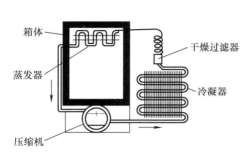

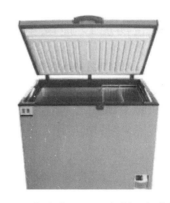

图 6-12　-150℃超低温保存箱的制冷原理　　图 6-13　某品牌-150℃超低温保存箱外形

（3）-150℃超低温保存箱的应用　它的应用范围比较广泛，常用于生物化学与分子生物学实验室，用来保存疫苗、酶、激素、干细胞、血小板、移植的皮肤以及人体抽取的标本、基因克隆库和一些重要的生物制品等。

3.　-196℃超低温保存箱的原理、组成及应用

-196℃为液氮蒸发的温度，也是常规方法所能实现的最低温度。

（1）-196℃超低温保存箱的原理　-196℃超低温保存箱的箱内温度通过液氮制冷技术达到。海尔采用碳氢变频技术，能使箱内温度达到-196℃，可覆盖全温区范围生物科技超低温储存医药产品。它的制冷系统基本采用复叠式制冷，选用两台全封闭压缩机作为高、低温级压缩机使用。低温级蒸发器的纯铜管以盘管形式直接盘附于内箱体外侧，并用导热胶泥填堵盘管与箱壁之间的缝隙，以增加热交换效果。

（2）-196℃超低温保存箱的组成　它主要由箱体、蒸发器、压缩机、干燥过滤器、冷凝器等组成，其外形如图 6-14 所示。冷凝蒸发器为壳管式结构，内部为四管螺纹型铜管，采用逆流式热交换方式。低温级系统中还加配有气热交换器，可使从蒸发器出来的低压气体与进入冷凝蒸发器前的高压气体进行热交换，不仅减少了冷凝蒸发器的热负荷，还充分利用了热量。

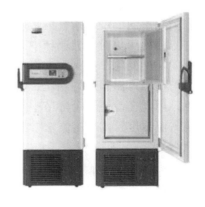

图 6-14　某品牌-196℃超低温保存箱外形

（3）-196℃超低温保存箱的应用　主要用于保存血浆、生物材料、疫苗、试剂等，适用于医院、血站、疾控中心、科研机构、畜牧系统、高校实验室、生物工程等领域。

6.3 冷链物流设施设备计量方法及应用实例

冷链物流是以冷冻工艺学为基础、以制冷技术为手段的低温物流过程。如何确保该过程中的温度、湿度等关键参数的测量结果准确可靠，是保证冷链物流过程完好实施的关键控制点之一。

本节内容介绍目前应用于不同领域各类冷链物流设施设备的具体计量校准方法。

6.3.1 冷藏库、冷冻库和公路运输车计量方法

冷藏库、冷冻库和公路运输车的温度分布情况主要通过验证的方法进行测试和分析。本节涉及冷藏库、冷冻库和公路运输车的计量方法主要介绍冷链验证用计量标准器具，温度/湿度监测、控制和记录用计量器具的计量方法。

1. 温湿度计计量方法

温湿度计按其显示的方式分为数字式温湿度计和机械式温湿度计。

数字式温湿度计是由测温元件、湿敏元件和电路组成，可以是直接以数字形式显示温度和相对湿度量值的温湿度计，或者是能输出电流、电压、频率等信号的传感器或变送器，或者是将温湿度量值存储在仪器内部的温湿度记录仪或存储器。

机械式温湿度计是由机械式湿度计和温度部分组成的一体式温湿度两用仪器。机械式湿度计采用毛发、尼龙及有机高分子镀膜材料等作为感温元件，它们的几何尺寸会随着相对湿度的变化而发生变化。机械式湿度计利用该特性，将上述材料制成线状、带状感湿元件或涂覆在弹性材料上卷成游丝状感温元件，然后通过机械放大装置将由湿度改变引起的几何量变化用指针指示出来或用笔记录下来，从而直接指示相对湿度。温度部分通常采用双金属温度计或玻璃液体温度计。双金属温度计把两种线膨胀系数不同的金属组合在一起，一端固定，当温度变化时，两种金属热膨胀系数不同，带动指针偏转以指示温度；玻璃液体温度计利用液体热胀冷缩的原理，当温度变化时，玻璃球中的液体体积会发生膨胀或收缩，使进入毛细管中的液体高度发生变化，在刻度上指示出不同的温度。

与机械式温湿度计相比，数字式温湿度计具有读数直观、结构更加稳定耐用等优点，因此在冷链各个环节中常采用数字式温湿度计作为温度、湿度的监控仪器。数字式温湿度计的校准方法参照 JJF 1076—2020《数字式温湿度计校准规范》的条款执行。

在冷链物流设施设备的验证工作中，也常用数字式温湿度计作为计量标准器，其计量性能及校准方法作为冷链验证的先决条件更是尤为重要。

下面按照测量标准及其他设备、校准项目、校准点、校准方法和校准结果计算四个部分进行介绍。

（1）测量标准及其他设备

1）精密露点仪。测量范围为 $-20℃ \sim 40℃$ （露点或霜点温度），最大允许误

差为 ±0.2℃（露点或霜点温度）。

2）标准温度计（数字式温度计）。测量范围为 −20℃ ~ 100℃，最大允许误差为 ±0.05℃。

3）湿度发生器（含温湿度标准箱）。湿度范围为 10% RH ~ 95% RH，均匀度不大于 1.0% RH，波动度不超过 ±1.0% RH；温度范围为 5℃ ~ 50℃，均匀度不大于 0.3℃，波动度不超过 ±0.2℃。

（2）校准项目和校准点　校准项目通常为温度修正值和湿度修正值。校准点根据用户要求选择。

（3）校准方法

1）校准设备安装。将被校准的温湿度计放入湿度发生器的测试室内或温湿度标准箱的中心位置，同时放入标准温度计和精密露点仪的露点传感器。

2）校准过程。先设定湿度发生器的温度值，当温度平衡后，设定湿度发生器的湿度值，一般由低湿到高湿。

每个校准点在温度、湿度达到设定值后稳定 10min，然后每隔 2min 左右记录精密露点仪的相对湿度值、标准温度计的温度值和被校温湿度计的温度、相对湿度显示值，共记录 3 组数据。然后测量下一个校准点，直至所有的校准点测量结束。

（4）校准结果计算　按式（6-1）和式（6-2）计算温湿度计在每个校准点下的温度修正值 ΔT 和湿度修正值 ΔU。

$$\Delta T = T_标 - T_示 \tag{6-1}$$

$$\Delta U = U_标 - U_示 \tag{6-2}$$

式中　$T_标$——标准温度计示值的平均值（℃）；

　　　$T_示$——被校温湿度计温度显示值的平均值（℃）；

　　　$U_标$——精密露点仪示值的平均值（% RH）；

　　　$U_示$——被校温湿度计湿度显示值的平均值（% RH）。

2. 温度记录仪计量方法

温度记录仪主要用于冷链产品在生产与流通环节中的温度监测及自动实时记录，确保温度记录的可追溯性和连续性。

温度记录仪的计量方法一般参考 JJF 1366—2012《温度数据采集仪校准规范》。这里的温度数据采集仪指可直接置于被测环境中进行测量，具有自动采集被测温度信号、数据存储、记录、通信等功能的温度测量仪表，主要由温度传感器、测量及信息处理电路、存储机构和/或显示机构组成。采集仪温度传感器分为内置和外置两种形式，可单路测量，也可多路测量。数据表示方式可以是本地数字显示也可以是远程数字显示，远程数字显示可分为通过无线传输数据的实时显示和数据存储后取出显示两种方式。

下面按测量标准及其他设备、校准项目、校准准备、校准方法和校准结果计算五个方面进行介绍。

（1）测量标准及其他设备

1）标准铂电阻温度计是温度测量主标准器，准确度等级为二等。

2）电测设备与标准铂电阻温度计配套使用，相对误差不大于 3×10^{-5}。

3）恒温设备提供恒定温度源。恒温槽应满足温度均匀度不超过 0.01℃，温度波动度不超过 ±0.02℃/10min；专用恒温箱应满足温度均匀度不超过 0.05℃，温度波动度不超过 ±0.02℃/10min。

4）水三相点瓶用于测量标准铂电阻温度计的水三相点电阻值，扩展不确定度 $U = 1mK$，$k = 2$。

（2）校准项目　校准项目为测量误差，包括本地示值误差和远程示值误差。

（3）校准准备

1）参数设置。按照记录仪的操作说明书，设置记录仪的数据记录间隔、无线发送间隔、启动方式、停止方式、超温报警值等运行的必要参数。通常记录间隔及发送间隔的设置值应不超过 1min。

2）时钟调整。对于时钟可调的记录仪，调整其时间值与计时器的时间值一致；对于时钟不可调的记录仪，应分别同时记录记录仪和计时器显示的时间值；对于时钟可置零的记录仪，应与计时器同时置零并启动。

3）记录仪安装。校准时，按以下方式安装记录仪：

① 记录仪的温度传感器外置且传感器线缆或插杆长度足以使温度敏感元件浸没于恒温槽均匀温区内，且受环境温度的影响可忽略时，可将传感器放置在玻璃管中，玻璃管的内径应与传感器直径和宽度相适应，随后将装入传感器的玻璃管插入介质中，插入深度不少于 300mm，同时为了消除玻璃管内空气的对流，须用棉花塞紧管口，数据采集部分置于恒温槽外。

② 记录仪的温度传感器外置且传感器线缆或插杆长度不足以使温度敏感元件浸没于恒温槽均匀温区内，或虽能足够浸没但因插杆导热性能优良导致受环境温度的影响不可忽略，或温度传感器内置、数据采集部分不密封时，应将其整体置于恒温箱均匀温区中。

③ 整体密封的记录仪，可将其整体放入金属网兜并浸没于距离恒温槽液体介质液面 200mm 以下的均匀温区内，或将其整体置于恒温箱均匀温区中。

4）通信连接。对于无线通信的记录仪，在完成记录仪安装后，可开启通信接收端及计算机，建立记录仪与通信接收端和计算机的实时通信连接。

5）校准点选择。校准点应均匀分布在整个测量范围的整度点上，原则上应包括零点、上限值和下限值在内，不少于 5 个点。用户有要求时，可按用户要求选择校准点。

（4）校准方法　将恒温设备的温度恒定在各被校温度点上，温度偏离校准点不得超过 ±0.2℃（以测量标准示值为准）。当恒温槽温度恒定 20min 或恒温箱温度恒定 40min 以上时，根据设置的记录仪启动方式、记录间隔计算读数时间。在记录仪记录数据时，读取并记录测量标准和计时器的示值，并按照设置的记录仪记录间隔连续读取4次。完成最后一个校准点的测量后，取出记录仪或温度传感器。待其温度达到环境温度附近时，按照记录仪操作说明连接计算机并读取、打印或通过计算机显示记录仪采集、记录的温度测量数据及相应的时间值。

对于无线信号传输的记录仪，在建立实时通信连接后，可同时读取测量标准及计算机的实时显示值，按"标准→被校→被校→标准"的顺序分别读取测量标准和计算机的实时显示值。上述顺序为一个读数循环，应进行两个循环的读数。具有本地显示功能的记录仪，按校准无线信号传输记录仪的读数方法分别读取测量标准和记录仪的本地显示值。对于多通道记录仪，应分别对每一通道的测量误差进行校准。对于最大允许误差不超过±0.1℃的记录仪，当使用标准铂电阻温度计及电测设备作为测量标准时，在最高温度点校准结束后，应立即测量标准铂电阻温度计在水三相点上的电阻值。

（5）校准结果计算　按式（6-3）计算记录仪的测量误差。

$$\Delta t = \bar{t_i} - \bar{t_0} \tag{6-3}$$

式中　$\bar{t_i}$——被校记录仪读数的平均值（℃）；

$\bar{t_0}$——标准测量值的平均值（℃）。

每次测量时，t_0 按式（6-4）进行计算。

$$t_0 = t_n + \frac{W_{t_0} - W_{t_n}}{\left(\dfrac{\mathrm{d}W_t}{\mathrm{d}t}\right)_{t_n}} \tag{6-4}$$

式中　　　　　t_n——校准点名义温度（℃）；

W_{t_0}——温度 t_0 时的电阻比 R_{t_0}/R_{t_p}，当记录仪最大允许误差不超过±0.1℃时，R_{t_p} 应为实测值；

W_{t_n}、$(\mathrm{d}W_t/\mathrm{d}t)\, t_n$——由标准铂电阻温度计分度表给出的温度 t_n 对应的电阻比和电阻比变化率。

3. 在线温度测量系统计量方法

在线温度测量系统是指由温度显示单元在线显示温度传感器测量值的系统，一般包括温度传感器、信号转换器和温度显示单元。温度传感器主要有热电偶、热电阻或半导体电阻。信号转换器主要由测量单元、信号处理和转换单元组成。

在线温度测量系统的温度显示方式有本地数字显示和远程数字显示两种。本地数字显示是在显示仪表上直接显示测量数据的显示方式。远程数字显示是通过数据交互通信在上位计算机中显示在线温度测量系统测量数据的显示方式。

在现场由温度传感器＋连接导线＋显示仪表组成的固定测温装置，用于冷藏库、冷冻库和运输车内温度的监测、控制和记录等，也可视为在线温度测量系统。当该测量系统不便于拆卸到实验室进行校准时，可参照四川省地方计量校准规范JJF（川）143—2017《在线温度测量系统校准规范》的条款在工作现场执行校准。

下面按照测量标准及其他设备、校准项目、校准温度点、校准过程和校准结果计算五个方面进行介绍。

（1）测量标准及其他设备

1）标准铂电阻温度计是温度测量主标准器，准确度等级为二等。

2）电测设备与标准铂电阻温度计配套使用，相对误差不大于 5×10^{-5}。

3）干体式温度校准器在现场提供恒定温度源，温度波动度不超过 ±0.05℃/30min，孔间温差不超过 0.05℃，轴向温场均匀性不超过 0.25℃。

（2）校准项目　校准项目为测量误差，分为本地测量误差和远程测量误差。

（3）校准温度点　校准温度点一般根据用户实际使用情况选择。

（4）校准过程　将被校测量系统的温度传感器置于干体式温度校准器有效工作区域且与标准温度计位于同一深度，开启干体式温度校准器和电测设备。将干体式温度校准器温度设定到被校温度点，待标准器及被校测量系统温度稳定后，方可读数，读数顺序为"标准→被校1→被校2→…→被校 n"，然后再按相反顺序读数，为一组数据。轮流读取三组数据，测量过程由低温点开始到高温点结束。取标准温度计和被校测量系统所显示的温度值的算术平均值作为最后的测量结果。

校准完成后，将被校测量系统的温度传感器和标准温度计从干体式温度校准器中取出，在空气中让其自然等温。

（5）校准结果计算　测量误差 Δt 按式（6-5）进行计算。标准铂电阻温度计每次读数 t_2 按照式（6-4）进行计算。

$$\Delta t = \bar{t}_1 - \bar{t}_2 \tag{6-5}$$

式中　$\bar{t}_1$——被校测量系统三次读数的平均值（℃）；

　　　$\bar{t}_2$——标准铂电阻温度计三次读数的平均值（℃）。

6.3.2　冷藏箱和冷冻箱计量方法

冷藏箱、冷冻箱根据其制冷方式，分为无源冷藏/冷冻箱（简称：无源箱）和有源冷藏/冷冻箱（简称：有源箱）。

下面对无源箱和有源箱的计量方法分别进行介绍。

1. 无源箱的计量校准方法

无源箱的计量校准方法参照 JJF 1676—2017《无源医用冷藏箱温度参数校准规范》的条款执行。该规范适用于温度区间在 −20℃～20℃、有温度显示且温度计感温探头外露的无源箱温度参数的校准，其他保温温区的无源箱温度参数的校准也可参照该规范。

下面按照测量标准及其他设备、校准项目、校准温度点、校准过程和校准结果计算五个部分进行介绍。

（1）测量标准及其他设备

1）数字温度计是温度测量的主标准器，测量范围 −30℃～50℃，最大允许误差应不大于被校无源箱温度示值最大允许误差的1/3。

2）恒温试验箱提供恒定的温度源，应具备操控过孔，温度范围 −30℃～50℃，温度波动度不超过 ±0.5℃/30min，温度均匀度不大于2℃。工作空间容积不小于被校无源箱外部体积的 5 倍。

3）恒温槽可装入无水乙醇、防冻液等，提供恒定的温度源，装入无水乙醇时温度最低可达到 -80℃，水平温差不大于 0.01℃，垂直温差不大于 0.02℃，10min 温度变化不大于 0.04℃。

（2）校准项目　校准项目为温度示值误差。

（3）校准温度点　一般选择三个温度校准点，包括无源箱保温温区上、下限点和室温点。从低温向高温依次进行温度示值的校准。也可根据用户的要求，选择相应的温度校准点及校准顺序。

（4）校准过程　将蓄冷剂移出无源箱，将无源箱敞口放置于恒温试验箱中，将温度标准器的测量引线通过恒温试验箱操作孔放入无源箱中，并将其感温探头与无源箱内置的温度计探头捆绑在一起，关闭恒温试验箱箱门。将恒温试验箱温度设置在校准温度点，当恒温试验箱达到被校温度，并进入稳定状态 30min 后，每隔 30s 分别记录一次温度标准器和无源箱的温度示值，共记录 10 组温度数据。

当恒温试验箱的温度范围无法覆盖无源箱的温度区间时，可将无源箱内置的温度计探头与温度标准器置于恒温槽等温度源的相同深度位置进行示值比较，插入深度应不小于 200mm。将恒温槽设置在校准温度点，当恒温槽达到被校温度，并进入稳定状态 30min 后，每隔 30s 分别记录一次温度标准器和无源箱的温度示值，共记录 10 组温度数据。

按照校准温度点的顺序，重复上述步骤继续校准下一个温度点，直至完成全部温度点的校准。

（5）校准结果计算　按照式（6-6）进行计算。

$$\Delta t = \frac{1}{10}\sum_{i=1}^{10} t_i - \frac{1}{10}\sum_{i=1}^{10} t_i^* \tag{6-6}$$

式中　Δt——无源箱温度示值误差（℃）；

t_i——无源箱第 i 个温度示值（℃）；

t_i^*——温度标准器第 i 个示值（℃）。

2. 有源箱的计量校准方法

有源箱的计量校准方法参照 JJF 1101—2019《环境试验设备温度、湿度参数校准规范》的条款执行。该规范适用于温度范围 -80℃ ~300℃、相对湿度范围 10% ~100% 的各类箱式设备的温度、湿度参数校准，其他范围的温度、湿度参数也可参照该规范。

下面按照测量标准及其他设备、校准项目、温度与湿度校准点、测量点位置、测量点数量、校准过程和校准结果计算七个部分进行介绍。

（1）测量标准及其他设备

1）温度测量标准一般选用多通道温度显示仪表或多路温度测量装置，分辨力不低于 0.01℃，传感器宜选用足量的四线制铂电阻温度计。整体误差不超过 $\pm(0.15℃ + 0.002|t|)$。

2）湿度测量标准一般选用多通道温湿度显示仪表或多路温湿度测量装置，分辨力不低于0.1%RH，通道传感器不少于3个。整体误差不超过±2.0%RH。

（2）校准项目　校准项目包括温度偏差、温度均匀度、温度波动度、相对湿度偏差、相对湿度均匀度和相对湿度波动度六个项目。

温度偏差指设备在稳定状态下，工作空间内各测量点在规定时间内实测最高温度和最低温度与设定温度的上下偏差。温度偏差包含温度上偏差和温度下偏差。

温度均匀度指设备在稳定状态下，工作空间在某一瞬时任意两点温度之间的最大差值。

温度波动度指设备在稳定状态下，在规定的时间间隔内，工作空间内任意一点温度随时间的变化量。

相对湿度偏差指设备在稳定状态下，工作空间内各测量点在规定时间内实测最高相对湿度和最低相对湿度的上下偏差。相对湿度偏差包含相对湿度上偏差和相对湿度下偏差。

相对湿度均匀度指设备在稳定状态下，工作空间在某一瞬时任意两点相对湿度之间的最大差值。

相对湿度波动度指设备在稳定状态下，在规定的时间间隔内，工作空间任意一点相对湿度随时间的变化量。

（3）温度与湿度校准点　有源箱的温度、湿度校准点一般根据用户需要选择常用的温度点进行。

（4）测量点位置　传感器布放位置为有源箱校准时的测量点，应布置在有源箱工作空间的三个不同层面上，称为上、中、下三层。中层为通过工作空间几何中心的平行于平面的校准工作面，各布点位置与有源箱内壁的距离为各边长的1/10。遇风道时，此距离可加大，但不应超过500mm。如果有源箱内带有架子等结构时，下层测量点可布放在架子等结构上方10mm处。也可根据用户实际工作需求进行布置。

（5）测量点数量

1）有源箱容积小于或等于0.05m^{3}时，温度测量点为5个，温度点5位于库内工作空间中层几何中心处，如图6-15所示。

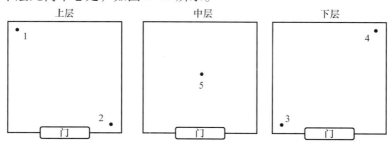

图6-15　温度布点图一

2）有源箱容积大于 $0.05m^3$ 且小于等于 $2m^3$ 时，温度测量点为 9 个，温度点 5 位于库内工作空间中层几何中心处，如图 6-16 所示。

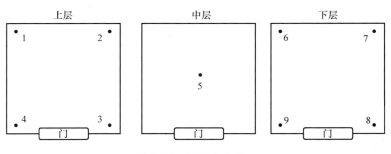

图 6-16　温度布点图二

3）有源箱容积大于 $2m^3$ 时，温度测量点为 15 个，温度点 15 位于库内工作空间中层几何中心处，如图 6-17 所示。

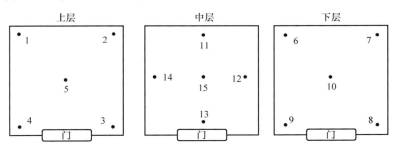

图 6-17　温度布点图三

4）有源箱容积小于或等于 $0.05m^3$ 时，湿度测量点为 1 个，位于库内工作空间中层几何中心处，如图 6-18 所示。

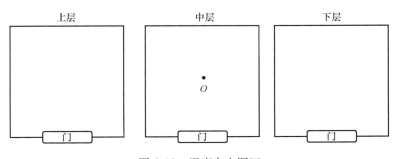

图 6-18　温度布点图四

5）有源箱容积大于 $0.05m^3$ 且小于或等于 $2m^3$ 时，湿度测量点为 3 个，湿度点 O 位于库内工作空间中层几何中心处，如图 6-19 所示。

6）有源箱容积大于 $2m^3$ 时，湿度测量点为 4 个，湿度点 O 位于库内工作空间中层几何中心处，如图 6-20 所示。

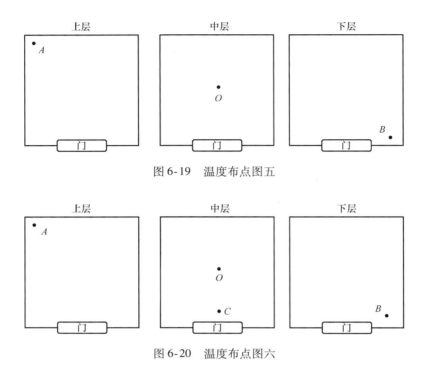

图 6-19 温度布点图五

图 6-20 温度布点图六

7）有源箱容积大于 50m³ 时，可根据实际需要或用户需求，增加测量点数量并图示说明。

（6）校准过程

1）温度的校准。根据有源箱的容积和使用情况，建议提前预冷或持续运行被校有源箱，随后按前述方法布放温度传感器。

待被校有源箱达到被校温度点并处于稳定状态后，开始记录各测量点温度，记录时间间隔为 2min，30min 内共记录 16 组数据；或根据有源箱运行状态和用户校准需求，确定时间间隔和数据记录次数，并在相应的原始记录和校准证书中进行说明。

温度稳定时间以说明书为依据，说明书中没有给出的，一般按以下原则执行：温度达到设定值，30min 后可以开始记录数据，如有源箱内温度仍未稳定，可按实际情况延长 30min，温度达到设定值至开始记录数据所等待的时间不超过 60min。

如果在规定的稳定时间之前能够确定有源箱内温度已经达到稳定，也可以提前记录。稳定时间须以被校有源箱达到稳定状态为主要判断标准，应在被校有源箱达到稳定状态后才开始进行校准。

2）温湿度的校准。根据有源箱的容积和使用情况，建议提前预冷或持续运行被校有源箱，随后按前述方法布放温湿度传感器。

待被校有源箱达到被校温度、湿度点并处于稳定状态后，开始记录各测量点温度、湿度，记录时间间隔为 2min，30min 内共记录 16 组数据；或根据设备运行状态和用户校准需求，确定时间间隔和数据记录次数，并在相应的原始记录和校准证书中进行说明。

（7）校准结果计算

1）温度偏差计算。有源箱在稳定状态下，工作空间内各测量点 30min 内测得的最高温度/最低温度与设定温度的差值。温度偏差分为上偏差和下偏差，上偏差按照式（6-7）进行计算，下偏差按照式（6-8）进行计算。

$$\Delta t_{\max} = t_{\max} - t_{s} \tag{6-7}$$

$$\Delta t_{\min} = t_{\min} - t_{s} \tag{6-8}$$

式中　$\Delta t_{\max}$——温度上偏差（℃）；

$\quad\quad\Delta t_{\min}$——温度下偏差（℃）；

$\quad\quad t_{\max}$——各测量点规定时间内测得的最高温度（℃）；

$\quad\quad t_{\min}$——各测量点规定时间内测得的最低温度（℃）；

$\quad\quad t_{s}$——有源箱设定温度（℃）。

2）温度均匀度计算。有源箱在稳定状态下，工作空间内各测量点 30min 内每次测量中实测最高温度与最低温度之差的算术平均值，即温度均匀度，按照式（6-9）进行计算。

$$\Delta t_{u} = \frac{\sum_{i=1}^{n}(t_{i\max} - t_{i\min})}{n} \tag{6-9}$$

式中　Δt_{u}——温度均匀度（℃）；

$\quad\quad t_{i\max}$——各测量点在第 i 次测得的最高温度（℃）；

$\quad\quad t_{i\min}$——各测量点在第 i 次测得的最低温度（℃）；

$\quad\quad n$——测量次数。

3）温度波动度计算。有源箱在稳定状态下，工作空间各测量点 30min 内实测最高温度与最低温度之差的一半，冠以"±"号，取全部测量点中变化量的最大值作为温度波动度校准结果，按照式（6-10）进行计算。

$$\Delta t_{f} = \pm \max\left(\frac{t_{j\max} - t_{j\min}}{2}\right) \tag{6-10}$$

式中　Δt_{f}——温度波动度（℃）；

$\quad\quad t_{j\max}$——测量点 j 在 n 次测量中的最高温度（℃）；

$\quad\quad t_{j\min}$——测量点 j 在 n 次测量中的最低温度（℃）。

4）相对湿度偏差。有源箱在稳定状态下，工作空间内各测量点 30min 内测得的最高相对湿度/最低相对湿度与设定相对湿度的差值。相对湿度偏差分为上偏差和下偏差，上偏差按照式（6-11）进行计算，下偏差按照式（6-12）进行计算。

$$\Delta h_{\max} = h_{\max} - h_{\mathrm{s}} \qquad\qquad (6\text{-}11)$$

$$\Delta h_{\min} = h_{\min} - h_{\mathrm{s}} \qquad\qquad (6\text{-}12)$$

式中　$\Delta h_{\max}$——相对湿度上偏差（%RH）；

$\qquad \Delta h_{\min}$——相对湿度下偏差（%RH）；

$\qquad h_{\max}$——各测量点规定时间内测得的最高相对湿度（%RH）；

$\qquad h_{\min}$——各测量点规定时间内测得的最低相对湿度（%RH）；

$\qquad h_{\mathrm{s}}$——有源箱设定相对湿度（%RH）。

5）相对湿度均匀度。有源箱在稳定状态下，工作空间内各测量点 30min 内每次测量中实测最高相对湿度与最低相对湿度之差的算术平均值，即相对湿度均匀度，按照式（6-13）进行计算。

$$\Delta h_{\mathrm{u}} = \frac{\displaystyle\sum_{i=1}^{n}\left(h_{i\max} - h_{i\min}\right)}{n} \qquad\qquad (6\text{-}13)$$

式中　Δh_{u}——相对湿度均匀度（%RH）；

$\qquad h_{i\max}$——各测量点在第 i 次测得的最高相对湿度（%RH）；

$\qquad h_{i\min}$——各测量点在第 i 次测得的最低相对湿度（%RH）；

$\qquad n$——测量次数。

6）相对湿度波动度。有源箱在稳定状态下，工作空间各测量点 30min 内实测最高相对湿度与最低相对湿度之差的一半，冠以"±"号，取全部测量点中变化量的最大值作为相对湿度波动度校准结果，按照式（6-14）进行计算。

$$\Delta h_{\mathrm{f}} = \pm \max\left(\frac{h_{j\max} - h_{j\min}}{2}\right) \qquad\qquad (6\text{-}14)$$

式中　Δh_{f}——相对湿度波动度（%RH）；

$\qquad h_{j\max}$——测量点 j 在 n 次测量中的最高相对湿度（%RH）；

$\qquad h_{j\min}$——测量点 j 在 n 次测量中的最低相对湿度（%RH）。

6.3.3　超低温保存箱计量方法

前文提到的国家校准规范均有其受限的适用温度范围，如 JJF 1101—2019 适用的温度范围为 $-80℃ \sim 300℃$，JJF 1676—2017 适用的温度范围为 $-20℃ \sim 20℃$。温度范围为 $-196℃ \sim -80℃$ 的超低温保存箱计量方法尚无明确的技术性参考规范，上述规范中均表示可参照执行。

箱体的温度是由箱内实际温度与测试传感器测得温度的比较得出的具有一定测量不确定性的结论，这种测量的不确定性称为测量不确定度。而测试用的传感器也具有一定的可接受的误差，这个误差是通过与计量机构的计量标准器进行比较得出的结论。

常用的低温测试传感器为低温铂电阻温度计或镍铬-金铁热电偶，它们的使用范围均为 13.81K～273.15K，可覆盖 $-196℃ \sim -80℃$。

国家检定系统表中针对低温铂电阻温度计，确定了应该采用温度范围为13.81K ~ 273.15K 的标准铂电阻温度计作为标准器，使用比较法对其进行量值传递（镍铬－金铁热电偶也可使用标准镍铬－金铁热电偶作为标准器）。

在常压下，氮的沸点为 − 195.56℃，利用氮的该特性制成的固定点装置可提供− 196℃ 的温度源。同时，对液氮进行加热可复现 − 196℃ ~ − 80℃ 的温度区间，利用良好的保温技术，可制成对应温度范围的温度源。

将工作温度范围覆盖 − 196℃ ~ − 80℃ 的标准铂电阻温度计和被检温度计同时置于该温度源内进行比较，可实现 − 196℃ ~ − 80℃ 温度点的量值溯源，确保测试用低温铂电阻温度计和镍铬－金铁热电偶的数值准确。

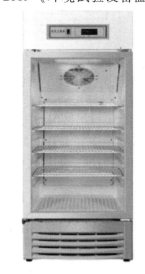

图 6-21　医用冷藏箱（示例）

但考虑到生物化学标本对温度的敏感性和超低温保存箱用户日常操作情况，开关门降温时间是比较重要的性能指标。由于 JJF 1101—2019《环境试验设备温度、湿度参数校准规范》中未规定相应的校准方法，因此制定相应的校准方法是必要的。例如，一是对于超低温保存箱空载情况下的校准，可参照 GB/T 20154—2014《低温保存箱》中降温时间试验方法和技术要求进行校准；二是对于超低温保存箱装载情况下的校准，可根据装载标本对温度变化范围和时间的要求，设计合理的降温时间试验方法和技术要求，通过验证数据分析来确定校准方法。

6.3.4　有源冷藏箱计量校准应用实例

1. 计量校准对象概述

将实施计量校准的有源冷藏箱为某市级血液中心所有，用于人体血液的存储，依据 GMP 的要求对有源冷藏箱的温度实施了严格的控制。设备名称：医用冷藏箱（见图6-21）；型号/规格：HYC − 198；生产厂家：青岛海尔生物医疗股份有限公司；工作温度范围：2℃ ~ 8℃。

2. 计量校准依据和要求

计量校准依据 JJF 1101—2019 进行。有源冷藏箱设定温度为 5.0℃，箱内温度应满足 2℃ ~ 8℃。

3. 计量校准时使用的测量标准信息

校准冷藏箱用到的计量校准器的要求见表6-3。

表 6-3　计量标准器要求

设备名称	型号规格	测量范围	最大允许误差
温湿度巡检仪	PR205AS	− 80℃ ~ 300℃ 10% RH ~ 90% RH	$U = 0.08℃$，$k = 2$ $U = 1.7\%$ RH，$k = 2$

4. 计量校准实施

（1）测试传感器布点　根据该医用冷藏箱内尺寸计算体积约 $0.6m^3$，小于 $2m^3$，因此温度测量点为 9 个。按图 6-22 所示的传感器布点图进行温度传感器布置，各布点位置与设备内壁的距离为各边长的 1/10，布点 5 处于箱内几何中心附近。

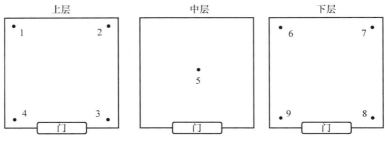

图 6-22　传感器布点图

（2）数据采集　将温度传感器的延长线从医用冷藏箱门缝或测试孔引出外部，关闭医用冷藏箱的箱门。将温度传感器接入温湿度巡检仪中，将温湿度巡检仪的采集通道设置为 9 个，数据采集间隔设置为 2min，存储方式为外部 USB 闪存盘存储。待医用冷藏箱重新达到稳定状态后，开启数据采集，记录 30min，共计 16 组数据。

（3）数据分析与结果计算　导出 USB 闪存盘中存储的温度采集数据，生成 Excel 表格，利用相关公式进行数据分析和结果计算。

5. 计量校准证书数据附页示例

计量校准证书数据附页示例如图 6-23 所示。

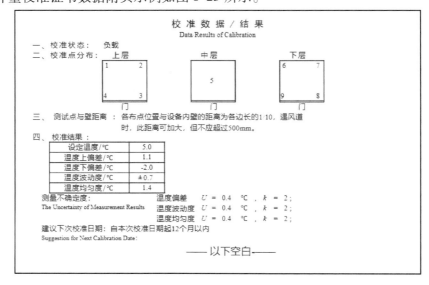

图 6-23　计量校准证书数据附页示例

6.4 冷链物流设施设备验证方法及应用实例

6.4.1 验证概述

验证的通用原则指南定义：验证是建立成文的证据，提供高度的保证，以证明一种特定的过程将恒定地生产出一种符合其预定规格和质量属性的产品。

验证的重点，一是树立验证管理理念，二是全面开展冷链设备验证。对冷链物品储运质量控制的关键设施设备或系统的性能、参数及使用方法进行系列试验、测试，以确定其适宜的操作标准、条件和方法，确认其使用效果。验证可根据相关设施设备或系统的使用状况进行使用前验证、专项验证、定期验证及停用时间超过规定时限的验证。冷链物流设施设备验证的范围与内容包括对冷库、冷藏车、冷藏箱、保温箱以及温湿度自动监测系统等进行验证，确认相关设施、设备及监测系统能够符合规定的设计标准和要求，并能安全、有效地正常运行和使用，确保冷藏、冷冻药品在储存、运输过程中的质量安全。验证方案实施要求如下：

1）相关设施设备及监测系统在新投入使用前或改造后须进行使用前验证，对设计或预定的关键参数、条件及性能进行确认，确定实际的关键参数及性能符合设计或规定的使用条件。

2）当相关设施设备及监测系统超出设定的条件或用途，或是设备出现严重运行异常或故障时，要查找原因，评估风险，采取适当的纠正措施，并跟踪效果。

3）对相关设施设备及监测系统进行定期验证，以确认其符合要求，定期验证间隔不超过1年。

6.4.2 验证文件

验证文件是实施验证的指导性文件，也是完成验证、确立各种标准的客观证据。企业应根据 GSP 及其相关附录的规定制定相关验证管理制度或规程，形成验证控制文件。

1. 验证文件种类

（1）制度类文件 制度规范文件，如冷链验证管理制度、冷链人员培训管理制度、冷链计量器具校准方法、冷链温度偏差处理规定等。

（2）其他文件 方案流程、文件记录、年度验证计划、冷库验证测试方案及报告、冷藏车验证测试方案及报告、冷藏箱验证测试方案及报告、验证偏差整改方案及报告。

2. 验证控制文件的内容

（1）验证计划 按照企业制定的验证管理制度，根据业务经营规模和模式，使用的相关设施设备和系统的具体情况，按年度制定验证计划。验证组织严格按计划确定的范围、时间项目开展实施工作。

（2）验证方案　验证方案包括待验证系统或设备的简介、组织分工、验证目的、范围、可接受标准、采样方法、验证步骤、实施计划及待填记录等内容。验证方案的起草是设计检查及试验方案的过程。因此，它是实施验证的工作依据，也是重要的技术标准。验证的每个阶段都应有各自的验证方案。验证方案根据每一项验证工作的具体内容及要求分别制定，包括验证的实施人员、对象、目标、测试项目、验证设备及系统描述、测点布置、时间控制、数据采集要求，以及实施验证的相关基础条件。验证方案应当经过批准方可实施。

（3）验证记录　验证记录用于记录各项目监测点的数据，所有记录应真实、完整、有效、连续、可追溯，并按规定保存。

（4）验证报告　验证完成后应当出具验证报告，包括验证过程中采集的数据汇总、各测试项目数据分析图表、各测试项目结果分析、验证实施人员、验证结果总体评价等。验证报告应当经过审核和批准。

（5）偏差调查和处理　所有偏差必须得到有效处理，出现偏差时（与可接受标准不符），必须找出偏差产生的原因并及时解决。在验证过程中，应当根据验证测定的实际情况，对可能存在的设施设备运行或使用不符合要求的状况、系统参数、设定的不合理情况等偏差处理进行调整和纠正，使相关设施设备及系统的运行状况符合规定的要求和标准。

（6）纠正和预防措施　根据验证结果，对可能存在的问题制定有效的预防措施，有效防止各种影响药品质量安全的因素造成的风险。

验证文件应单独建立档案。根据验证结果，制定验证后相关设施设备的标准操作规程。

6.4.3　验证项目

1. 冷库

（1）验证目的　确认冷库内温度分布情况、制冷机组的控制线和报警线、冷库开门时间和断电保温时间、冷库报警系统功能是否正常。

（2）验证的内容

1）温度分布特性的测试与分析，分析超过规定的温度限度的位置或区域，确定适宜药品存放的安全位置及区域。

2）温控设施运行参数及使用状况测试。

3）温控系统配置的温度监测点参数及安装位置确认。

4）根据操作实际状况，测定开门作业对库房温度分布及变化的影响。

5）断电状况测试试验，确定设备故障或外部供电中断的情况下仓库保温情况及变化趋势分析。

6）每年应当至少做两次本地区极端外部环境的高温和低温条件下的保温效果验证。

7）库房新投入使用前或改造后应当进行空载验证，定期验证时应当做满载验证。

2. 冷藏车

（1）验证目的　根据制冷机稳定性及冷藏车的温度控制数值，确认有代表性的监控点、提前预冷时间、装卸货开门时间及操作方法、应急预案准备时间，确定车内货物的码放方式。

（2）验证测试的内容

1）空载验证制冷时间、温度分布均匀性；满载验证载货后温度分布均匀性。根据药品运输的温度和时间要求，对每台冷藏车的温度分布进行验证，测出车内的温度最高、最低点，温度分布超过规定的温度限度的位置或区域，确定适宜药品存放的安全位置及区域。

2）温控设施运行参数及使用状况测试。

3）温控系统配置的温度监测点参数及安装位置确认。

4）根据操作实际状况，测定开门装卸货时间对车厢温度分布及变化的影响。

5）断电或停机状况测试试验，确定设备故障或外部供电中断状况下的车厢保温情况及变化趋势分析。

6）每年至少应当做两次本地区极端外部环境的高温和低温条件下，保温效果验证。

7）车辆新投入使用前或改造后应当进行空载验证，定期验证时应当做满载测试验证。

8）运输路径及运输最长时限验证。

9）冷藏车制冷机组、发动机组运行情况，系统的运行可靠性和相关报警验证等。

（3）验证步骤

1）验证负责人确定验证方案、验证时间及操作流程。

2）提前通知运营部协调待验证车辆。

3）准备各种验证工具。

4）验证负责人在验证时间，根据冷藏车验证流程进行车辆验证。

5）验证过程相关记录，完成车辆验证后及时读取、保存数据。

6）完成验证报告、标识验证标记。

3. 无源冷藏箱或保温箱

无源冷藏箱是指用预先冷冻的蓄冷剂（如冰盒或冰袋）制冷，加保温绝缘包装实现低温条件的被动制冷系统。被动制冷系统验证应考虑运输途径、沿途气候条件、运输方式和运输时间等因素。

（1）验证的内容

1）包装系统的模拟环境验证和实际运输路径验证。

2）不同密度保温箱保温性能验证。

3）温度实时监测设备（温度记录仪）放置位置确认。

4）蓄冷剂配置使用的条件测试，蓄冷剂放置方式不能直接接触药品。

5）根据操作实际状况，测定开箱作业对箱内温度分布变化的影响。

6）抗压、抗摔、抗碰撞测试。

7）实际存在的极端外部环境的高温和低温条件下的保温效果验证。

（2）验证步骤

1）确定包装材料与包装方式。

2）制定质量验收标准，规定冰袋、泡沫箱、纸箱具体形式。

3）制定标准操作规程（SOP），规范各种包装方式，冰袋制冷、释冷 15℃、2℃~8℃，硬冰袋释冷 20min。

4）操作记录：详细记录所有操作关键环节，如冰袋温度、数量等。

5）线路验证：选择极端温度或运输最差条件进行。

4. 有源冷藏箱（如冰箱、冷柜）

根据药品储存的温度要求进行温度分布验证，测出温度最高点和温度最低点；正常运行状态下 24h 的温湿度自动记录数据（记录时间间隔不超过 10min）；应急计划（如断电保温时间等）的验证等；以上验证在冬夏极端条件下应各做一次。

5. 温湿度监测系统

1）采集、传送、记录数据及报警功能的确认。

2）监测设备的测量范围和准确度等级确认。

3）测点终端安装数量及位置确认。

4）监测系统与温度调控设施无联动状态的独立安全运行性能确认。

5）系统在断电、计算机关机状态下的应急性能确认。

6）防止用户修改、删除、反向导入数据等功能确认。

6.4.4 验证方法

1. 验证测点的布局

根据验证的对象及项目的具体情况，合理布局验证测点。

1）在验证对象内一次性同步布点，确保测点数据的同步、有效。

2）在各类设备中，应当进行均匀性布点和特殊项目及特殊位置专门布点。

3）每个冷库中均匀性布点数量不得少于 9 个，仓间各角及中心位置均应当布置测点，每两个测点的水平面间距不得大于 5m，垂直间距不得超过 2m。

4）冷库每个作业出入口及风机出风口至少布置 5 个测点，冷库中每组货架或建筑死角（包括房柱）的风向死角位置至少应当布置 3 个测点。

5）每个冷藏车厢体内均匀性布点数量不得少于 9 个，每增加 20m³ 增加 9 个测点，不足 20m³ 的按 20m³ 计算。

6）每个冷藏箱或保温箱的测点数量不得少于 5 个。

2. 连续验证时间的确定

企业应当在验证标准中确定适宜的连续验证时间，以保证验证数据的充分、有效、连续。

1）冷库温度分布均衡性验证，在库房各项参数及使用条件符合规定的要求并达到运行平衡后，数据连续采集时间不得少于 48h。

2）冷藏车温度分布均衡性试验，应当在冷藏车达到规定的温度并运行稳定后，根据最远的配送距离所需要的有效时间连续采集数据。

3）冷藏箱或保温箱在经过预冷并满载装箱完毕后，按照最远的配送时间连续采集数据。

3. 验证中的其他要求

1）验证使用的温湿度传感器应当经过校准或检定，校准或检定报告书复印件应当作为验证报告的必要附件。验证使用的系统温湿度测量设备的最大允许误差应当符合以下要求：测量范围在 0℃ ~40℃，温度的最大允许误差为 ±0.1℃；测量范围在 −25℃ ~0℃，温度的最大允许误差为 ±0.5℃；相对湿度的最大允许误差为 ±1% RH。

2）所有验证数据应连续、真实、完整、有效，无篡改，可追溯，并按规定保存。

3）验证应有结论，验证数据科学可靠。验证与实际操作相结合，验证周期应当至少做两次验证（极端外部环境的高温和低温条件下），每次验证应做三次连续测试，如不能获得稳定连续的合格数据，应重新调整验证方案并进行再验证。对验证偏差数据应进行分析和评估。所有偏差必须得到有效处理，出现偏差时（与可接受标准不符），必须找出偏差产生的原因并及时解决。

6.4.5　验证流程

验证流程规定了验证时必要的基本步骤，此流程可以判断验证过程中一些流程是否符合要求，以及当发生不符合要求时该返回到哪一环节重新开始。涵盖了从验证申请到验证资料归档整个过程中需要的步骤，是贯穿整个验证过程的程序性文件。验证流程如图 6-24 所示。

6.4.6　冷链物流设施设备测量要求及数据处理

本部分主要参考 GB/T 34399—2017《医药产品冷链物流温控设施设备验证性能确认技术规范》，说明医药产品冷链物流涉及的冷库、冷藏车、无源冷藏箱、有源冷藏箱及温度监测系统性能确认的要求。

1. 冷库

1）库房空调或制冷系统在既定运行条件下，空载和满载温度分布测试结果应证明温度控制在规定范围内。

2）确定冷点和热点，并在冷、热点设置温度自动监测系统测点终端。

3）应对温度记录仪定期进行校准或者检定。测量范围为 0℃ ~40℃ 时，温度的最大允许误差为 ±0.5℃；测量范围为 −25℃ ~0℃ 时，温度的最大允许误差为

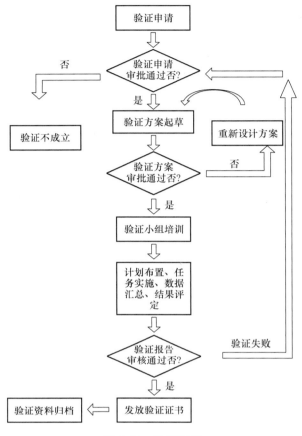

图 6-24 验证流程

±1.0℃。

4）温度自动监测系统测点终端与验证用温度记录仪的差值应在±1.0℃以内（冷冻库差值应在±2.0℃以内）。

5）应证明设备故障或外部供电中断情况下的保温时限值大于规定值。

6）应证明导致任一测点超温的最短开门时间值大于规定值。

7）温度偏差、均匀度、波动度应不超过±2.0℃。

8）在冬季和夏季极端外部环境温度条件下，仓储设施的温度控制应符合相关要求。

2. 冷藏车

1）车辆空调或制冷系统在既定运行条件下，空载和满载温度分布测试结果应证明温度控制在规定范围之内。

2）确定冷点和热点并在冷、热点设置温度自动监测系统测点终端。

3）应对温度记录仪定期进行校准或者检定。测量范围为0℃～40℃时，温度的最大允许误差为±0.5℃；测量范围为－25℃～0℃时，温度的最大允许误差为

±1.0℃。

4）温度自动监测系统测点终端与验证用温度记录仪的差值应在±1.0℃以内（冷冻运输时差值应在±2.0℃以内）。

5）应证明设备故障或外部供电中断情况下的保温时限值大于规定值。

6）应证明导致任一测点超温的最短开门时间值大于规定值。

7）温度偏差、均匀度、波动度应不超过±2.0℃。

8）在冬季和夏季极端外部环境温度条件下，仓储设施的温度控制应符合相关要求。

3. 有源冷藏箱和无源冷藏箱

1）测试条件下的冷藏箱内部各监测点温度均控制在规定的范围内。

2）蓄冷剂配备使用条件符合相应标准操作规程的要求。

3）温度自动监测系统测点终端或温度记录仪放置位置，应确保设备采集温度符合医药产品存放的实际温度尽可能接近药品的温度。

4）应证明开箱作业导致箱内温度超标的最短时间值大于规定值。

5）应证明保温时限满足最长运输时间要求。

6）高温或低温等极端外部条件下均能满足相关要求。

7）静态模拟性能要求如下：

① 根据冷藏箱的适用范围、实际运输线路不同季节的温度特性，以及极端条件出现的概率，设定静态模拟运输温度验证条件，包括药品运输经历阶段、各阶段温度及持续时间。

② 每一种冷藏箱包装的方式，均应按照其对应的使用温度条件进行静态模拟性能确认。

③ 冷藏箱蓄冷剂配备方式，应按照设备的操作规程进行预处理和配置，并详细记录操作过程和温度测量结果。

④ 冷藏箱应放置模拟物品，其热容特性应与该包装箱运输药品总量的热容特性一致。

⑤ 冷藏箱内至少放置五个温度记录仪，分别位于模拟药品的上、下、相邻两侧、几何中心等位置（除几何中心外，温度记录仪应放置于各面中心位置）。实际应用时，放置温度记录仪的位置应放置测试记录仪。验证数据采集的间隔时间不应大于5min。

⑥ 静态模拟性能确认时限不应少于该包装箱实际应用的最长时间。

⑦ 在测试时间的中段，开箱取出模拟物上部的保温材料和蓄冷剂，记录各测点温度变化情况。

8）动态模拟性能要求如下：

① 根据冷藏箱的适用范围、实际运输线路不同季节的温度特性，以及极端条件出现的概率，选择动态验证线路。该线路至少涵盖最长运输时间或最苛刻温度条件。

② 冷藏箱蓄冷剂配备方式，应按照设备的操作规程进行预处理和配置，并详细记录操作过程和温度测量结果。

③ 至少进行冬、夏和春秋三种季节类型的实际线路性能确认。

④ 冷藏箱应放置模拟物品，其热容特性应与该包装箱运输药品总量的热容特性一致。

⑤ 冷藏箱内至少放置五个温度记录仪，分别位于模拟药品的上、下、相邻两侧、几何中心等位置（除几何中心外，温度记录仪应放置于各面中心位置）。实际应用时，放置温度记录仪的位置应放置测试记录仪。验证数据采集的间隔时间不应大于5min。

4. 温度监测系统

1）系统应至少每隔1min更新一次测点温度数据，数据传送及时、完整；记录内容包括温度值、日期、时间、测点位置、库区或运输工具类别等；在药品存储过程中，至少每隔30min自动记录一次实时温度数据；在运输过程中，至少每隔5min记录一次实时温度数据。

2）当监测的温度值超过规定范围时，系统应当至少每隔2min记录一次实时温度数据；当监测的温度值达到设定的临界值或者超过规定范围时，系统应当能够实现就地和在指定地点进行声光报警，同时采用短信通信方式向至少3名指定人员发出报警信息。

3）当发生供电中断的情况时，系统应当采取短信通信方式向至少3名指定人员发出报警信息。

4）测点终端采取的数据通过网络自动传送到管理主机，进行处理和记录，并采取可靠的方式进行数据保持，确保不丢失和不被改动。

5）测量范围为0℃~40℃时，温度的最大允许误差为±0.5℃；测量范围为-25℃~0℃时，温度的最大允许误差为±1.0℃。

6）控制系统与监测系统分别使用独立的传感器、控制主机、报警器和运行软件。

7）系统在断电、计算机关机状态下可不间断地采集、记录温度数据，并可实现声光报警和短信报警功能。

8）系统操作员与管理员应使用不同的密码登录，无法修改、删除及反向导入数据。

5. 温度偏差、均匀度、波动度的计算方法

1）温度偏差按式（6-15）计算。

$$\Delta t = t_d - t_o \tag{6-15}$$

式中　Δt——温度偏差（℃）；

　　　t_d——温度设定值（℃）；

　　　t_o——中心点 n 次测量平均值（℃）。

2）温度均匀度按式（6-16）计算。

$$\Delta t_{\mathrm{u}} = \frac{\sum\limits_{i=1}^{n}(t_{i\max} - t_{i\min})}{n} \tag{6-16}$$

式中　Δt_{u}——温度均匀度（℃）；

$\quad t_{i\max}$——各测点在第 i 次测得的最高温度（℃）；

$\quad t_{i\min}$——各测点在第 i 次测得的最低温度（℃）；

$\quad n$——测量次数。

3）温度波动度按式（6-17）计算。

$$\Delta t_{\mathrm{f}} = \pm\frac{t_{\mathrm{omax}} - t_{\mathrm{omin}}}{2} \tag{6-17}$$

式中　Δt_{f}——温度波动度（℃）；

$\quad t_{\mathrm{omax}}$——中心点 n 次测量中的最高温度（℃）；

$\quad t_{\mathrm{omin}}$——中心点 n 次测量中的最低温度（℃）；

$\quad n$——测量次数。

6.4.7　应用实例：某疾控中心冷库温度及调控系统验证报告

1. 概述

根据 GB/T 34399—2017《医药产品冷链物流温控设施设备验证　性能确认技术规范》和 2016 版《药品经营质量管理规范》附录 5 相关规定和要求，对药品储存冷库的温度须进行严格控制，确认冷库相关设施、设备及系统符合规定的设计标准和要求，可安全、有效地确保冷库正常运行和使用。本验证由××单位实施，确认了××疾病预防控制中心组合冷库实际使用性能，确认了该冷库能够对冷链医药产品进行安全存放，保证了医药产品储存的质量安全。

2. 验证对象

本方案将实施验证的冷库是按照《药品经营质量管理规范》要求设计制造和安装的，已经实际使用六年，该冷库占地面积××m^2，为整体组装结构，墙体是中间充填隔热树脂的彩钢板，冷库温度为 2℃~8℃，容积为 25m^3。冷库具体信息：设备名称为组合冷库；型号为 HRZK – 12；编号为××××；生产厂家是青岛海尔生物医疗股份有限公司；数量为 1 台；温度控制范围是 2℃~8℃。

3. 验证类型

验证类型为定期验证。

4. 验证目的

根据《药品经营质量管理规范》相关规定，医药产品储存运输过程中涉及的温控仓库须进行性能确认、验证。通过对冷库设施、设备安装和运行等确认，以真实地反映该冷库性能符合规定的功能要求，并能够准确、实时地运行和使用，确保医药产品在储存过程中的质量安全，为温控冷库的使用和维护提供依据。

1）检查资料和文件是否符合 GSP 管理要求。

2）检查并确认冷库设计参数是否符合设计要求。

3）检查并确认冷库安装是否符合设计要求。

4）检查并确认冷库运行是否符合设计要求。

5）检查并确认温度是否符合 GSP 冷藏药品要求。

5. 验证依据和标准

此冷库验证是以 GB/T 34399—2017《医药产品冷链物流温控设施设备验证性能确认技术规范》和《药品经营质量管理规范》附录 5 的规定和要求为依据，根据技术规范的要求在条件允许情况下对冷库进行以下性能确认、验证：

1）库房存储空间温度的偏差、均匀度和波动度确认（温度分布测试）。

2）温控设施设备运行参数及使用状况测试。

3）温度监测系统配置的测点终端安装位置确认。

4）温度自动监测系统测点终端的准确度测试，须另行计量校准。

6. 验证实施的基础条件

使用单位配备的冷库软硬件要求见表 6-4。

表 6-4　冷库软硬件要求

检查内容	要　　求	备　　注
硬件系统	1）库体完整、密封良好 2）有效的隔热隔湿装置 3）制冷范围满足规范	—
制冷系统	1）制冷风机设置范围 2）制冷风机能正常使用	—

结论：冷库软硬件齐全完好，各项功能正常，可以进行下一步验证。

7. 验证使用设备信息

1）验证使用设备的溯源信息请参照表 6-5（类似考核，可以填写测量范围、最大允许误差，其他空白，不用可以×表示，参考计量标准考核）。

表 6-5　验证设备信息参照表

设备名称	型号规格	设备编号	测量范围	最大允许误差	证书编号	证书有效期
无线温湿度记录仪	×	×	×	×	×	×

2）验证使用设备的说明。无线温湿度记录仪主要用于验证冷库、冷藏车等，验证用无线温湿度记录仪经过法定计量机构校准，并具有相关校准证书；符合 2016 版《药品经营质量管理规范》验证的要求，以保证验证的精确性。

3）验证使用设备的校准证书。

8. 验证的实施方式

本次验证由××实施验证、进行数据分析并编写《验证报告》。

9. 验证的实施进度

1）本次验证安装确认和测点确认时间：××××年××月××日。

2）本次验证运行确认时间：××××年××月××日。

3）本次验证满载稳定性试验实施及数据采集时间：××××年××月××日××时××分至××××年××月××日××时××分。

10. 验证测点

（1）验证温度布点要求　根据 GB/T 34399—2017《医药产品冷链物流温控设施设备验证　性能确认技术规范》和 2016 版《药品经营质量管理规范》附录 5 对冷库验证布点规定的要求，温度分布测试的布点原则如下：

1）在仓库内一次性同步布点，确保各测点采集数据的同步、有效。

2）每个库房中均匀性布点数量不应少于 9 个，仓间各角及中心位置均应布置测点。每两个测点的水平间距不应大于 5m，垂直间距不应超过 2m。

3）库房每个作业出入口及风机出风口区域至少布置 5 个测点，库房中每组货架或建筑结构的风向死角位置至少应布置 3 个测点。

4）特殊区域应布设温度监测点，包括空调或制冷设备回风位置，温度自动监测系统测点终端安装位置，门、窗、灯等位置。

5）温度监测点均应布设在货位上或货物可能存放的位置。

6）应绘制测点分布示意图，标明各测点序号，并注明各序号对应的测试用温度记录仪编号。

7）放置于空调系统温度控制传感器位置的验证用温度记录仪，应尽可能靠近传感器，以获得客观的数据。

（2）验证测点布置方案　本次冷库验证共布置测试点 25 个，测点分布如图 6-25 所示。

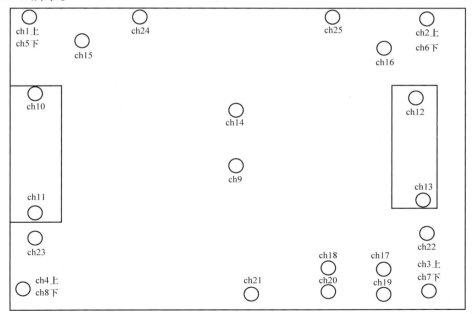

图 6-25　测点分布

1）均匀性布点：上层 ch1、ch2、ch3、ch4，下层 ch5、ch6、ch7、ch8，中心点 ch9。

2）风机区域：风机出风口 ch10、ch12，风机回风口 ch11、ch13，控温传感器 ch15、ch16。

3）死角位置：ch22、ch23、ch24、ch25。

4）库房出入口：ch17、ch18、ch19、ch20、ch21。

5）灯：ch14。

11. 验证内容

根据 2016 版《药品经营质量管理规范》的相关规定和要求，对冷库进行验证。冷库验证内容见表 6-6。

表 6-6　冷库验证内容

验证主要项目		主要实现的目标
安装确认		对冷库的设施设备本身、零配件和设备的安装条件进行确认，保证各项检验项目合格，设备的安装正确且能正常运行
运行确认		检查冷库的制冷功能，温控设备控制功能，温度监测设备数据采集、记录、传输功能、报警功能是否正常
性能确认	温度分布特性的测试与分析	1）确定冷库内适宜医药产品存放的位置和区域 2）找出超温区域，禁止储存医药产品 3）确定冷库温度平均分布情况
	温控设备运行参数及使用状况测试	1）确定冷库温度到达 8℃ 时所需的时间，确定冷库温度到达停机温度所需的时间 2）确定冷库温度波动范围值 3）确定制冷机组启停温度点是否符合标准 4）温度稳定性测试，采集连续 48h 的温度数据，稳定使用状况下库内温度是否能保持在 2℃～8℃ 范围内
	监测系统配置的测点终端参数及安装位置确认	1）发现并评估分析冷库内"冷点"与"热点" 2）确定冷库内监测探头的安装位置
	开门作业对库房温度分布及医药产品储存的影响	1）确定开门至温度升至 8℃ 时所需的最长时间 2）确定关门后，温度降至停机温度时所需的最短时间
	确定设备故障或外部供电中断的状况下，库房保温性能及变化趋势分析	断电关门情况下，冷库温度由停机温度升至 8℃ 所需时间
	针对本地区的高温或低温等极端外部环境条件，分别进行保温效果评估	1）确定冷库在本地区极端高温、极端低温的保温效果 2）判断冷库能否在极端高温、极端低温环境下满足医药产品储存

（1）安装确认

1）冷库检查表（示例）见表 6-7。

表 6-7　冷库检查表（示例）

检查项目	可接受标准	检查结果
电源	电源 380V	符合要求
控制器	表面完好、安装完好	符合要求
配套电路	连接完好，符合要求	符合要求
冷风机	接线正确，正常运转	符合要求
各系统部件	安装正确，无缺损	符合要求
冷库	安装牢固，无缝隙，门密封良好	符合要求
缓冲设施	齐全	符合要求
通风装置	齐全	符合要求
照明灯	开关正常，照明正常	符合要求

2）温湿度监测设备检查记录（示例）见表 6-8。

表 6-8　温湿度监测设备检查记录（示例）

项目	标准	检查结果
安装情况	稳固	符合要求
显示功能	清晰	符合要求
按键	灵敏	符合要求
最大允许误差	温度：±0.5℃；湿度：±5% RH	符合要求

结论：冷库各项设施设备齐全完好，各项功能正常，可以进行下一步验证。

（2）运行确认

1）冷库温控检查表（示例）见表 6-9。

表 6-9　冷库温控检查表（示例）

项　目	标　准	检查结果
温控设置参数	2℃ ~ 8℃	符合要求
制冷功能	制冷正常	符合要求
温控设备	灵敏、自动控制	符合要求

2）温湿度监测系统检查表（示例）见表 6-10。

表 6-10　温湿度监测系统检查表（示例）

项　目		标　准	检查结果
采集、传送、记录数据		完整	符合要求
报警功能		正常	符合要求
独立安全运行		正常	符合要求
数据防修改、删除、反向导入		正常	符合要求
报警功能	温度≤2℃	声光报警、短信报警	符合要求
	温度3℃ ~7℃	无报警	符合要求
	温度≥8℃	声光报警、短信报警	符合要求
采集、记录、传输功能		可就地查看、通过计算机远程查看、导出	符合要求

结论：冷库制冷系统运行正常，参数设置符合要求；温湿度监测系统功能齐全，各项运行正常，可以进行下一步操作。

（3）性能确认　冷库性能确认详细内容如下：

1）温度分布特性的测试与分析。

2）温控设备运行参数及使用状况测试。

3）系统配置的测点终端参数及安装位置确认。

4）开门作业对库房温度分布及医疗器械储存的影响。

5）设备故障或外部供电中断的状况下，库房保温性能及变化趋势。

6）针对本地区的高温或低温等极端外部环境条件，分别进行保温效果评估。

12. 验证过程实施描述

（1）冷库中温度分布特性的测试与分析（满载稳定性试验）

1）测试方法如下：

① 设置经校准符合要求的无线温湿度记录仪的数据记录间隔为5min。

② 将所有经校准符合要求的无线温湿度记录仪的探头按测点布置方案布置。

③ 检查和确认所有无线温湿度记录仪是否开始记录数据。

④ 将冷库装载至满载，关闭库门，按照预先设置的温度范围启动制冷系统。

⑤ 连续采集不低于48h的温度数据。

⑥ 待验证工作全部完成后，导出温度数据，并分析冷库内温度的分布特性。

⑦ 根据采集到的所有测点数据，计算各测点的温度偏差、均匀度、波动度。

结合验证数据，给出适当的建议，提出适宜药品存放的安全位置及区域。

2）验证数据：数据采集间隔设置为5min采集一组数据，数据连续采集时间不低于48h。冷库运行参数为2℃～8℃。

3）验证结果见表6-11。

表6-11　验证结果　　　　　　　　　　（单位：℃）

参数	ch1	ch2	ch3	ch4	ch5	ch6	ch7	ch8	ch9	ch10	ch11	ch12	ch13
平均值													
温度偏差													
最大值													
最小值													
波动度													

参数	ch14	ch15	ch16	ch17	ch18	ch19	ch20	ch21	ch22	ch23	ch24	ch25	—
平均值													
温度偏差													
最大值													
最小值													
波动度													

结论：以上数据及曲线表明，在冷库稳定运行的验证过程中，冷库内最高温度测点 ch×× 为 ×.×℃，最低温度测点 ×× 为 ×.×℃，平均值为 ×.×℃，均匀度为 ×.×℃，波动度为 ±×.×℃。根据 GB/T 34399—2017《医药产品冷链物流温控设施设备验证　性能确认技术规范》和 2016 版《药品经营质量管理规范》附录 5（GSP 中没有温度偏差、均匀度、波动度应不超过 ±3℃ 的要求）要求温度偏差、均匀度、波动度应不超过 ±3℃，该冷库符合要求。

建议：风机启停温度预设为 2.0℃ 停止，8.0℃ 启动；冷库稳定后温度上限靠近 8℃，温度下限超过 2℃；调整风机启停温度，使温度符合要求。

（2）其他验证项目说明　开门作业对库房温度分布的影响试验，确定设备故障或外部供电中断的状况下库房保温性能及变化趋势试验，以及冬季、夏季极端环境温度条件下的温度保障能力确认试验，因冷库存储有大量疫苗和现场条件有限未进行。

13. 验证结果评价及结论

1）验证项目评价明细见表 6-12。

表 6-12　验证项目评价明细

项目名称	验证评价
所有项目是否按照预定的方案进行了实施	符合要求
验收数据列表及曲线图是否与验证项目对应并真实可靠	符合要求
验收数据列表及曲线图是否可作为分析评价的依据	符合要求
1）验证实施过程是否经验证实施人员逐一确认 2）验证实施过程是否对偏差处理过程和变更可接受标准进行有效管理控制	符合要求

2）验证结论见表 6-13。

表 6-13　验证结论

验证结论	
满载稳定运行时温度分布情况	1）最高温度：×.×℃ 2）最低温度：×.×℃ 3）平均值：×.×℃ 4）均匀度：×.×℃ 5）波动度：±×.×℃
冷库内适宜医药产品存放的位置和区域	1）医药产品堆码垛间距不小于 5cm，与库房内墙、顶、温度调控设备及管道等设施间距不小于 30cm，与地面间距不小于 10cm 2）冷库内制冷机组出风口 100cm 范围内，以及高于冷风机出风口的位置，不得码放医药产品
在验证过程中，库温下限超过范围，建议调整风机预设启停温度	

14. 偏差处理

在当前环境下性能良好，验证过程中未出现个别项目不合格或在偏差允许范围之外，无须进行偏差处理、调整和纠正措施，也不用重新进行参数设置和试验。

15. 再验证周期

1）一般情况下每年验证 1 次。

2）如更换重要配套设备或重大维修项目，完成后均要再次验证，以证明各种重大变更不会对使用效果产生影响。

3）停用时间超过 6 个月，再次使用前应进行再次验证。

参 考 文 献

[1] 黄扬，孙嘉，张磊. 生物医药产业发展现状与趋势探析［J］. 现代金融，2021（7）：33-35.

[2] 全国物理化学计量技术委员会. 液相色谱仪检定规程：JJG 705—2014［S］. 北京：中国计量出版社，2014.

[3] 全国物理化学计量技术委员会在线理化分析仪器分技术委员会. 在线 pH 计校准规范：JJF 1547—2015［S］. 北京：中国质检出版社，2015.

[4] 全国物理化学计量技术委员会. 电导率仪检定规程：JJG 376—2007［S］. 北京：中国计量出版社，2007.

[5] 全国温度计量技术委员会. 环境试验设备温度、湿度参数校准规范：JJF 1101—2019［S］. 北京：中国标准出版社，2019.

[6] 全国力值硬度计量技术委员会. 称重传感器：JJG 669—2003［S］. 北京：中国计量出版社，2003.

[7] 中华人民共和国卫生部. 植物性食品中有机磷和氨基甲酸酯类农药多种残留的测定：GB/T 5009.145—2003［S］. 北京：中国标准出版社，2003.

[8] 国家卫生和计划生育委员会. 食品安全国家标准　食品中脂肪酸的测定：GB 5009.168—2016［S］. 北京：中国标准出版社，2016.

[9] 国家卫生和计划生育委员会. 食品安全国家标准　食品中脱氢乙酸的测定：GB 5009.121—2016［S］. 北京：中国标准出版社，2016.

[10] 国家卫生和计划生育委员会. 食品安全国家标准　食品中碘的测定：GB 5009.267—2020［S］. 北京：中国标准出版社，2020.

[11] 生态环境部. 水质　苯系物的测定　顶空/气相色谱法：HJ 1067—2019［S］. 北京：中国环境出版集团有限公司，2019.

[12] 住房和城乡建设部燃气标准化技术委员会. 液化石油气中二甲醚含量　气相色谱分析法：GB/T 32492—2016［S］. 北京：中国标准出版社，2016.

[13] 建设部城镇燃气标准技术归口单位中国市政工程华北设计研究院. 人工煤气和液化石油气常量组分气相色谱分析法：GB/T 10410—2008［S］. 北京：中国标准出版社，2008.

[14] 全国物理化学计量技术委员会. 气相色谱仪：JJG 700—2016［S］. 北京：中国质检出版社，2016.

[15] 全国认证认可标准化技术委员会. 检测和校准实验室能力的通用要求：GB/T 27025—2019［S］. 北京：中国标准出版社，2019.

[16] 中国国家认证认可监督管理委员会. 检验检测机构资质认定能力评价　检验检测机构通用要求：RB/T 214—2017［S］. 北京：中国标准出版社，2017.

[17] 中国合格评定国家认可委员会. 测量结果的计量溯源性要求：CNAS-CL01-G002：2021［S］. 北京：中国合格评定国家认可委员会，2021.

[18] 全国认证认可标准化技术委员会. 实验室质量控制规范　食品理化检测：GB/T 27404—

2008 [S]. 北京：中国标准出版社，2008.

[19] 周伟红. 气相色谱质谱联用在食品检验中的应用探究 [J]. 食品安全导刊，2021（22）：78 – 79.

[20] 邓高琼，陈亨业，刘瑞，等. 气相色谱 – 质谱联用技术在食药检测中的应用与发展 [J]. 化学试剂，2021，43（5）：555 – 562.

[21] 何宁，王玲，郝红霞. 便携式气相色谱 – 质谱联用技术的应用进展 [J]. 分析实验室，2021，40（9）：1100 – 1108.

[22] 张文，吕航，金昱言. 食品分析中气相色谱 – 质谱联用技术应用概述 [J]. 现代食品，2021（1）：110 – 112.

[23] 丁金美，王玉祥，杨文武，等. 便携式气质联用仪在环境污染事故应急监测中的应用实例 [J]. 化工设计通讯，2021，47（7）：169 – 171.

[24] 陈忆铃，冯芳. 气质联用技术在基因毒性杂质检测中的应用进展 [J]. 广州化工，2020，48（5）：21 – 23.

[25] 栗则，张宇曦，季远玲，等. 气质联用技术在石油化工行业的应用 [J]. 分析试验室，2018，37（8）：986 – 992.

[26] 王婷. 气相色谱 – 质谱联用仪校准中故障分析及维护 [J]. 工业计量，2021，31（3）：79 – 80.

[27] 王灵燕. 气相色谱 – 质谱联用仪的校准探讨 [J]. 计量与测试技术，2020，47（11）：71 – 72，74.

[28] 程环，何春泽，周焕英，等. 气相色谱 – 质谱联用仪校准用标准物质研制 [J]. 化学分析计量，2020，29（S1）：1 – 6.

[29] 侯敬冉. 紫外可见分光光度计计量检定 [J]. 化工管理，2019（13）：49 – 50.

[30] 全国生化检测标准化技术委员会. Sanger 法测序技术指南：GB/T 34265—2017 [S]. 北京：中国标准出版社，2017.

[31] 全国物理化学计量技术委员会. 毛细管电泳仪检定规程：JJG 964—2001 [S]. 北京：中国计量出版社，2001.

[32] 全国生物计量技术委员会. 遗传分析仪校准规范：JJF 1838—2020 [S]. 北京：中国质检出版社，2020.

[33] 全国生物计量技术委员会.（自动）核酸提取仪校准规范：JJF 1874—2020 [S]. 北京：中国标准出版社，2020.

[34] 戎国栋，赵鸿，吴蕾，等. 全自动核酸提取检测仪选择和评价方案的建立和应用 [J]. 分子诊断与治疗杂志，2019，11（3）：233 – 237.

[35] 林丹义，张科平，许洁，等. 全自动核酸提取仪与手动提取组织 DNA 的效率比较 [J]. 临床与实验病理学杂志，2017，33（12）：1398 – 1399.

[36] 全国物理化学计量技术委员会. 液相色谱 – 质谱联用仪校准规范：JJF 1317—2011 [S]. 北京：中国标准出版社，2011.

[37] 金博艳，赵淑景，晁桂梅，等. 食品药品检测用液相色谱的期间核查管理工作 [J]. 分析

仪器，2019（6）：79 – 81.

[38] 国家药典委员会．中华人民共和国药典（2020年版）．［M］．北京：中国医药科技出版社，2020.

[39] 全国临床医学计量技术委员会．渗透压摩尔浓度测定仪：JJG 1089—2013［S］．北京：中国标准出版社，2013.

[40] 万春艳，朱雪梅．药品经营质量管理规范（GSP）实用教程［M］．4版．北京：化学工业出版社：2021.

[41] WORLD HEALTH ORGANIZATION，Guidelings for the International Packaging and Shipping of Vaccines［M］．6th ed. Geneva：World Health Organization，2020.

[42] 中华人民共和国住房和城乡建设部．冷库设计标准：GB/T 50072—2010［S］．北京：中国计划出版社，2010.

[43] 中华人民共和国商务部．药品物流设施与设备技术要求：SB/T 11036—2013［S］．北京：中国标准出版社，2013.

[44] 全国汽车标准化技术委员会．保温车、冷藏车技术条件及试验方法：QC/T 449—2010［S］．北京：中国标准出版社，2010.

[45] 王慧梅，李咏雪，刘海鹏，等．无源医用冷藏箱的技术要求及发展现状［J］．医疗卫生装备，2018，39（12）：65 – 69，81.

[46] 全国物流标准化技术委员会．医药产品冷链物流温控设施设备验证性能确认技术规范：GB/T 34399—2017［S］．北京：中国标准出版社，2017.

[47] 全国制冷标准化技术委员会．多温冷藏运输装备技术要求及测试方法：SB/T 11092—2014［S］．北京：中国标准出版社，2014.

[48] 全国家用电器标准化技术委员会．低温保存箱：GB/T 20154—2014［S］．北京：中国标准出版社，2014.

[49] 全国物流标准化技术委员会．低温仓储作业规范：GB/T 31078—2014［S］．北京：中国标准出版社，2014.

[50] 全国物流标准化技术委员会．药品物流服务规范：GB/T 30335—2013［S］．北京：中国标准出版社，2013.

[51] 全国测量、控制和实验室电器设备安全标准化技术委员会医用设备分技术委员会（SAC/TC 338/SC1）．医用冷藏箱：YY/T 0086—2020［S］．北京：中国标准出版社，2020.

[52] 全国制冷标准化技术委员会．血液冷藏箱：GB/T 21278—2007［S］．北京：中国标准出版社，2007.

[53] 孙前进，孙静，陈学英．医药冷链物流［M］．北京：中国发展出版社，2021.

[54] 张时正，萧自能，刘火土．冷库实用制冷技术［M］．2版．北京：机械工业出版社，2016.

[55] 全国物理化学计量技术委员会．数字式温湿度计校准规范：JJF 1076—2020［S］．北京：中国标准出版社，2020.

[56] 全国温度计量技术委员会．温度数据采集仪校准规范：JJF 1366—2012［S］．北京：中国

标准出版社，2012.

［57］四川省质量技术监督局．在线温度测量系统校准规范：JJF（川）143—2017［S］．成都：四川省计量协会，2017.

［58］全国温度计量技术委员会．无源医用冷藏箱温度参数校准规范：JJF 1676—2017［S］．北京：中国标准出版社，2017.

［59］全国温度计量技术委员会．环境试验设备温度、湿度参数校准规范：JJF 1101—2019［S］．北京：中国标准出版社，2019.

［60］全国测量、控制和实验室电器设备安全标准化技术委员会医用设备分技术委员会．医用二氧化碳培养箱：YY 1621—2018［S］．北京：中国标准出版社，2018.